Heinrich • Hamel • Marnitz

Ihr Weg aus den Rückenschmerzen

Liebe Leserin, lieber Leser,

wenn es um die eigene Gesundheit geht, darf man nichts dem Zufall überlassen. »Für eine bessere Medizin und mehr Gesundheit im Leben«: So lautet das Qualitätsversprechen der Marke Thieme. Ärztlich Tätige, Pflegekräfte, Physiotherapeuten oder Hebammen – sie alle verlassen sich darauf, dass sie von Thieme, dem führenden Anbieter von medizinischen Fachinformationen und Services, die entscheidenden Informationen zur richtigen Zeit am richtigen Ort bekommen. So können sie die Menschen, die sich ihnen anvertrauen, bestmöglich unterstützen. Auch Sie können sich auf die TRIAS Ratgeber mit dem Thieme Qualitätssiegel verlassen! Diese Informationsangebote helfen Ihnen dabei, die richtigen Entscheidungen zu treffen, wenn es um Ihre Gesundheit geht, selbst daran mitzuwirken, gesund zu werden, sich gesund zu erhalten oder das Fortschreiten einer Erkrankung zu vermeiden. Mit einem TRIAS Titel aus dem Hause Thieme überlassen Sie Ihre Gesundheit nicht dem Zufall!

Ihr TRIAS Team

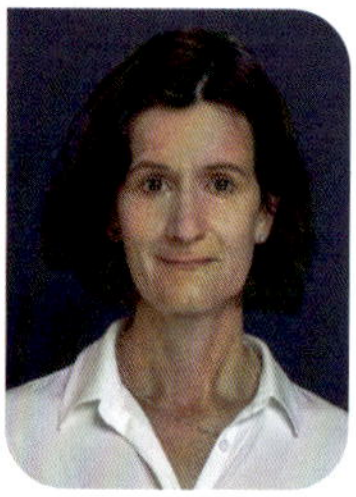

Dr. Marion Heinrich ist Psychologische Psychotherapeutin (Verhaltenstherapie, spezielle Schmerzpsychotherapie [SSPT]). Sie hat in verschiedenen Einrichtungen mit Schwerpunkt Schmerz gearbeitet. Sie ist Fachreferentin und Autorin für Fachliteratur. Seit über 10 Jahren arbeitet sie im Rückenzentrum am Markgrafenpark in einem interdisziplinären Team in der multimodalen Behandlung chronischer Rückenschmerzpatienten.

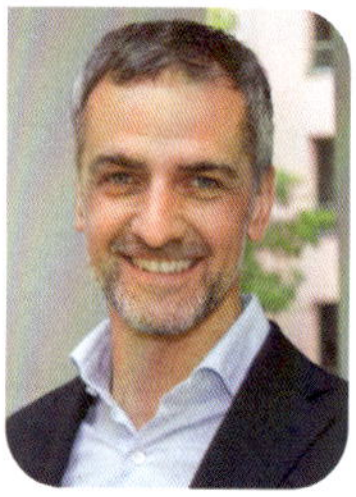

Michael Hamel ist Sportwissenschaftler (M. A., Sport- und Trainingstherapie). Er arbeitet seit 20 Jahren an der Schnittstelle zur Physiotherapie, Orthopädie und Psychologie. Er ist fachlicher Leiter der Sporttherapie im Rückenzentrum am Markgrafenpark, Dozent für die Ausbildung von Physiotherapeuten, Referent für Fachpublikum und Fachbuchautor.

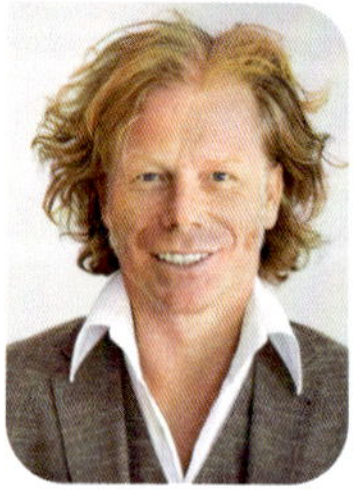

Dr. med. Ulf Marnitz ist Facharzt für Orthopädie und Unfallchirurgie. Am Rückenzentrum in Berlin ist er Chefarzt und Geschäftsführer. Nach einer wirbelsäulenchirurgischen Ausbildung hat er grundlegend zu einem Aufbau einer modernen Rückenmedizin an den Rückenzentren in Berlin und Hamburg beigetragen. Er ist in Wissenschaft und Lehre u.a. in der Deutschen Wirbelsäulengesellschaft und der Deutschen Schmerzgesellschaft sowie der Charité und der Medizinischen Hochschule Brandenburg tätig. Er ist Autor und Herausgeber medizinischer Fachliteratur. Sein Tätigkeitsschwerpunkt liegt auf der Versorgung komplizierter Wirbelsäulenpatienten. In einer interdisziplinären Zusammenarbeit behandelt er diese zusammen mit Sportwissenschaftlern, Physiotherapeuten und Psychotherapeuten multimodal.

Dr. Marion Heinrich • Michael Hamel • Dr. med. Ulf Marnitz

Ihr Weg aus den Rückenschmerzen

Multimodale Schmerztherapie: Wie sich Orthopädie, Physiotherapie und Psychologie ideal ergänzen.
Ursachen, Therapie, Übungen

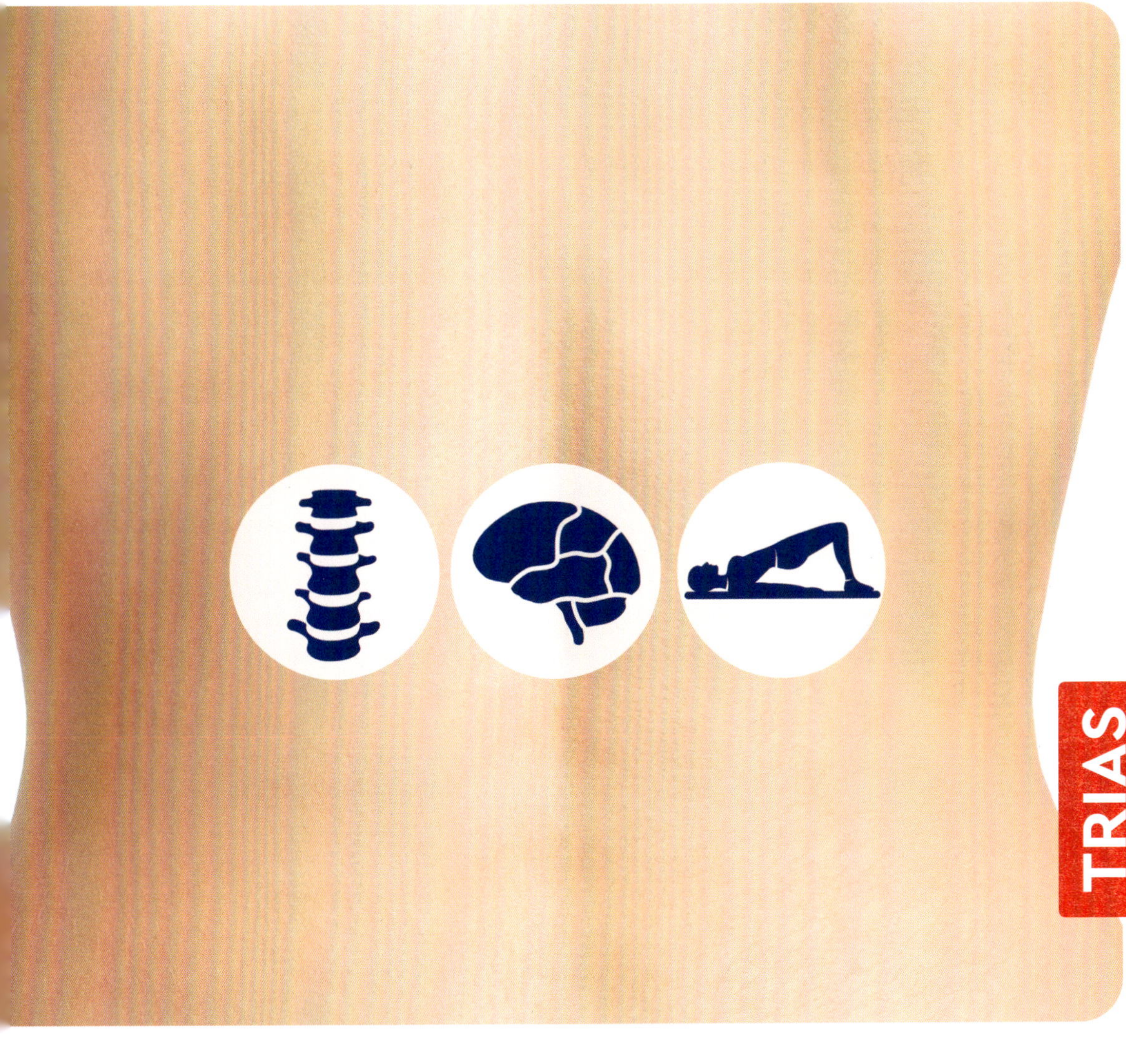

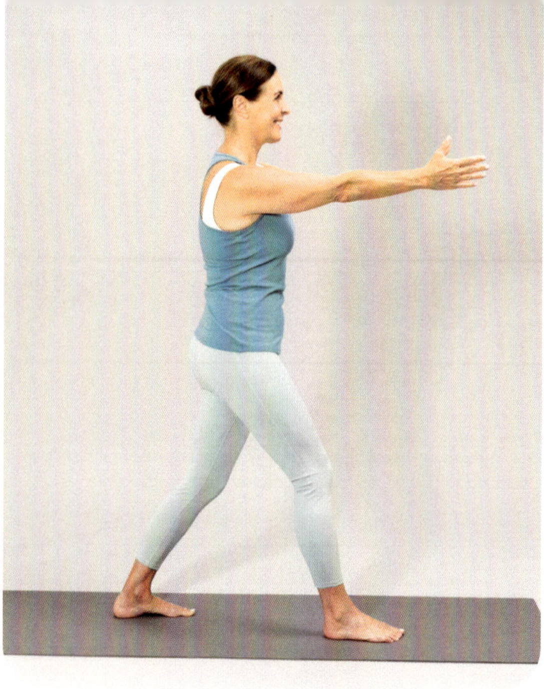

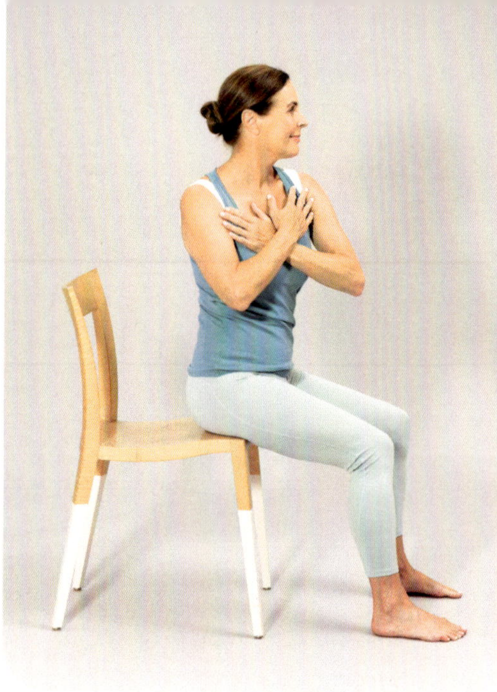

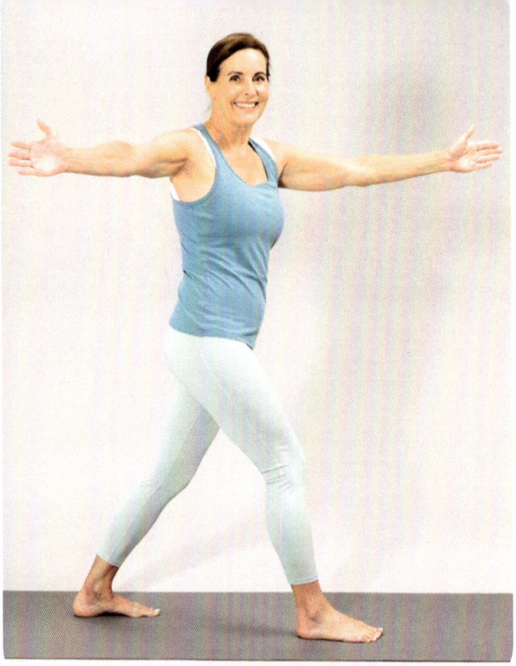

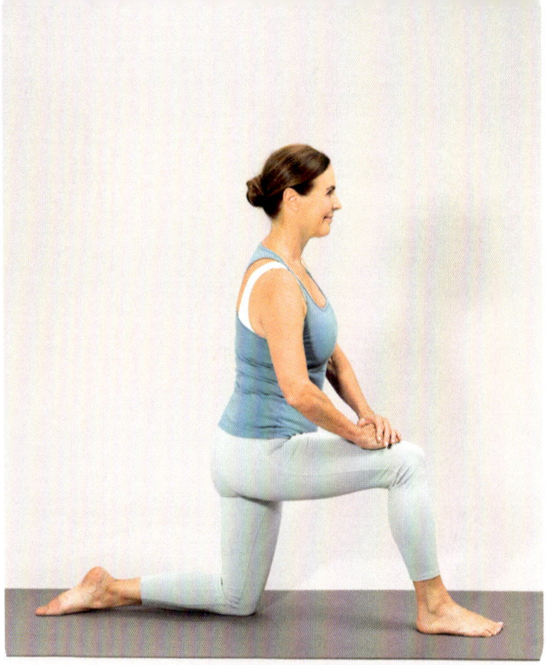

Hintergrundwissen kompakt

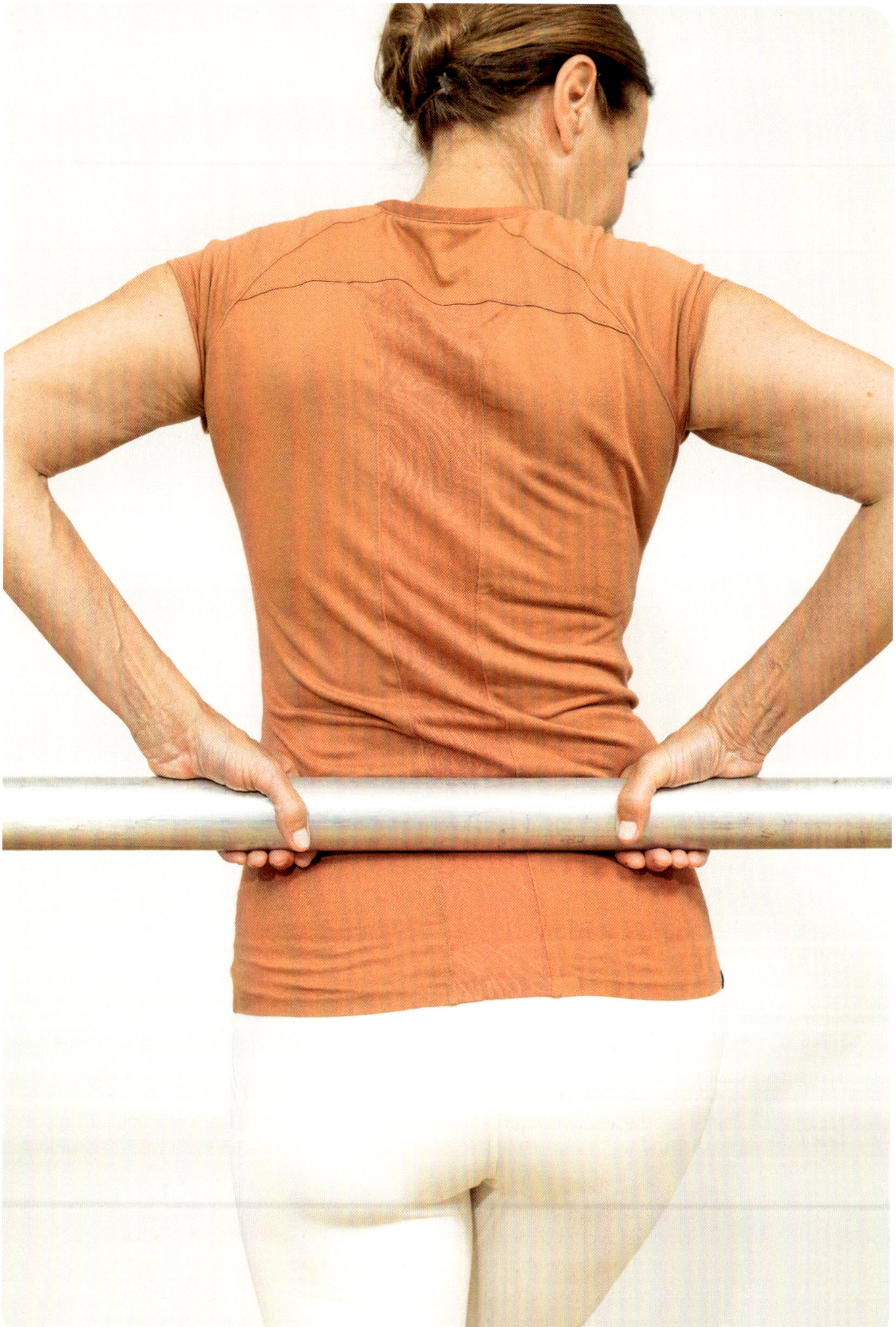

Liebe Leserinnen und Leser,

Rückenschmerzen sind weit verbreitet. In einer 2019/2020 durchgeführten Umfrage unter Erwachsenen in Deutschland zeigte sich, dass 61,3 % in den letzten 12 Monaten an Rückenschmerzen gelitten hatten, 15,5 % hatten chronische Schmerzen.[1] Rückenschmerzen sind eine regelrechte Volkskrankheit und für die Betroffenen mit teilweise hohen Einschränkungen der Lebensqualität verbunden. Da sie viele Ursachen haben können, wirkt die Behandlung aus Patientensicht häufig wie ein mehr oder weniger planvolles Ausprobieren. Es ist kein Wunder, dass dies als wenig zufriedenstellend erlebt wird. Wem sich der Sinn der Behandlung nicht erschließt, der kann auch nicht optimal an der Behandlung mitarbeiten.

Erschwerend kommt hinzu, dass in unserer Gesellschaft zwischen somatischer (körperlicher) und psychischer Erkrankung unterschieden wird – bei Schmerz sind Körper und Psyche aber untrennbar miteinander verbunden. Die Behandlung von Rückenschmerz erfolgt jedoch in unserem stark nach Fachrichtungen gegliederten Gesundheitssystem durch Ärztin, Arzt, Physiotherapeutin, Physiotherapeut und Psychotherapeutin oder Psychotherapeut, ohne dass die Experten sich und ihre Maßnahmen abstimmen.

Eine typische ärztliche Behandlung besteht aus der Gabe von Schmerzmedikamenten, dem Setzen einer Spritze, der Verschreibung von Physiotherapie und der Empfehlung, Sport zu treiben. Physiotherapeutinnen und Physiotherapeuten behandeln unabhängig von Ärztin oder Arzt. Sie haben dafür in aller Regel 6 Termine à 20–30 Minuten zur Verfügung. Spätestens nach dem zweiten Rezept sind Patientin oder Patient dann auf sich allein gestellt. Ist sie oder er zu diesem Zeitpunkt schmerzfrei, ist alles gut gegangen. Oft reicht das jedoch nicht aus.

Insbesondere die Empfehlung, mehr Sport zu treiben, erscheint den Schmerzbetroffenen oft verfehlt, denn Bewegung führt häufig zu noch stärkeren Schmerzen. Demgegenüber sind Ruhe und Schonung vertraute Heilungskonzepte. In diesem Dilemma stecken viele Betroffene fest. Sie wissen, dass Bewegung notwendig ist, haben aber Angst, »etwas falsch zu machen«. Hier braucht es Sportwissenschaftlerinnen oder -wissenschaftler oder auf Aktivität ausgerichtete Physiotherapeutinnen und Physiotherapeuten, die aufklären, ermuntern und begleiten.

Reichen ärztliche und physiotherapeutische Behandlung nach mehrfachen Anläufen nicht aus, sind nicht nur die Patientin oder der Patient, sondern auch die Behandlerin, der Behandler frustriert. Vertrauen geht verloren, Betroffene fühlen sich allein gelassen. Das führt zu einem Teufelskreis aus Hilflosigkeit, Rückzug und Verzweiflung. Bei ausbleibender Besserung und zunehmender Verzweiflung wird dann Psychotherapie empfohlen. Dies erscheint dann allen Seiten als Eingeständnis von Versagen. Dabei müssten für eine erfolgreiche Behandlung psychologische und soziale Faktoren von Beginn an eine Rolle spielen. Das Wissen darum erweitert den eigenen Handlungsspielraum enorm und ermöglicht den Rückgewinn von Kontrolle.

In diesem Buch wollen wir aus unterschiedlichen Blickwinkeln – als Arzt, als Sportwissenschaftler und als Psychologin – fundiertes, praxisnahes und vielfach erprobtes Wissen über die Entstehung und die Behandlung von Rückenschmerzen vermitteln. Wir wollen Anregungen geben für eine bessere Orientierung im Gesundheitssystem bei Rückenschmerzen. Wir helfen Ihnen, Frust und Enttäuschungen zu vermeiden. Wir zeigen Wege auf, wie Sie erfolgreich mit Ihren Behandlern kommunizieren. Denn Behandlungsgrenzen zu kennen und Eigenverantwortung zu übernehmen, sind gerade bei der Rückenschmerztherapie zentrale Erfolgsparameter. Doch ohne ein Wissen über psychophysiologische Zusammenhänge, ohne Basiskenntnisse über Training und Übungen ist dies unmöglich. Diese Kenntnisse wollen wir Ihnen nahebringen. Und wir werden aufzeigen, dass eine gute Motivation, ein klares Ziel und eine sinnvolle Ressourceneinteilung unabdingbar für eine gute Behandlung sind.

Dabei sollen typische Behandlungssituationen aus dem Praxisalltag zeigen, wo Problemsituationen auftauchen und was die wichtigsten Fragen sind. Unser Ratgeber soll vor allem für wechselseitige Missverständnisse sensibilisieren und Patientinnen und Patienten so helfen, verschiedene therapeutische Vorgehensweisen zu verstehen. Im Mittelpunkt stehen dabei die Mobilisierung eigener Ressourcen, die Übernahme von Eigenverantwortung und die Entwicklung eines individuellen Umgangs mit Rückenschmerzen. Denn Termine bei Behandlern machen – zum Glück – nur einen Bruchteil unseres Lebens aus. Größtenteils müssen Betroffene mit ihrem Schmerz allein zurechtkommen, und dafür möchten wir Ihnen das geeignete Handwerkszeug und die für Sie persönlich besten Strategien zur Verfügung stellen.

Das vorliegende Buch hat nicht den Anspruch, umfassend zu sein. Es fußt jedoch auf mehr als 20 Jahre Behandlungserfahrung mit über 5.000 Patientinnen und Patienten mit überwiegend chronischen Rückenschmerzen. Wenn dieser Ratgeber Betroffenen hilft, eine persönliche, wohlabgewogene Behandlungsperspektive zu entwickeln, wäre das Anliegen unseres Buches schon mehr als erfüllt.

Marion Heinrich, Michael Hamel, Ulf Marnitz

Gebrauchsanleitung für dieses Buch

Was kann dieses Buch?

Aufklärungsarbeit leisten:
Wir stellen zentrales Grundwissen und die wichtigen Zusammenhänge rund um Rückenschmerzen dar. Darin liegt die Besonderheit dieses Buches. Denn beim Therapeuten bleibt dazu selten Zeit. Wir sind überzeugt, dass dieser umfassende Überblick notwendig ist, um einen individuellen Weg zur Schmerzbewältigung zu finden.

Mut zur Selbsthilfe geben: Unsere Lösungsansätze zeigen, wie wichtig eigenes Handeln ist. Wir wollen, dass sich unsere Leser in den geschilderten Aspekten wiedererkennen. Unsere Beispiele sollen helfen, eigene Hürden zu erkennen, zu überwinden und die besten Tipps auszuwählen. Ein kreativer Umgang mit den Tipps macht eine individuelle Lösung aus.

Was kann dieses Buch nicht?

Einen Profi ersetzen: Rückenschmerzen sind so individuell wie der Mensch. Deshalb ist immer ein individueller Lösungsweg erforderlich – mit unterschiedlichen Methoden in einer ganz spezifischen Abfolge. Wir können in diesem Buch nur einige Fälle skizzieren. Die Maßnahmen auf den persönlichen Fall zuschneiden, das kann nur der professionelle Behandler bieten.

Eine akute Phase versorgen: Bei plötzlichen, starken Schmerzen, die den Alltag umfassend beeinflussen, braucht es in erster Linie Ruhe. Hier wird das Buch keine Zaubertipps liefern. Wir setzen vielmehr gezielt an der Schnittstelle von Therapie und Prävention an.

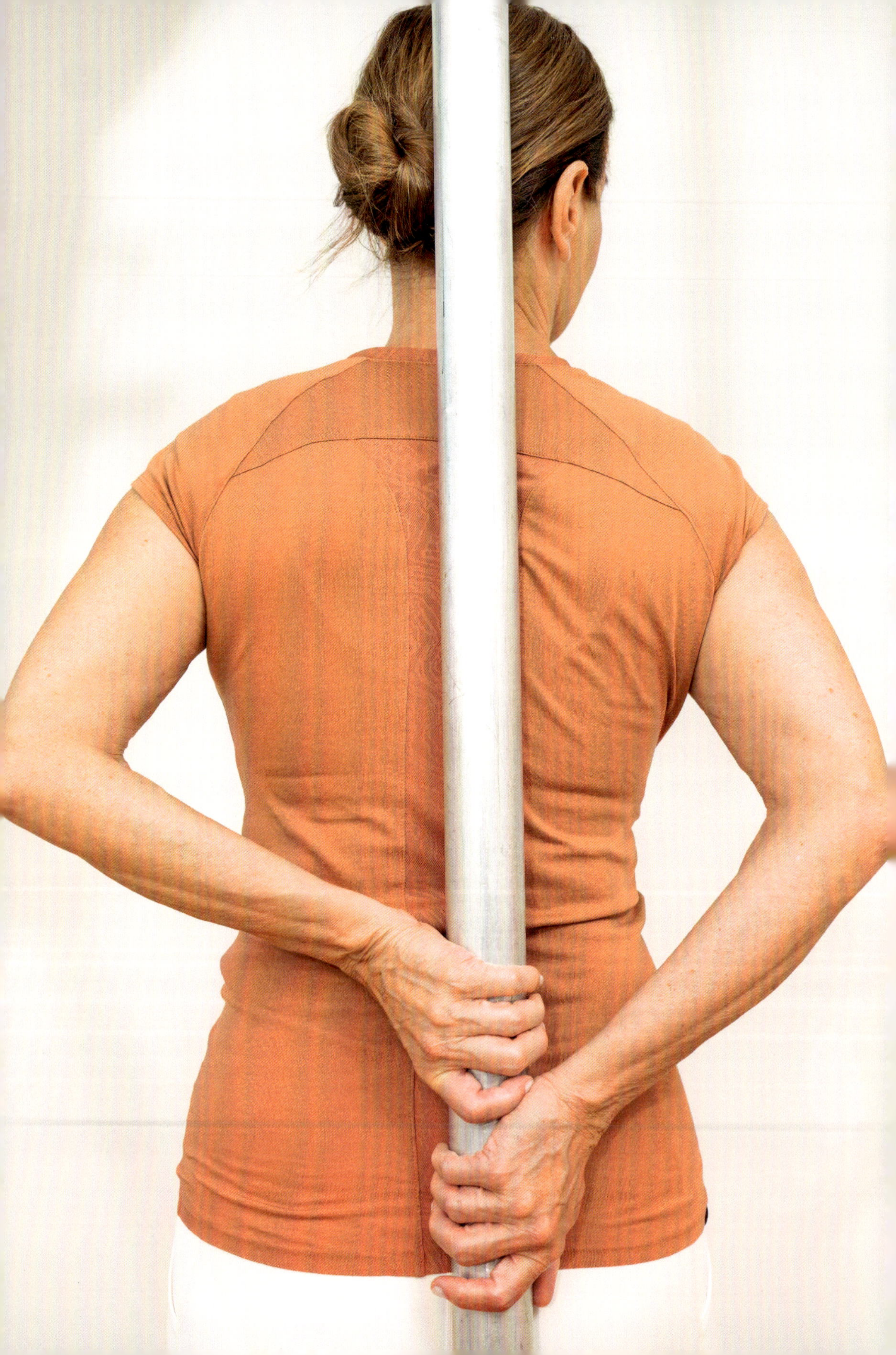

Wir müssen reden – Aufklärung

Zunächst ist Grundlagenarbeit angesagt: Um zielgerichtete Maßnahmen ergreifen zu können, ist Wissen über körperliche und psychische Voraussetzungen, Rückenleiden und Lösungsansätze nötig.

Der gesunde Rücken – eine Vision?

Sehen wir uns zunächst einmal an, welche verschiedenen Faktoren bei unserer Rückengesundheit eine Rolle spielen – von der Anatomie bis zur Psyche.

Was ist Gesundheit? Die Weltgesundheitsorganisation WHO definiert sie als einen »Zustand völligen körperlichen, seelischen und sozialen Wohlbefindens«. Wir sind also gesund, wenn alles »irgendwie läuft«. Dabei nehmen wir diesen Zustand meistens nicht bewusst wahr. Es läuft von allein.

Was muss konkret bei unserem Rücken von allein laufen?

Wir können unseren Rücken in jede Richtung bewegen. Wir können spontan losrennen, eine Getränkekiste heben, im Stehen die Schuhe zubinden, einen Purzelbaum machen oder von einer Mauer springen. Dabei ist der Rücken mal starr und mal in Bewegung. Für beides ist er gemacht.

Der Rumpf ist unser zentrales Haltungs- und Bewegungssystem. Er besteht aus symmetrisch angeordneten Knochen, Muskeln, Gelenken, Knorpeln, Sehnen, Bändern und Nerven. Das sind viele Elemente und alle stehen irgendwie im Zusammenhang miteinander. In diesem Kapitel verschaffen wir uns zunächst einen Überblick über die einzelnen anatomischen Strukturen. Dabei benennen wir zunächst nur Puzzleteile. Im nächsten Schritt sehen wir uns an, welche Funktionen wir bei einem gesunden Rücken entdecken können. Als Bindeglied aller Körperteile leitet der Rücken die Bewegungen und Kräfte aus den Beinen in die Arme und umgekehrt. Die biomechanische Belastbarkeit des Rumpfes kann sehr hoch sein. Aber nicht nur die theoretische Belastbarkeit oder die Bewegungspotenziale bestimmen unsere Rückengesundheit: Wir müssen uns Bewegung und Belastung auch zutrauen. Unsere Überzeugungen und Vorstellungen, was die Wirbelsäule kann, beeinflussen unser Bewegen und Handeln enorm. Auch dies sehen wir uns konkret an.

Gesundheit ist nicht nur EIN Zustand, in dem Strukturen und Funktionen optimal laufen. Unser Körper verändert sich im Laufe des Lebens. Wir unterliegen ständigen Einflüssen und Störungen, ohne dass wir gleich »krank« werden. Körper und Geist regulieren diese Dynamik selbst (Seite 24).

Die Hardware – Anatomie des Rückens

Natürlich brauchen Sie als Patientin oder Patient nicht das medizinische Wissen eines Arztes. Aber es ist für das eigene Schmerzverständnis und für die Kommunikation mit Therapeuten hilfreich, den Aufbau des Rückens zu kennen. Schließlich können alle anatomischen Strukturen am Schmerzprozess beteiligt sein. Dabei geht es nicht darum, »die eine Ursache zu finden«. Durch ein fundiertes theoretisches Wissen werden Sie sich bewusst, dass es viele körperliche Ursachen oder auch mehrere gleichzeitig für Ihre Schmerzen geben kann. Dabei ist es sinnvoll, nicht nur die Wirbelsäule, sondern den gesamten Rumpf zu betrachten.

Knochen und Gelenke

Die Wirbelsäule ist das zentrale Achsenorgan des Rumpfes. Sie besteht aus Wirbelkörpern, die über Gelenke miteinander verbunden sind. Dies ermöglicht eine hohe Beweglichkeit. Seitlich betrachtet ähnelt die Wirbelsäule einem doppelten »S«. Krafteinwirkungen und Erschütterungen können aufgefangen werden, dadurch ist sie nicht nur flexibel, sondern auch sehr stabil. Im Inneren der Wirbelsäule verläuft gut geschützt der Rückenmarkskanal, die neben dem Gehirn wichtigste Schaltstelle unseres Nervensystems.

Die Wirbelsäule (Seite 14, Abb. ❶) wird von Kopf bis Steiß unterteilt in:

Die Halswirbelsäule (HWS): Sie besteht aus 7 beweglichen Wirbelkörpern, die von oben nach unten durchnummeriert werden, den zervikalen Wirbelkörpern (C1–C7).

Die Brustwirbelsäule (BWS): Sie besteht aus 12 beweglichen Wirbelkörpern, den thorakalen Wirbeln (Th1–Th 12). An jedem Brustwirbelkörper setzt eins von zwölf Rippenpaaren an.

Die Lendenwirbelsäule (LWS): Sie besteht aus 5 beweglichen Wirbelkörpern, den lumbalen Wirbeln (L1–L5).

Das Kreuzbein: Es besteht aus 5 zusammengewachsenen starren Wirbeln, den sakralen Wirbeln (S1–S5). Seitlich am Kreuzbein befinden sich die Beckenknochen.

Das Steißbein: Es besteht aus 3 bis 5 Wirbeln. Die Steißbeinwirbel sind meistens miteinander verwachsen und entsprechen den Knochen, die bei Wirbeltieren das Skelett des Schwanzes bilden.

Die einzelnen Wirbelkörper (Seite 14, Abb. ❷) haben, mit Ausnahme des ersten Halswirbels (Atlas), dieselbe Struktur, auch wenn sie in Größe und Form variieren. Es gibt einen gerundeten Wirbelkörper, die Rundung zeigt nach vorne (ventral, d. h. Richtung Bauch). Nach hinten (distal, d. h. Richtung Rücken) bildet der Wirbelkörper einen Bogen, der einen Hohlraum, das Wirbelloch, umfasst.

Die übereinanderliegenden Wirbellöcher bilden eine Röhre, in der das *Rückenmark* verläuft. Die *Wirbelbögen* zweier übereinanderliegender Wirbel bilden ebenfalls ein kleines Fenster, die Zwischenwirbellöcher. Die Wirbelbögen haben an der Seite

1

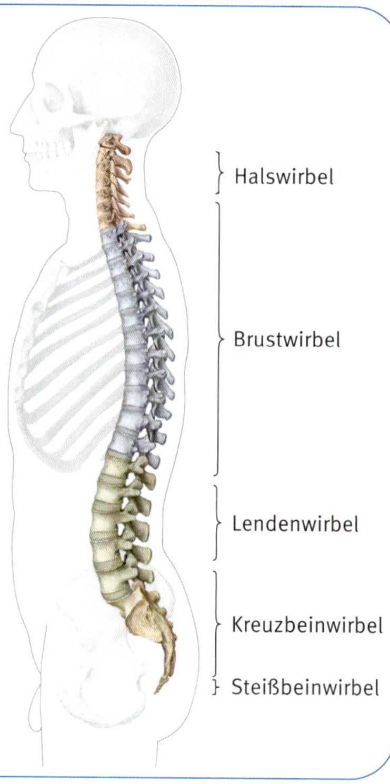

Schünke M, Schulte E, Schumacher U. PROMETHEUS LernAtlas, Grafiken: Voll M, Wesker K; Thieme; 2018

2

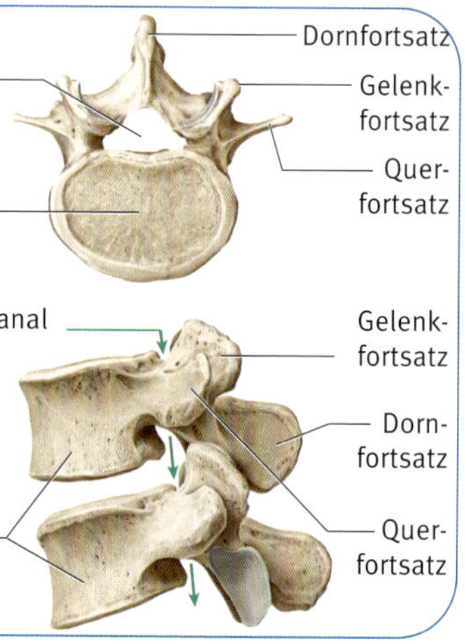

Schünke M, Schulte E, Schumacher U. PROMETHEUS LernAtlas, Grafiken: Voll M, Wesker K; Thieme; 2018

3

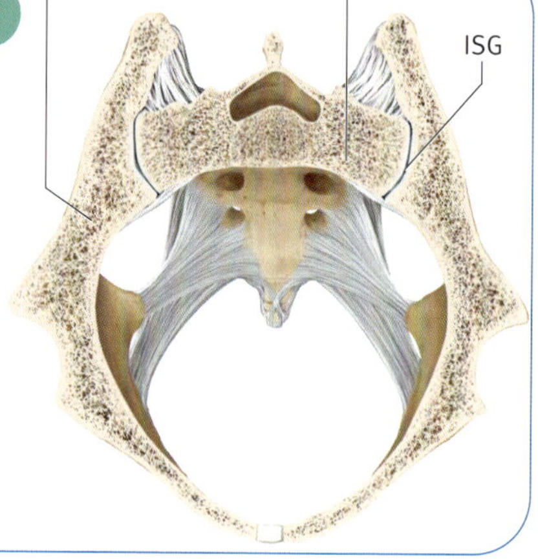

Schünke M, Schulte E, Schumacher U. PROMETHEUS LernAtlas, Grafiken: Voll M, Wesker K; Thieme; 2018

4

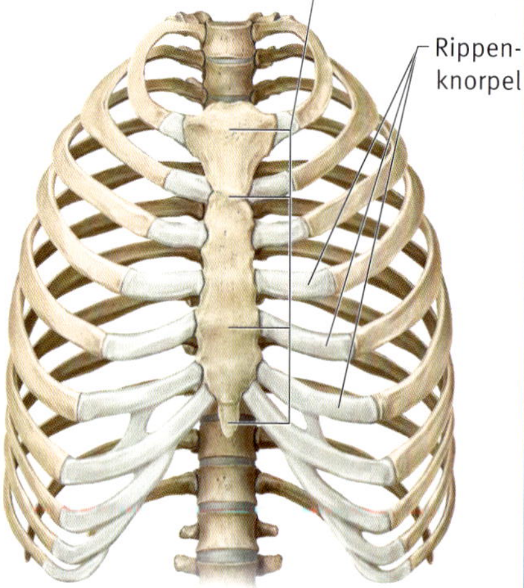

Schünke M, Schulte E, Schumacher U. PROMETHEUS LernAtlas, Grafiken: Voll M, Wesker K; Thieme; 2018

5

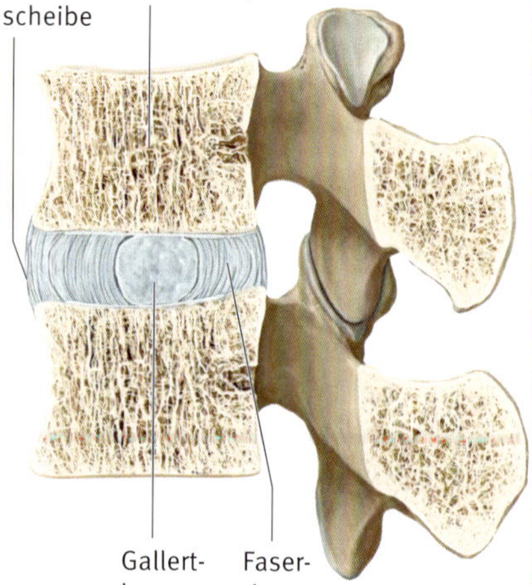

Schünke M, Schulte E, Schumacher U. PROMETHEUS LernAtlas, Grafiken: Voll M, Wesker K; Thieme; 2018

einen Querfortsatz und auf der Rückseite einen Dornfortsatz. Letztere sind die bei den meisten Menschen von außen sichtbaren kleinen Erhebungen auf dem Rücken. Die Wirbelfortsätze sind Ansatzpunkte für Bänder und Muskeln.

Zwischen Quer- und Dornfortsatz gibt es noch Gelenkfortsätze, die über Bänder die Wirbelkörper miteinander verbinden. Die dadurch gebildeten Gelenke werden als *Facettengelenke* bezeichnet. Die Gelenkflächen der Facetten variieren in ihrer Ausrichtung und bestimmen so maßgeblich das Bewegungspotenzial der Wirbelsäulenabschnitte.

Zwei Wirbelkörper bilden mit der dazwischenliegenden Bandscheibe und den Facettengelenken ein Bewegungssegment.

Das Kreuzbein liegt keilförmig zwischen den Beckenknochen. Die gelenkige Verbindung von Kreuzbein (Sakrum) und Becken (Ilium) wird *Iliosakralgelenk* (ISG) oder *Sakroiliakalgelenk* (SIG) genannt. Es ist kein echtes Gelenk, sondern eher eine Fuge mit sehr geringem Bewegungsspielraum und einem starken Bandapparat (Seite 14, Abb. ❸).

Auf Höhe der Brustwirbelsäule schließen sich seitlich die Rippen an. Dabei befindet sich an jedem Wirbelkörper eines von 12 Rippenpaaren. Die ersten 10 Rippen von oben sind auf der Rumpfvorderseite über Knorpel mit dem Brustbein verbunden. Die letzten beiden Rippen enden frei in der Bauchwand. Die Rippen, das Brustbein und die Brustwirbelsäule bilden den Brustkorb (Seite 14, Abb. ❹). Dieser ist so mobil, dass er die Bewegungen der Wirbelsäule und der Atmung nicht einschränkt, und gleichzeitig so stabil, dass er lebenswichtige Organe wie Herz und Lunge schützen kann.

Bandscheiben

Ab dem zweiten Halswirbel bis zum ersten Kreuzbeinwirbel sind die Wirbelkörper durch Bandscheiben miteinander verbunden. Die Bandscheibe (Seite 14 , Abb. ❺) hat eine Außenhülle: einen aus Bindegewebe bestehenden Faserring, der einen Gallertkern umschließt. Die Bandscheiben funktionieren wie Polster, sie können wie die Doppel-S-Form der Wirbelsäule Kräfte abfedern. Sie wirken quasi wie »Stoßdämpfer«. Da sie elastisch sind, können sie ihren Druckpunkt verschieben. Bei einer Beugung des Rumpfs nach vorne schiebt sich der Gallertkern automatisch nach hinten, damit die Bewegung nach vorne möglich wird. Eine Bandscheibe ist sehr stabil, so halten die lumbalen Bandscheiben einer Druckeinwirkung von 265–540 kg/cm^2 stand. Die Dicke der Bandscheiben nimmt nach unten hin zu und macht bei jungen Menschen etwa ¼ der Länge der Wirbelsäule aus.

Der Stoffwechsel der Bandscheibe erfolgt über Belastung und Entspannung. Bei Belastung wird die verbrauchte Flüssigkeit herausgepresst, die anschließende Entspannung bewirkt, dass frische, nährstoffreiche Flüssigkeit aus dem umliegenden Gewebe aufgesaugt wird. Im Laufe des Tages kommt es durch die stärkere Druckbelastung zu einem Flüssigkeitsverlust, die Bandscheiben werden dünner. Während der Nachtruhe werden die Flüssigkeitspolster wieder aufgefüllt. Das ist auch der Grund, weshalb der Mensch abends 1–2 cm kleiner ist als morgens. Findet kein Wechsel zwischen Belastung und Ruhe statt, werden die Bandscheiben spröder und verletzungsanfälliger. Bandscheiben brauchen Bewegung, um sich zu regenerieren.

Bänder

Bänder bestehen aus zugfestem Bindegewebe mit parallel angeordneten Fasern. Sie verbinden Knochen mit Knochen zu einer stabil-mobilen Einheit. Das vordere Längsband zieht sich über die Vorderseite der Wirbelkörper, das hintere Längsband über die Hinterseite, zwischen den Wirbelkörpern aber vor dem Wirbelbogen (Seite 17, Abb. 1).

An den Gelenken bilden die Bänder sogenannte Kapseln: Bindegewebige Strukturen umschließen den Gelenkspalt und damit auch die Gelenkflüssigkeit, begrenzen die Gelenkbeweglichkeit und tragen so zur passiven Stabilität bei. Solche Kapseln verbinden auch die Wirbelgelenke miteinander.

Weiterhin finden sich insbesondere im Becken-Lenden-Bereich viele ausgeprägte Bänder. Sie wandeln Druckkräfte in Zugkräfte um. Die Bänder am Iliosakralgelenk sind häufig am Schmerzgeschehen beteiligt.

Faszien

Wie die Gelenkbänder gehören Faszien zum straffen Bindegewebe. Allerdings überkreuzen und durchflechten sich die Fasern wie das Gewebe eines Autoreifens. Dies ermöglicht neben einer gewissen Verschiebbarkeit eine hohe Anpassung an wechselnde Zugrichtungen. Faszien umhüllen Muskeln und verbinden diese untereinander und mit Knochen. Sie sorgen für eine funktionelle Verbindung des ganzen Bewegungssystems. Im unteren Rücken, zwischen Becken und unteren Rippen, befindet sich zum Beispiel eine große Faszie, die Wirbelkörper, Beckenknochen, Rücken-, Bauch- und Schultermuskeln miteinander verbindet (Seite 17, Abb. 2).

Die Rolle der Faszien bei Schmerzen wurde lange unterschätzt. Inzwischen ist bekannt, dass sie auch Schmerzrezeptoren enthalten.

Muskeln

Die Rumpfmuskulatur (Seite 17, Abb. 3) lässt sich von ihrem Faserverlauf her in drei Gruppen einteilen:

- Der gerade Bauchmuskel (das »Sixpack«) gehört zu den **vertikal** verlaufenden Muskeln.
- Die **schräg** verlaufenden Muskeln bilden vorne und hinten Schlaufen über den gesamten Rumpf. Dazu gehören die schrägen Bauchmuskeln.
- Das **quer** verlaufende System wird durch den tiefsten Bauchmuskel gebildet.

Durch die unterschiedlichen Ausrichtungen der Muskeln können der Rumpf und die Wirbelsäule in alle Richtungen bewegt werden. Je nachdem, welche Muskeln zusammenarbeiten, führt das zu einer Beugung, Streckung, Seitneigung, Drehung oder Kombinationsbewegung des Rumpfes. Auch die statische Haltungskontrolle wird durch das optimale Zusammenspiel von verschiedenen Muskeln ermöglicht.

Die Muskeln liegen in Schichten übereinander. Manche haben direkten Kontakt zur Wirbelsäule und andere wirken über die Rippen oder das Becken.

Da der Rumpf das Zentrum des Körpers bildet, setzen hier auch die Muskeln aus den Armen und Beinen an und bilden Muskelketten über den gesamten Körper. Die Muskulatur bewegt und stabilisiert den gesamten Rumpf.

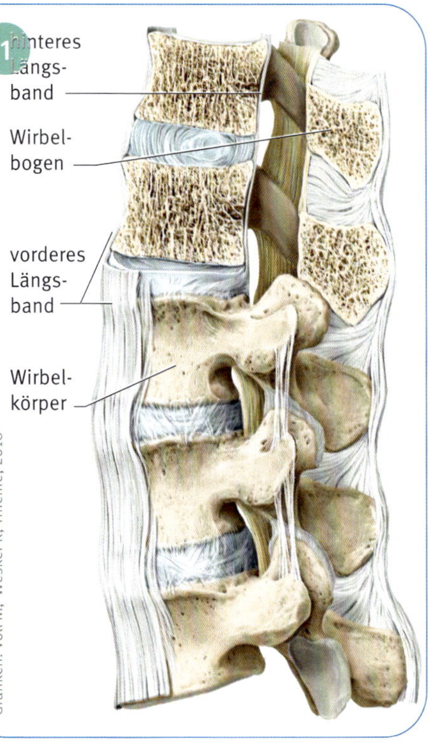

Schünke M, Schulte E, Schumacher U. PROMETHEUS LernAtlas, Grafiken: Voll M, Wesker K; Thieme; 2018

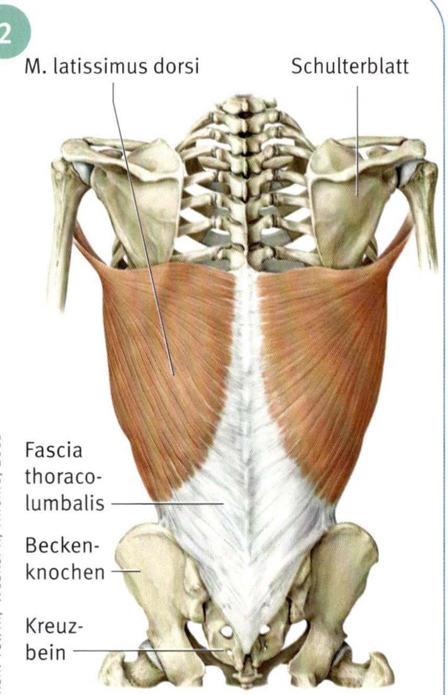

Schünke M, Schulte E, Schumacher U. PROMETHEUS LernAtlas, Grafiken: Voll M, Wesker K; Thieme; 2018

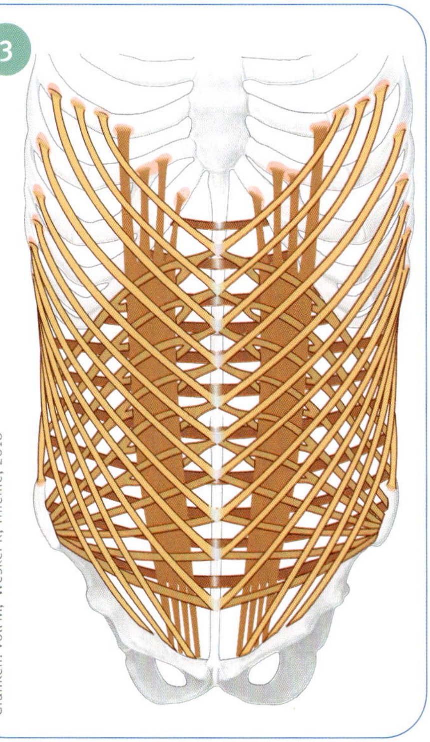

Schünke M, Schulte E, Schumacher U. PROMETHEUS LernAtlas, Grafiken: Voll M, Wesker K; Thieme; 2018

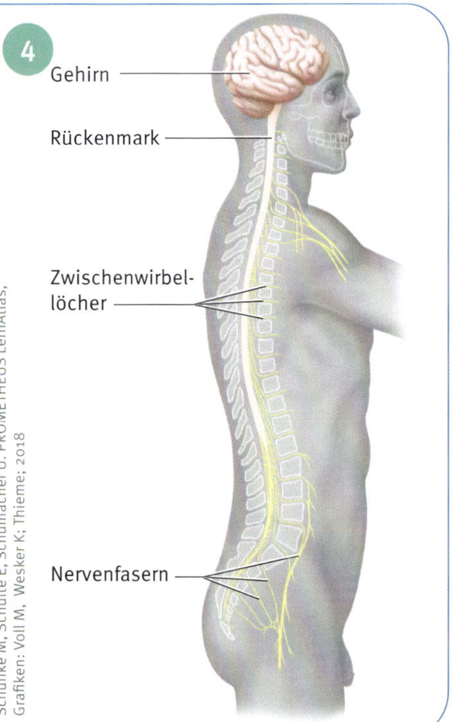

Schünke M, Schulte E, Schumacher U. PROMETHEUS LernAtlas, Grafiken: Voll M, Wesker K; Thieme; 2018

Nerven

Unser gesamter Körper ist mit Nervenfasern versorgt. Das Nervensystem vernetzt alle Körperteile und sorgt für ihre Abstimmung untereinander. Dazu findet ein ununterbrochener Informationsaustausch in Form von elektrischen und chemischen Signalen statt.

Das Gehirn und das Rückenmark sind die zentralen Schaltstellen des Nervensystems. Hier fließt alles zusammen. Das Rückenmark liegt geschützt in der Wirbelsäule. Über die Zwischenwirbellöcher treten die Rückenmarksnerven seitlich aus der Wirbelsäule aus und verbinden sich mit den *peripheren Nerven* (Seite 17, Abb. 4). Damit sind alle Nerven außerhalb von Gehirn und Rückenmark gemeint. Sie verzweigen sich also im Rumpf, in den Armen und den Beinen. Der im Zusammenhang mit Rücken- und Beinschmerzen häufig genannte »Ischias« bzw. Nervus ischiadicus, ist zum Beispiel verantwortlich für die Aktivierung der Beinmuskulatur.

Auf dem Weg vom Rückenmark zum Zielorgan durchlaufen die Nerven auch Engpässe. Treten an diesen Stellen Probleme auf, kann das eine Wirkung auf die Nerven haben. Sie können gereizt werden und dadurch kribbeln, sich verändert, beispielsweise wie taub anfühlen, oder sie können ihre Aufgabe nicht mehr zuverlässig ausfüllen und es kommt beispielsweise zu Schwierigkeiten in der Ansteuerung des Fußes oder der Hand.

In den großen Nerven befinden sich Nervenbahnen mit unterschiedlichen Aufgaben. »Motoneurone« bringen Muskeln zum Anspannen. »Sensorische« Nervenfasern übermitteln Signale von unterschiedlichen Sensoren wie Augen, Ohren oder Haut. Sensoren in den Muskeln, Gelenken und Bändern vermitteln uns Informationen darüber, ob wir krumm oder gerade sitzen, wie wir uns bewegen und wie schnell und wie umfangreich die Bewegungen sind. Auch Schmerzen werden über ein spezifisches System von Rezeptoren (Sensoren) und Nervenfasern vermittelt.

Ein komplexes System

Unser Rücken ist faszinierend und komplex. Er besteht aus verschiedenen anatomischen Strukturen mit unterschiedlicher Aufgabe, Belastbarkeit und Regenerationszeit. Alle Strukturen besitzen Rezeptoren und können somit auch Teil von Beschwerden sein. An Schmerzen beteiligt sind meist nicht nur Bandscheiben, sondern eben auch Bänder, Faszien, Gelenke, Knochen, Nerven oder Muskeln. Das macht die Ursachenforschung zwar komplizierter, hält das Problem aber auch offen. Sind nämlich Strukturen am Schmerzgeschehen beteiligt, die gut regenerieren und deren Regeneration man positiv beeinflussen kann, dann ist die Prognose sehr gut.

Die Software – was kann der Rücken?

Der anatomische Aufbau des Rückens ist nicht zufällig. Eine Struktur dient immer einer konkreten Funktion. Alle Teile wirken zusammen und können im Zusammenschluss neue Eigenschaften haben, die die einzelnen Teile nicht haben. Vielleicht kennen Sie ja den Spruch: »Das Ganze ist mehr als die Summe der Teile.«

Der Rumpf hat folgende Eigenschaften:
- Bewegungspotenzial in alle drei Raumebenen,
- gleichzeitig Stabilität in allen Positionen.

Schon die Worte »Wirbel« und »Säule« deuten auf diese zwei gegensätzlich erscheinenden Eigenschaften von Beweglichkeit und Belastbarkeit hin.

Mobilität und Bewegungsfreiheit

Der Rumpf kann sich in alle Richtungen bewegen, aufgrund der anatomischen Voraussetzungen jedoch in unterschiedlichem Ausmaß. Darüber hinaus sind auch die einzelnen Abschnitte der Wirbelsäule je nach Bewegungsrichtung unterschiedlich beweglich (siehe Tabelle). Die Angaben zum Bewegungsgrad stellen keine gesundheitsrelevanten Referenzwerte dar, sondern dienen der Orientierung.

Bewegungspotenziale der Wirbelsäule (Angaben in Grad)

Bewegung	**Bücken**	**Strecken**	**Seitneigen (jeweils rechts und links)**	**Drehen (jeweils rechts und links)**
Halswirbelsäule	35–45	45–75	35	50
Brustwirbelsäule	45	25–30	20	35–55
Lendenwirbelsäule	60	35	20	5

Die Halswirbelsäule ist ein sehr beweglicher Teil des Rückens. Sie ermöglicht große Bewegungen des Kopfes in alle Richtungen und schafft so die Voraussetzung für die räumliche Orientierung. Der Kopf liegt auf dem obersten Halswirbel auf, im Zusammenspiel mit dem zweiten Halswirbel werden Drehbewegungen möglich. Das größte Bewegungsausmaß liegt in der Streckung und Drehung. Die Durchführung der feinen Bewegungen und das Halten des Kopfes in seinen verschiedenen Positionen geschehen über ein ständiges Zusammenspiel der Hals-, Schulter- und Rumpfmuskulatur. Man kann leicht nachvollziehen, dass Bildschirmarbeit und die damit einhergehende einseitige Haltung zu Verspannungen und Verkrampfungen der Nackenmuskulatur führen kann.

Die Brustwirbelsäule und der damit verbundene Brustkorb sind beweglicher, als man vermutet. So können zum Beispiel Drehungen in der Brustwirbelsäule deutlich besser ausgeführt werden als in der Lendenwirbelsäule. Aber auch alle anderen Richtungen haben häufig ein besseres Bewegungspotenzial, als man selbst wahrnimmt. Weiterhin erfüllt der Brustkorb zwei schwierige Aufgaben: Zum einen schützt er lebenswichtige Organe wie Herz und Lunge, zum anderen muss er die Atembewegung zulassen können. Der Brustkorb muss also gleichzeitig eine gewisse Stabilität und Mobilität gewährleisten. Die Brustwirbelsäule braucht auch eine gute Mobilität, um die Bewegungskräfte aus Halswirbelsäule und Lendenwirbelsäule weiterzuleiten und zu kompensieren. Bei bedrohlichen Situationen (z. B. Sturz, Stress) kann es zu einer Schutzspannung im Brustkorb kommen, um die Stabilität zu erhöhen. Allerdings ist man dann in der Brustwirbelsäule auch steifer, was schließlich in der Halswirbelsäule und Lendenwirbelsäule zu belastenden Ausweichbewegungen führen kann.

Die Lendenwirbelsäule hat das größte Bewegungspotenzial im Beugen und das kleinste in der Drehung. Gerade beim Bücken jedoch sind viele Menschen eingeschränkt und empfinden Schmerzen. Auch hier kann also unsere Wahrnehmung stark von den Potenzialen abweichen. Die relativ großen Wirbelkörper und umfangreichen Muskeln sind die optimalen Voraussetzungen für hohe Belastungen. Damit die Lendenwirbelsäule nicht überfordert wird, braucht sie bewegliche Nachbarn: Eine mobile Brustwirbelsäule und frei bewegliche Hüften können viel Belastung abnehmen.

Selbstverständlich können die einzelnen Bewegungen der Wirbelsäule auch kombiniert werden. Im Alltag passiert das z. B. beim Heben von Gegenständen, wenn aus der gebückten Haltung heraus eine Streckung mit gleichzeitiger Drehung stattfindet.

Weiterhin kann die Wirbelsäule auch schwingende Bewegungen durchführen, z. B. beim Gehen, Schwimmen oder Fahrradfahren. Dabei findet keine großräumige Bewegung der Wirbelsäule statt, aber ein schnelles Hin- und Herpendeln um mehrere Achsen.

Schließlich ermöglicht der Rumpf Atmungsbewegung. Dabei bewegen sich nicht nur die Rippen: Die Atmung verläuft wie eine Welle durch den gesamten Rumpf.

Stabilität und Belastbarkeit

Auch wenn wir ganz entspannt sind, fallen wir trotz unserer vielen Gelenke nicht einfach auseinander. Die dafür notwendige Stabilität wird durch passive Strukturen gewährleistet. Bänder und Faszien verbinden Knochen zu Gelenken und sorgen so für eine grundsätzliche *passive Formstabilität* des Körpers. Dieser Zustand funktioniert ohne Muskelaktivität, ist aber für die entsprechenden Strukturen sehr einseitig belastend und somit unökonomisch.

Sind darüber hinaus Muskeln an der Haltungs- oder Bewegungskontrolle beteiligt, spricht man von *aktiver Stabilität*. Diese Form ist leistungsfähiger und ökonomischer, weil die auf den Körper wirkenden Belastungen gleichmäßiger verteilt werden. »Stabil« wird in diesem Zusammenhang oft missverstanden. »Stabil« hat nicht die Bedeutung von »fest«, »«steif« oder »bewegungsunfähig«, sondern von »belastungsfähig« und von »sich im Gleichgewicht befindlich«.

Die Verteilung der äußeren Belastung erfolgt dadurch, dass Muskeln einen Teil der Kräfte aufnehmen und somit die Knochen und andere passive Strukturen entlasten. Der menschliche Körper ist dank des Zusammenspiels von passiven und aktiven Strukturen stabil bei gleichzeitiger Bewegungsfähigkeit bis hin zu federnden Eigenschaften.

Muskeln entlasten Knochen? Ein Erklärungsansatz

Um zu verstehen, wie Muskeln die Belastung auf Knochen reduzieren können, werfen wir einmal einen Blick auf die Architektur. Es existieren viele Bauwerke, deren tragende Bauteile sich nicht berühren und scheinbar schweben. Die Erklärung liegt darin, dass die tragenden Elemente (»Stäbe«) so über Zugelemente miteinander verbunden sind, dass sich Druck und Zugkräfte im Gleichgewicht halten. Man spricht hier von Tensegrity, das Grundprinzip wird R. B. Fuller und K. Snelson zugeschrieben. Ein Beispiel ist die Kurilpa Bridge in Australien; unter dem Namen Snelson finden sich online auch verschiedene Skulpturen, die das Prinzip verdeutlichen.

Die Übertragung des Tensegrity-Prinzips auf lebende Körper ist kniffelig, aber möglich (Abb.). Man spricht hier von Biotensegrity, der Begriff wurde von dem orthopädischen Chirurgen S.M. Levin geprägt. Die Knochen kompensieren die Druckkräfte, die Muskeln den Zug. Die Muskel-Knochen-Verbindungen beim Menschen sind so gestaltet, dass die muskulären Zugkräfte die Belastung zwischen zwei tragenden Elementen (benachbarte Knochen) reduzieren können. So können zum Beispiel die wirbelsäulennahen Muskeln durch Anspannung die Belastung der Wirbelkörper und der Bandscheiben reduzieren. An stark vereinfachten Modellen konnte die entlastende Wirkung von Muskulatur in Experimenten nachgewiesen werden. Dieser Forschungsansatz ist noch lückenhaft.

Sicherlich können wir unsere Knochen nicht schweben lassen, aber das Prinzip von Druck und Zug macht deutlich, wie ein funktionierendes Muskelsystem die passiven Strukturen entlasten kann. Die Bänder, Knorpel und Bandscheiben werden nur wenig ermüdet und Muskeln sind von Natur aus regenerationsfreudig. Wir sind nach einer Belastung insgesamt schneller erholt. Das heißt: Auch wenn unsere Knochen und Bandscheiben im Laufe des Lebens an Masse verlieren, sich abnutzen oder weniger elastisch werden,

Anatomie nach dem Prinzip der Biotensegrity am Beispiel von Wirbelkörpern

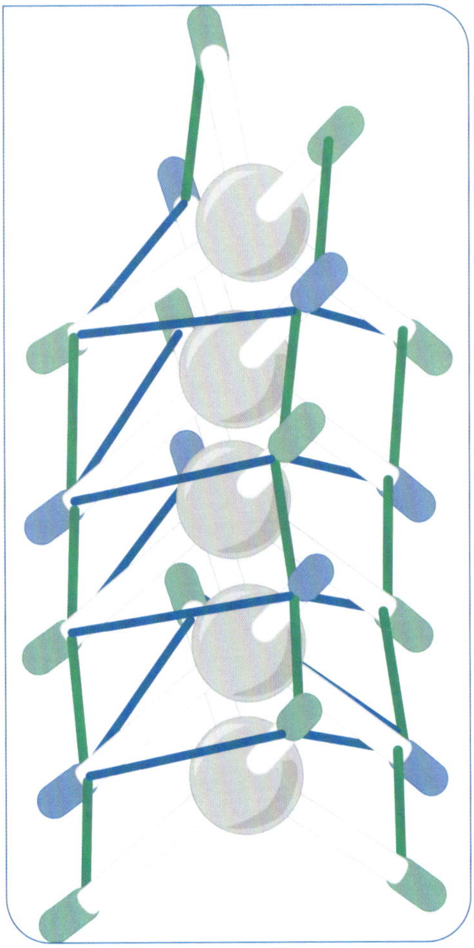

können wir dies über eine gut funktionierende Muskulatur kompensieren. Dies können wir durch entsprechendes Training erreichen.

Belastbarkeit und Haltung

Grundsätzlich ist die Wirbelsäule in allen Positionen und bei allen Bewegungen belastbar, weil immer auch Muskeln aktiviert werden und so eine aktive Stabilität aufgebaut wird. Die Stellung, der die größte Belastbarkeit zugesprochen wird, ist die sogenannte »Neutralposition«, »Gesamtaufrichtung« oder vereinfacht «Brust raus, Bauch rein«. Welche konkreten Kriterien diese Position im Idealfall bestimmen, besprechen wir noch (Seite 52).

Die Gründe für die hohe Belastbarkeit in der Neutralposition sind:

- Die Doppel-S-Form wirkt wie eine Feder. Wäre die Wirbelsäule ein Stab, betrüge die theoretische Belastbarkeit nur ein Zehntel.
- Alle Muskeln haben die optimale Ausgangslänge für eine Kraftentfaltung.
- Alle Gelenkflächen stehen parallel zueinander und können somit ökonomisch Kraft verteilen.

Das beeindruckende Belastungspotenzial des Körpers zeigen vor allem sportliche Leistungen. So liegt der aktuelle Weltrekord im Gewichtheben bei 265 kg. Bei der verwandten Strongman-Disziplin »Deadlift«, bei der ein Gewicht vom Boden auf Hüfthöhe gehoben wird, liegt der Rekord sogar bei 500 kg.

Fazit

Unser Rücken ist belastbar und beweglich zugleich. Die Bewegungsfreiheit der Wirbelsäule ist dreidimensional, vielfältig und für alle Bewegungsaufgaben gemacht. Eine optimale Beweglichkeit beruht auf einer harmonischen Bewegung aller Wirbelsäulenabschnitte. Der Rumpf ist in allen Positionen belastbar. Die optimale Stabilität wird durch ein Zusammenspiel von Muskeln und Knochen erreicht. Da wir Muskeln durch aktives Verhalten fördern können, haben wir die Chance, die genetisch bedingten Degenerationen bzw. altersbedingten Verschleißerscheinungen der passiven Strukturen selbst auszugleichen.
Beweglichkeit und Belastbarkeit sind Funktionen. Sie sind in Ruhe nicht erkennbar, können aber bei Bedarf sofort abgerufen werden. Das geschieht ganz unbewusst: Wenn wir etwas vom Boden aufheben wollen, tun wir dies so, wie es unsere aktuelle Beweglichkeit zulässt. Defizite in den Funktionen verhindern ein optimales Arbeiten des Rückens. Sie können genauso einen »unsichtbaren« Anteil an den Beschwerden haben wie strukturelle, »sichtbare« Auffälligkeiten.

Programmierer und Ressourcen

Bleiben wir in der Computer-Analogie, so braucht es neben Hard- und Software einen Programmierer, Strom (Energie) und Platz, um die Geräte aufzustellen, aber auch Zeit, um die Funktionen ausführen zu können. Übertragen auf den Körper bedeutet das: Unser Bewegungsprogramm wird bestimmt von unserer Bewegungsfreude, der Lust am Ausprobieren und den Rückmeldungen der Hard- und Software. Das kennt jeder, der Radfahren, Skifahren, Reiten oder Tanzen lernt. Läuft das Programm, geht es darum, es zu optimieren und dafür brauchen wir Ehrgeiz und Motivation. Im Leben von Leistungssportlern hat das Priorität, d. h. er oder sie wird Zeit und Energie diesem Ziel unterordnen und sich eine Umgebung suchen oder gestalten, die diesem Ziel förderlich ist. Dann gelingt es, die anatomischen Voraussetzungen optimal zu nutzen, ein Höchstmaß an Funktionalität für den spezifischen Bereich zu erreichen und Leistungsgrenzen zu verschieben.

Die meisten Menschen hingegen werden Körper und Rücken weniger im Hinblick auf ihre Leistung und Belastbarkeit ausloten. Belastbarkeit und Beweglichkeit nehmen wir als gegeben hin, wir haben andere Lebensprioritäten. Wir greifen auf unser »Standard-Bewegungsprogramm« für den Rücken zurück, ohne ihm besondere Aufmerksamkeit zu schenken. Aufmerksam werden wir dann, wenn er Probleme macht. Wann wird die Störstelle zum Problem? Das hängt von unserer Bewertung ab. Für den einen reicht es, wenn er ein steifes Gefühl im Rücken hat, der andere reagiert erst bei starken Schmerzen.

Spätestens Schmerzen führen dazu, dass wir unser Bewegungsprogramm ändern und an die neue Situation anpassen. Dieser Anpassungsprozess kann hilfreich sein oder schaden – mancher schränkt seine Bewegungen noch mehr ein, wodurch der Funktionsumfang des Rückens weiter schwindet, andere Menschen reagieren mit vermehrter Bewegung, um dem Problem abzuhelfen. Die Reaktion ist sehr abhängig von Erfahrungen und Lebensumständen, doch es lassen sich bestimmte Muster erkennen. Diese zu erkennen und zu verändern, kann eine wichtige Voraussetzung für eine langfristige Verbesserung von Rückenschmerzen sein.

Wir haben unser Bewegungsprogramm für den Rücken mehr oder weniger bewusst an unseren Alltag angepasst. Unsere Prioritäten im Alltag, unsere Ziele, aber auch positive und negative Erfahrungen im Umgang mit dem Körper bestimmen, was wir über seine Belastbarkeit und Beweglichkeit denken. Diese Einschätzung wiederum beeinflusst unser Bewegungsverhalten. Dieser wechselseitige Anpassungsprozess zwischen Funktionalität, Belastbarkeit und Selbsteinschätzung wird auch bestimmt von den Anforderungen und Herausforderungen unserer Lebenssituation (Seite 30). Es ist daher aus unserer Erfahrung nicht sinnvoll, Rückenschmerzen ausschließlich anatomisch und funktionell zu sehen. Genauso wenig ist es sinnvoll, sie nur psychisch zu sehen. So »funktionieren« wir nicht.

Der Rücken besteht im Wesentlichen aus Muskeln, diese sind ein unmittelbares Bindeglied zwischen funktionell-anatomischer Struktur und psychischem Erleben. Muskeln reagieren in Stresssituationen mit Anspannung, lang andauernde Anspannung führt zu Verspannungen. Auch hier stellt sich die Frage: Wann und wie reagieren wir auf Störstellen und Probleme? Was fangen wir an zu vermeiden und wo halten wir durch? Welche Strategien bewirken was?

Das Reflektieren eigener Einstellungen in Bezug auf seinen Körper, seine Belastbarkeit und Erwartungen an das eigene Leistungsvermögen können helfen, Belastungsgrenzen zu akzeptieren. Das kann wiederum zu einer realistischen Zielsetzung führen und Motivation für Bewegung fördern. Den Anstoß dafür, dass die Software in Gang gesetzt wird, gibt der User, und für ihre Entwicklung ist der Programmierer zuständig. Und das alles sind wir: in Personalunion. Manchmal brauchen wir Hilfe von außen, damit wir uns selbst helfen können. Bewegungsfreude, Wissen um Zusammenhänge, Erfolgserlebnisse, Akzeptanz von und Umgang mit Misserfolgen und Rückschritten, kurzum Selbstwirksamkeitserleben und Selbstvertrauen im Umgang mit Rückenschmerzen sind Ergebnis einer günstigen Selbstprogrammierung und werden einen großen Beitrag zu Ihrer Rückengesundheit leisten.

Fazit

Am oberen Ende der Wirbelsäule ist der Kopf. Unser Bewegungsverhalten wird wesentlich von unseren Prioritäten und Zielen bestimmt, die wiederum von unseren Lebensumständen abhängen. Erwartungen an uns selbst und die eigene Einstellung gegenüber dem Körper spielen eine wichtige Rolle, da der Rücken mit seiner Vielzahl an Muskeln unmittelbar auf körperliche und psychische Belastung reagiert.

Veränderungen, Anpassungen, Störungen – alles normal

Veränderungen, Anpassungen, Störungen
Wir unterliegen ständigen Veränderungen. Es gibt eigentlich keine Struktur oder Funktion des Körpers, die unverändert bleibt. Da sich auch die Umwelt ständig ändert, sind Körper und Psyche zu ständigen Anpassungen gezwungen. Diese Dynamik finden wir im Großen und Kleinen bei alltäglichen Situationen und im Laufe des Lebens bei Wachstum und Alterung.

Beeindruckend, individuell und variantenreich – Wachstum

Es ist immer wieder beeindruckend, wie sehr der Mensch die ersten Lebensjahre wächst und was wir alles lernen. Dabei werden wir in allem immer besser, wir sammeln aber auch schmerzhafte Erfahrungen: Das häufige Hinfallen bei den ersten Laufversuchen, ein Blackout beim Vortragen eines Gedichtes oder das Vergessen einer gelernten Matheformel zeigen, dass auch Lernen nicht ohne Rückschritte geht und Wiederholung zur Stabilisierung notwendig ist. Erst dann kann der nächste Fortschritt erreicht werden.

Aufgrund von unterschiedlichen Interessen entwickelt jeder von uns unterschiedliche Fähigkeiten. Manche können gut Fußballspielen, andere sind besser am Klavier. Diese individuellen Unterschiede sehen wir tagtäglich und wir stellen sie selten infrage. Jeder hat einen individuellen Daumenabdruck und kein Gesicht gleicht dem anderen. Genauso reell sind die Varianten in unserer Anatomie. Besonders eindrucksvoll ist das bei den Knochen. So kann der unterste Wirbelkörper unbeweglich mit dem Kreuzbein verschmolzen sein oder der oberste Teil des Kreuzbeins stellt sich sogar als 6. Lendenwirbel dar. Weiterhin können sowohl der 7. Hals- oder der 1. Lendenwirbel eine zusätzliche Rippe aufweisen. Diese anatomischen Varianten sind selten und haben keine besondere medizinische Relevanz, zeigen aber die Breite der anatomischen Eigenschaften.

Unerwartet, gewöhnungsbedürftig und chancenreich – Alterung

Der natürliche Alterungsprozess bewirkt Veränderungen in allen Geweben und auch in den knöchernen Strukturen. Die Elastizität von Gewebe nimmt mit den Jahren ab. Das gilt für Haut und Haar ebenso wie für Knochen, Knorpel, Gelenke, Bandscheiben und Gefäße.

Wie schnell und stark das geschieht, ist überwiegend genetisch bestimmt. Manche bekommen bereits Mitte 20 graue Haare, andere erst ab Mitte 40 oder später. Dabei verändert sich nicht nur die Pigmentierung, sondern das Haar wird auch spröder. Vergleichbares passiert mit Bandscheiben und Gelenken. So wird der Faserring der Bandscheibe rissiger, die Gallertmasse verliert an Flüssigkeit. Die Bandscheibe insgesamt verliert an Höhe und Elastizität. Sie kann dann vorgewölbt bleiben, d. h. der Gallertkern bewegt sich nicht mehr mittig in seine Ausgangslage zurück und/oder es kann bei einer plötzlichen Alltagsbelastung zu einem Einreißen des Faserrings kommen und die Gallertmasse tritt aus. Wenn die ausgetretene Substanz auf einen Spinalnerv drückt, kommt es zu Nervenschmerzen. Das ausgetretene Bandscheibenmaterial ist für das umliegende Gewebe fremd und es kann zu einer Reizung kommen. Die umgebende Muskulatur zieht sich reflexartig zusammen und verspannt, damit die betroffene Region ruhig gestellt wird, bis die Reizung abklingt. Das ausgetretene Material wird vom umliegenden Gewebe allmählich aufgelöst. Die meisten Bandscheibenvorfälle verlaufen unbemerkt und sind Teil des normalen Alterungsprozesses.

Auch in den Gelenken wird der Wassergehalt mit den Jahren geringer und die Gelenkflüssigkeit verändert sich. Der Gelenkknorpel wird nicht mehr ausreichend versorgt, die ursprünglich glatte Knorpeloberfläche wird rauer und dünner. Die Gelenkknochen können sich verformen und Auswüchse bilden. Diese zusätzliche Knochenproduktion stabilisiert das Gelenk. Es wird unbeweglicher, bleibt aber stabil.

Altersbedingte Veränderungen sind völlig normal und müssen nicht mit Rückenschmerzen einhergehen. Untersuchungen zeigen, dass 20 bis 40 % aller unter 30-Jährigen bereits unterschiedlich starke Verschleißerscheinungen an der Wirbelsäule, aber keine Rückenschmerzen haben. Diese Verschleißerscheinungen nehmen mit dem Alter zu, unter den über 60-Jährigen (ohne Rückenschmerzen!) sind es 80 bis 90 %[23].

Aber nicht nur unser genetisches Potenzial, sondern vor allem auch unser Lebensstil, unser Bewegungsverhalten, unsere Lebenssituation und die jeweils individuelle Art, sich mit den spezifischen Herausforderungen auseinanderzusetzen, bestimmen unsere Körperhaltung, Muskulatur und damit unsere Kraft, Beweglichkeit und Schnelligkeit. Wir haben die Freiheit, unser Bewegungsverhalten und unseren Lebensstil bewusst zu steuern.

Der Körper macht das schon – körperliche Selbstregulation

Im Alltag erleben wir verschiedenste Arten des körperlichen Unwohlseins. Das können Kopfschmerzen, Bauchschmerzen oder eben Rückenschmerzen, manchmal auch Schwindel und oft auch Müdigkeit sein. Ein Teil von uns wird dann vielleicht früher ins Bett gehen, einen Kaffee oder Tee trinken, vielleicht auch eine Tablette nehmen und der Zustand wird ohne weitere Maßnahmen wieder vorübergehen. Es ist allenfalls ein Moment des Innehaltens, in dem wir unseren Körper deutlich spüren. Andere Menschen machen einfach weiter und sehnen das Ende des Tages herbei, um dann ausruhen zu können.

Unser Körper regelt komplexe Vorgänge wie Verdauung, Herz, Kreislauf und Atmung selbst und ist in der Lage, sich auf unterschiedliche Anforderungen problemlos einzustellen. Er tut dies ständig, ohne dass wir uns dessen bewusst sind.

Unser Immunsystem kümmert sich um eindringende Erreger und die meisten von uns wissen nur rudimentär, was und wie genau es das tut. Trotzdem funktioniert es. Jede Erkältung vergeht von allein, egal ob wir Maßnahmen dagegen ergreifen oder nicht. Dieses Regulationssystem ist auch in der Lage, mit größeren Störungen umzugehen.

Das Kreislaufsystem reagiert sofort auf Belastungssteigerungen. Wenn wir zum Beispiel beginnen, eine Treppe hochzusteigen, erhöht sich unser Sauerstoffbedarf. Deshalb erhöht das Herz seine Schlagfrequenz und die Atmung wird tiefer. Natürlich merken wir diese Anpassung, können sie aber nicht steuern. Der Körper macht das selbst in Abhängigkeit von der Belastungshöhe. Haben wir die Treppe geschafft, fährt er alles wieder von allein zurück auf Ruhe, denn der Körper ist stets bemüht, nach einer Belastung alle Prozesse wieder ins Gleichgewicht zu bringen, weil dieser Zustand die wenigste Energie benötigt.

Nehmen wir regelmäßig die Treppe, werden Kreislaufsystem und Muskeln sich so verändern, dass es uns immer leichter fällt. Solange wir dann weiterhin regelmäßig Treppe steigen, bleibt diese Anpassung auch erhalten. Nehmen wir öfter den Fahrstuhl, kommt es wieder zu einer Rückbildung.

Eigentlich ist es ganz einfach: Wir können das, was wir tun. Wenn wir den ganzen Tag krumm sitzen, fällt uns das Aufrichten schwer. Wenn wir mit dem Fahrrad zur Arbeit fahren, haben wir eine bessere Ausdauer, als wenn wir die Strecke mit dem Auto zurücklegen.

Der Körper reagiert also auf wiederkehrende belastende Anforderungen mit strukturellen und funktionellen Veränderungen. Diese Anpassungen bedeuten eine gesteigerte Leistungsfähigkeit und die Anforderungen werden leichter. Wichtig ist, dass die Anpassungen Zeit benötigen. Eine zu häufige Belastung ohne Pause hemmt die positive Entwicklung. Für Sport und Training beschreiben wir dieses Prinzip der belastungsabhängigen Adaptionen noch genauer in Teil 2.

Wundheilung = Selbstheilung?

Auch mit größeren Verletzungen und Wunden kommt der Körper gut zurecht. Die Wundheilung läuft in der Regel nach einem bestimmten Muster ab und unsere Aufgabe besteht darin, den Körper dabei nicht (wesentlich) zu stören. Die anfängliche Blutung wird über die Blutgerinnung, durch die sich ein Blutpfropf bildet, gestoppt. In den Bereich der Wunde gelangen Blutzellen und Gewebeflüssigkeit (Lymphe), es kommt zu einem Wundödem (Schwellung in unmittelbarer Nähe der Wunde). Wundsekret tritt aus, Bakterien und Zelltrümmer werden herausgeschwemmt. Thrombozyten schließen die Wunde, weitere Blutplättchen stabilisieren diese und an den Wundrändern bilden sich Fibrinfasern, die die Wunde zunehmend verkleben. Diese Fibrinfasern bilden ein Netz, Kollagenfasern bilden entlang dieses Netzes neues Bindegewebe. Es entsteht ein körniges Gewebe, das die Wunde von unten her weiter schließt. Dieses Füllbindegewebe bildet weitere Kollagenfasern aus, um alle Hautschichten weitgehend wiederherzustellen. Es bildet sich Narbengewebe, die Wundheilung ist je nach Größe der Wunde innerhalb weniger Tage bis zu zwei Wochen abgeschlossen. Das Narbengewebe selbst verändert sich noch, die anfänglich rote, leicht hochstehende Narbe wird weiß und verflacht. Dieser Prozess kann bis zu zwei Jahre dauern. Medizinische Behandlung kann den Heilungsprozess unterstützend begleiten, die Hauptarbeit macht jedoch der Körper von selbst.

Therapeutisch wird die Wundheilung in mehrere Phasen unterteilt. In jeder Phase sind andere Verhaltensweisen hilfreich. So ist die erste Phase der Entzündung von Schonung und Ruhe geprägt, diese dauert aber für fast alle Gewebe lediglich wenige Tage. Darüber hinaus ist eine schrittweise Belastungssteigerung angezeigt.

Auch die Heilung eines Knochenbruches verläuft in bestimmten Schritten, nach der eigentlichen Fraktur gibt es eine Entzündungsphase, in der sich viele kleine Blutgefäße bilden und Entzündungszellen (u. a. weiße Blutkörperchen, Makrophagen) gebildet werden. Auch hier bildet sich ein Fibrin-Kollagen-Netz aus. Die Bruchenden werden teils durch Bindegewebe, teils durch Knochen verbunden. Kalzium wird eingelagert, es bildet sich eine Art Geflechtknochen entlang der neu gebildeten Netzstrukturen aus kleinen Blutgefäßen. Diese werden dann allmählich durch härtere Knochenstrukturen ersetzt. Die medizinische Herausforderung besteht darin, die Bruchstellen so zu »positionieren« und ruhig zu stellen, dass die Funktionsfähigkeit optimal erhalten bleibt. Frakturen, die zu keiner Funktionsbeeinträchtigung führen, heilen von sich aus. Beispiele dafür sind einfache Rippenfrakturen, Steißbeinfrakturen, Abrissfrakturen der Dorn- oder Querfortsätze und auch Wirbelkörperfrakturen ohne Stabilitätsverlust. Auch hier regeneriert der Körper sich selbst.

Mit dem Fuß umzuknicken, schmerzt unmittelbar, die Bänder werden gedehnt, der Fuß schwillt an und kann sich verfärben. Durch die Krafteinwirkung kommt es zu einer Prellung, kleine Blutgefäße werden verletzt und Blut tritt ins Gewebe. Durch Enzyme wird das ausgetretene Blut abgebaut und das Hämatom heilt in der Regel innerhalb von 2–3 Wochen ab.

Ein Holzsplitter in der Haut führt zu einer leichten Schwellung und Erwärmung des Gewebes, die dabei ablaufende Entzündungsreaktion verändert die Konsistenz des Splitters, löst ihn nahezu auf, um ihn dann über die Wunde, wenn noch notwendig, ausschwemmen zu können. An Entzündungen ist das Immunsystem wesentlich beteiligt, es ermöglicht den Abbau von unbrauchbar gewordenem körpereigenem Material, das kann Gewebe, Knorpel oder Knochenmaterial sein. Dieser Entzündungsprozess ist Teil eines normalen Heilungsprozesses.

Die Beispiele zeigen, dass der Körper ein dynamisches System ist, das auf Veränderungen und Störungen reagiert. In diesem System laufen ständig Reparaturprozesse ab und wir bekommen davon nur einen geringen Teil mit. Erst wenn es zu Störungen kommt, der Prozess sich verzögert oder fehlgeleitet abläuft, braucht der Körper Unterstützung.

Was der Körper kann, kann der Kopf erst recht – psychische Selbstregulation

Auch unser psychisches Erleben ist bestimmt von Regulationsprozessen, mit denen wir uns an wechselnde Situationen anpassen können bzw. anzupassen versuchen.

Gefühle sind das zentrale Bindeglied zwischen unserem Körper und unseren Gedanken. Starke Gefühle sind mit deutlichen Körpersignalen verbunden. Bei Wut reagiert das sympathische Nervensystem, der Blutdruck wird höher, das Herz schlägt schneller und die muskuläre Anspannung steigt. Die meisten von uns werden dann nicht alles kurz und klein schlagen, weil wir wissen, dass dies zwar kurzfristig entlastend sein kann, aber langfristig unangenehme Konsequenzen hat. Wir haben gelernt, Gefühle zu regulieren. Das machen wir, indem wir tief einatmen, gegen das Tischbein treten, eine kurze Pause machen oder eine Runde Sport treiben. Im besten Fall »sind wir mit dem Thema am Feierabend durch«.

Wir können auch die Bedeutung einer Situation verändern. Diese Form der Regulation wird als kognitive Umstrukturierung bezeichnet. Schamerleben oder Peinlichkeit können durch die Vorstellung, wie unser Gegenüber in der Unterhose aussieht, sofort reduziert werden. Auch eine Reihe von Redewendungen dient dazu, Selbstvorwürfe zu minimieren, etwa »die anderen kochen auch nur mit Wasser« oder »Rom ist nicht an einem Tag erbaut worden« oder »das halbleere Glas ist halbvoll«.

Gefühle werden oft als Ausdruck von Schwäche gesehen. Entsprechende Reaktionen versuchen wir zu unterdrücken. Das sogenannte Pokerface beispielsweise ist die Unterdrückung eines mimischen Gefühlsausdrucks. Untersuchungen zeigen jedoch, dass diese Reaktionsunterdrückung zu einer Zunahme der kardiovaskulären Erregung (Aktivierung des Herz-Kreislauf-Systems) führt, unabhängig davon, ob das unterdrückte Gefühl positiv oder negativ ist. Bei der kognitiven Umbewertung tritt dieser Effekt nicht auf. Das bedeutete, dass das Pokerface (= Reaktionskontrolle) mehr kognitive Ressourcen bindet und die Interaktion mit anderen erschwert. Man kann sagen, die »Strategie des halbvollen Glases« schlägt »das Pokerface«.

Erfahrungen können Gefühle verstärken oder verringern. Angst ist immer verbunden mit Gefahr. Wir fürchten um unsere körperliche Unversehrtheit oder wir fürchten uns vor sozialem Ausgeschlossen-Sein. Andererseits schafft die Erfahrung, eine kniffelige Situation bewältigt zu haben, Vertrauen in sich selbst, in die eigenen Fähigkeiten, aber auch in die soziale Umgebung. Wir lernen ständig, insbesondere in Auseinandersetzung mit unserem sozialen Umfeld. Was wir lernen, ist abhängig von unserer Motivation, unseren Ressourcen und unseren Zielen. Beides verändert sich im Laufe des Lebens. Das hängt zum einen daran, dass wir in unterschiedlichen Lebensphasen unterschiedliche Ziele haben. Zum anderen wachsen mit zunehmendem Alter die Erfahrungen im Umgang mit bestimmten Situationen. Verlusterfahrungen, Misserfolge, Unfälle, Ausgrenzung und Ablehnung müssen die meisten Menschen im Laufe ihres Lebens bewältigen. Wir entwickeln Strategien, Leid auszuhalten, eine kritische Situation zu verändern oder sie zu vermeiden. Die Erinnerung an bereits bewältigte vergleichbare Situationen kann helfen, Ohnmachtsgefühle und Hilflosigkeitserleben zu akzeptieren, ohne sich davon überwältigen zu lassen.

Unser psychisches Erleben ist im Normalfall darauf ausgerichtet, einen vertrauten Zustand zu erhalten bzw. diesen Zustand zu verbessern. Ein selbstbewusster Mensch wird ein Kompliment mit einem zufriedenen Lächeln entgegennehmen. Ein weniger selbstbewusster Mensch wird das Kompliment abwerten. An welche Ereignisse unseres Lebens wir uns erinnern, hängt ganz besonders von unserer Stimmung ab. In einer gedrückten Stimmungslage fällt uns ein, was alles schiefgelaufen ist. Gelingt es dann, sich auch die positiven Erlebnisse einer bestimmten Zeitspanne (z. B. einen schönen Urlaubstag) zu vergegenwärtigen, geht es uns besser.

Auch Informationen sortieren wir automatisch in Hinblick auf ihre Relevanz für unsere momentanen Bedürfnisse, aber auch im Hinblick auf übergeordnete Ziele (Seite 180) aus. So können wir störende Reize ausblenden. Das ermöglicht Konzentration und zielgerichtetes Handeln. Und wir können uns darauf verlassen, dass die für uns interessanten Informationen uns nicht entgehen. Die Kehrseite ist, dass wir nicht passende, widersprechende Informationen aussortieren. Angenehme, mit positiven Gefühlen verbundene Situationen werden öfter aufgesucht, unangenehme gemieden.

Alle diese Prozesse laufen zum großen Teil unbemerkt im Hintergrund ab. Und sie können dysfunktional ablaufen, sei es, dass für eine Besserung des Zustandes immer die gleichen, nicht hilfreichen Strategien angewendet werden, ein Widerstreit von konkurrierenden Zielen und Wünschen besteht oder eine Änderung angstbehaftet ist. Schmerz ist eine existenzielle Erfahrung, die all diese Prozesse aktivieren wird und eine Anpassungsleistung erzwingt. Die Frage ist: Welche wird es sein und ist sie nützlich?

Fazit

Veränderungen und Störungen sind natürliche Bestandteile des Lebens, und wir sind in der Lage, uns auf neue Situationen einzustellen. Der Körper passt sich Veränderungen an. Er hat die Fähigkeit zu Selbstheilung und Regeneration. Psychische Regulationsprozesse finden in der Auseinandersetzung mit der sozialen Umgebung statt und sind über Gefühle untrennbar mit dem Körper verbunden.

Nur EIN Problem? Der kranke Rücken

Wie sieht nun der »kranke« Rücken aus? Wann schmerzt der Rücken? Was »läuft« nicht mehr? Die Antworten darauf sind vielfältig.

Rückenschmerzen und die dazugehörigen Geschichten sind sehr individuell. Sehen wir uns drei Fallbeispiele an und lassen dabei die Fachbereiche Medizin, Psychologie, Physio- und Sporttherapie zu Wort kommen.

Fallbeispiel

»Hexenschuss«

»*Herr B. ist 39 Jahre alt und hatte »aus heiterem Himmel« einen Hexenschuss. Er konnte sich nicht bewegen, im Liegen wurde der Schmerz allmählich besser. Sobald er sich aber bewegte, verstärkte er sich wieder. Unter Schmerzen geht er in die Notaufnahme, bekommt dort eine Spritze. Der Schmerz lässt nach, aber Herr B. traut sich nichts mehr zu. Er weiß nicht, woher die Schmerzen kommen, und hat Angst, etwas falsch zu machen. Die meiste Zeit verbringt er zunächst liegend. Dann fängt er an, seinen normalen Alltag wieder aufzunehmen. Er bleibt aber unsicher, vermeidet Belastungen und abrupte Bewegungen. Da er sich im Home-Office befindet, erledigt er seine Arbeit weitgehend im Liegen. Anziehen und Körperhygiene sind umständlich. Er ist bemüht, »keine falsche Bewegung« zu machen und macht sich Vorwürfe, wenn er nicht richtig aufgepasst hat.*«

Der medizinische Blick: Ein Hexenschuss ist schmerzhaft und beeinträchtigend. Er ist aber nicht besorgniserregend. Man vermutet, dass ihm eine funktionelle Störung in den Facettengelenken und der wirbelsäulennahen Muskulatur zugrunde liegt. Es handelt sich also um keine strukturelle Verletzung, die den Regeln der Wundheilung unterliegt. Dennoch ist eine kurze Schonphase von wenigen Tagen sinnvoll und aufgrund der üblichen Schmerzintensität unvermeidbar. Weiterhin sind alle Maßnahmen hilfreich, die den Muskeltonus, d. h. die Grundspannung der Muskeln, senken und die Schmerzen so weit lindern, dass die Alltagsaufgaben erledigt werden können, zum Beispiel Entspannung, Medikamente, Wärme. Das Ziel ist, dass die Patientin, der Patient so bald wie möglich – auch wenn noch Schmerzen bestehen – wieder seine Alltagstätigkeiten ausführt. Bei besorgten Patientinnen und Patienten besteht die ärztliche Aufgabe darin, aufzuklären und zu ermutigen. Eine weitergehende Diagnostik ist nicht notwendig.

Der physio- und sporttherapeutische Blick: In den ersten Tagen nach dem »Hexenschuss« zeigen physio- und sporttherapeutische Maßnahmen selten eine Wirkung. Jedoch kann das Problem eingegrenzt werden. So lassen sich oft schmerzprovozierende Bewegungen differenzieren. Entlastungsübungen können eine kurzfristige Linderung verschaffen. Langfristig gilt es, funktionelle Defizite zu finden und aufzutrainieren. Insbesondere Dysbalancen in Kraft und Beweglichkeit können ursächlich sein. Weiterhin sind auch die Alltagsbewegungen zu analysieren und angstbedingte Vermeidungsmuster abzubauen. Einseitige Belastungen wie langes Sitzen brauchen einen sehr aktiven Ausgleich durch Gesundheitssport.

Der psychologische Blick: Das Hauptproblem ist hier die Angst vor einer falschen Bewegung und einer Schmerzverstärkung. Über das Vermeidungsverhalten versucht Herr B., den Schmerz zu kontrollieren. Kurzfristig fühlt er sich dadurch sicherer, mittel- und langfristig traut er sich immer weniger zu. Er wird ängstlich, beobachtet seinen Körper genau und berichtet von weiteren Schmerzen. Er hat die Krankenrolle eingenommen und kann diese nicht mehr verlassen. Ausgleichsaktivitäten, Bewegung und soziale Kontakte unterbleiben. Die Stimmung von Herrn B. ist ängstlich besorgt und deprimiert. Seine Gedanken kreisen zunehmend um den Schmerz. Indem er sich wie ein Invalide verhält, wird er immer mehr zu einem.

Einschätzung und Ansatzpunkte: Hier liegt der Schwerpunkt auf der sporttherapeutisch-psychologischen Ebene. Herr B. hingegen ist sehr auf den Arzt orientiert. Die Rückversicherung durch den Arzt, dass es nichts Schlimmes ist, wirkt theoretisch beruhigend. Aber in der Praxis führen bestimmte Bewegungen zu Schmerzen, das heißt, es könnte ein neuer Schaden entstanden bzw. der alte noch nicht wirklich verheilt sein. Am liebsten wäre es Herrn B., wenn der Arzt ihn in seinem Alltag und bei den Übungen sportlich begleiten würde. Im Grunde braucht es hier eine Angstbehandlung: Das Krankheitsmodell muss um die psychologische Ebene erweitert werden. Erst wenn Herr B. versteht, dass sein Vermeidungsverhalten kontraproduktiv ist, kann die sporttherapeutische Behandlung beginnen. Sie beinhaltet die Konfrontation mit angstauslösenden Bewegungsmustern sowie eine schrittweise Steigerung der Belastungsfähigkeit. Eine ständige Beruhigung durch den Arzt wäre nicht zielführend. Denn in diesem Fall würde die Erfahrung fehlen, dass die Angst auch ohne ärztliche Beruhigung beim Durchführen der vermeintlich gefährlichen Bewegung nachlässt. Die sporttherapeutische Unterstützung ist die Brücke zwischen ärztlicher Beruhigung und selbstständigem Training. Sie holt die Patientin, den Patienten auf der körperlichen Ebene ab, fördert aber Selbstwirksamkeitserleben, Neugier und Motivation.

Fallbeispiel

»Durchhalten«

» *Herr S. ist 61 Jahre alt und leidet schon länger unter Nackenschmerzen. Diese hatte er stets dem vielen Sitzen in seinem Beruf als Fernfahrer zugeordnet. Mit einem Saunagang, Gitarrespielen und einem Spaziergang war er bislang nach kurzer Zeit jeweils wieder schmerzfrei und konnte seine freien Tage genießen. Bei einer Arbeitstour kommt es zu einer gravierenden Fingerverletzung, der Nagel reißt tief ein. Da Herr S. gerade auf Tour ist, verbindet er den Finger notdürftig und fährt weiter. Während die Wunde heilt, unterbleiben der Saunagang und das Gitarrespielen. Die Nackenschmerzen treten zunächst in den Hintergrund, dafür schmerzt mittlerweile der ganze Arm. Herr S. führt dies auf eine Stauchung bei der Fingerverletzung zurück. Er fährt noch weitere sechs Monate, da er davon ausgeht, dass die Armschmerzen wieder verschwinden werden. Außerdem sind Kollegen ausgefallen, der Chef braucht ihn. Dann werden die Schmerzen so stark, dass er den Arm nicht mehr bewegen kann. Die Nachbarin fährt ihn in die Notaufnahme. Rückblickend sagt er, dass er früher hätte reagieren sollen.* «

Der medizinische Blick: Die Nackenschmerzen bestehen schon seit geraumer Zeit. Da Herr S. aber eigene Strategien hat, die zur Schmerzfreiheit führen, besteht keine Notwendigkeit, ärztliche Hilfe zu suchen. Anders wäre es, wenn der Nackenschmerz an Häufigkeit und Intensität zunähme. Zusätzlich auftretende Arm- oder Beinschmerzen können ein Hinweis auf eine Bedrängung von Nerven im Bereich der Halswirbelsäule sein. Die Gründe hierfür können muskulär, aber auch Veränderungen an Bandscheiben und Gelenken sein. Hier ist ein zeitnaher Arztbesuch dringend geboten. Herr S. hätte viel früher einen Arzt aufsuchen sollen.

Die ärztliche Untersuchung zeigt bei Herrn S. eine deutliche Kraftminderung im betroffenen Arm. Neben Arm- und Beinschmerzen ist auch eine Abnahme der Muskulatur in den Armen oder bei unteren Rückenschmerzen in den Beinen ein Alarmsignal und sollte zeitnah ärztlich abgeklärt werden. Aus ärztlicher Sicht ist weniger der Schmerz alarmierend als vielmehr Funktionseinschränkungen wie Kraftlosigkeit in den Händen. Auch Missempfindungen wie Ameisenkribbeln oder Taubheitserleben sind Hinweise auf eine Beteiligung von Nerven. Diese können mit Veränderungen an der Wirbelsäule einhergehen oder auf andere Grunderkrankungen verweisen. Sie gehören ärztlich untersucht und behandelt. Im Falle von Herrn S. sind die Armschmerzen Folge von Veränderungen an den Wirbelgelenken in der Halswirbelsäule. Dadurch wird der für den Arm zuständigen Nerv gereizt. Eine Spritze direkt an die entsprechende Stelle der Halswirbelsäule oder Medikamente können helfen, die Nervenreizung zu beruhigen und den Schmerz zu mindern. In jedem Fall wird für die weitere physio- und sporttherapeutische Behandlung die Kräftigung der Halswirbelsäule im Vordergrund stehen.

Der physio- und sporttherapeutische Blick: Herr S. hat über viele Stunden des Tages eine einseitige sitzende Körperhaltung. Die Nacken- und Armschmerzen zeigen, dass der Körper diese einseitige Haltung nicht mehr kompensieren kann. Auch Gitarrespielen geht mit einer einseitigen Haltung einher. Das Freizeitverhalten ist auf Entspannung ausgerichtet. Ein aktives umfangreiches Ausgleichstraining in Form von Kraft- und Ausdauertraining fehlte. Zunächst ist durch Manuelle Therapie die körperliche Trainierbarkeit wiederherzustellen, um dann in gut dosierten Schritten einen gesundheitsorientierten Trainingsplan zur Prophylaxe zu erarbeiten. Insbesondere kleinere Trainingseinheiten, verteilt über die gesamte Woche, könnten die einseitige Belastung kompensieren. Am Wochenende sind dann zusätzlich umfangreiche Trainingseinheiten zu planen. Eine Herausforderung ist die Beratung für das lang anhaltende Sitzen und die Gestaltung der Fahrpausen.

Der psychologische Blick: Die Fingerverletzung führt zu einem Wegfall von Ressourcen. Herr S. kann nicht mehr Gitarre spielen. Die damit einhergehende Stimmungsaufhellung fällt ebenso weg wie der Saunagang, der für körperliches Wohlbefinden sorgte. Das Fehlen dieser Ausgleichsstrategien führt zu einer Schmerzfokussierung. Positiv ist, dass Herr S. seinem Körper zutraut, sich zu regenerieren. Denn grundsätzlich hat er ein aktives Freizeit- und Ausgleichsverhalten. Seine Hobbys erlauben es ihm, schnell in eine Erholungsphase zu kommen. Problematisch ist, dass er »so tut, als wäre nichts«. Er möchte den Arbeitgeber nicht im Stich lassen, riskiert damit aber einen langwierigeren Verlauf. Der Schmerz als Warnsignal wird ignoriert.

Einschätzung und Ansatzpunkte: Dieser Patient muss orthopädisch untersucht und begleitet werden. Dabei ist das ärztliche und physiotherapeutische Ziel, die Voraussetzungen für eine aktive sporttherapeutische Behandlung zu schaffen. Die ärztliche Behandlung besteht im Weiteren darin, den Verlauf genau zu beobachten. Wenn die konservative Therapie, das heißt die Kombination von Spritzen, Medikamenten, Sport- und Physiotherapie, nicht ausreicht und die Symptomatik, also der Armschmerz und der Funktionsverlust, andauert oder sich verschlechtert, muss überprüft werden, ob eine Operation an der Halswirbelsäule helfen könnte. Sporttherapeutisch braucht Herr S. Übungen zum Ausgleich der Zwangshaltungen. Da er wenig Sporterfahrung hat, braucht er hier Begleitung. Aus psychologischer Sicht besteht bei guten Ressourcen wenig Handlungsbedarf. Die ärztliche und sporttherapeutische Aufklärung erscheint hier ausreichend.

Fallbeispiel

»Verhoben«

»Frau D. ist 54 Jahre alt und gelernte Altenpflegerin. Die Rückenschmerzen treten auf, nachdem sie einem gestürzten schwergewichtigen Patienten vom Boden aufhilft. Plötzlich hat sie Schmerzen im gesamten Rücken, das Atmen fällt schwer und ihr ist schwindelig. In der Nacht darauf findet sie vor lauter Schmerz keine Liegeposition. Sie schläft noch schlechter als sonst. Am nächsten Morgen geht sie zum Arzt und berichtet, dass sie sich verhoben habe. Sie arbeitet seit vielen Jahren in der ambulanten Pflege im Früh- und Spätdienst sowie an den Wochenenden. Sie hat vor zwei Jahren ihre Arbeitszeit auf 35 h/Woche reduziert, damit sie mit Einspringen und Überstunden auf nicht mehr als Vollzeit kommt. Dies geschah auch in der Hoffnung, mehr Zeit für sich zu haben. Frau D. ist nach der Arbeit müde und schafft gerade noch so ihren Haushalt. Hobbys hat sie keine und Sport macht sie auch nicht. Sie bewege sich tagsüber genug und wolle abends nur noch ihre Ruhe haben, erklärt sie. Trotz ihrer Müdigkeit schlafe sie schon seit längerer Zeit nicht gut, sie fühle sich morgens schon zerschlagen. Am Wochenende überrede ihr Partner sie zu einem Spaziergang und auch das sei ihr oft zu viel.«

Der medizinische Blick: Hier besteht ein Überlastungs- und Erschöpfungserleben. Nicht selten sind dann die Rückenschmerzen der Anlass, zum Arzt zu gehen. Eine Krankschreibung kann der Patientin kurzfristig helfen, zu regenerieren. Bleibt eine zeitnahe Besserung aus, sollten mögliche Grunderkrankungen ausgeschlossen werden. Es ist – und das ist positiv – sehr wahrscheinlich, dass »nichts gefunden wird«. Wobei das ja so nicht stimmt: Frau D. hat einen anstrengenden Beruf, der viel Raum in ihrem Leben einnimmt. Daran etwas zu ändern, kann sehr schwer sein. Auch dafür gibt es professionelle Unterstützung, diese kann jedoch selten der behandelnde Arzt bieten. Für diesen ist es in solchen Situationen schwierig zu entscheiden, wann jemand wieder arbeitsfähig ist. Zum einen sieht er den Leidensdruck. Zum anderen weiß er, dass eine Rückkehr in den Arbeitsalltag schwieriger wird, je länger eine Krankschreibung andauert.

Der physio- und sporttherapeutische Blick: Die Pflegetätigkeit ist körperlich sehr anstrengend und erfordert entsprechende Erholungszeiten. Diese scheinen aber trotz Arbeitszeitenreduktion nicht ausreichend zu sein. Aus Trainingssicht ist Frau D. im »Übertraining« wegen zu wenigen Pausen, also in einem Zustand mit geringer Leistungsfähigkeit u. a. für Kraftanforderungen. Einen Menschen vom Boden aufzuheben ist auch in guter Verfassung eine Herausforderung. Im ermüdeten Zustand kann das zu einer Überlastung von Strukturen oder Funktionsstörungen führen. Eine entsprechende Schonphase ist zunächst sinnvoll. Das anschließende Aufbautraining wird umfassend sein müssen, um den anspruchsvollen Aufgaben bei der Pflege gerecht werden zu können. Weiterhin kommt es gerade beim Heben auch auf die Technik an. Durch eine gezielte Schulung kann die Belastung deutlich reduziert werden. Darüber hinaus ist es ratsam, für hochbelastende Situationen spezielle Arbeitsabläufe in Teamarbeit abzusprechen. Auch körperlich anstrengende Berufe benötigen ein gesundheitliches Ausgleichstraining. Dieses muss nicht sehr umfangreich sein, aber konkrete Grundlagen wie Kraft fördern. Die Herausforderung für Frau D. wird darin bestehen, sich die Zeitfenster und die Energie für ein gesundheitswirksames Verhalten zu schaffen.

Der psychologische Blick: Deutlich wird ein problematisches Be- und Entlastungsverhalten. Während der Arbeit ist Frau D. aktiv, im Freizeitbereich überwiegend passiv. Frau D. hat dieses Missverhältnis bereits vor 2 Jahren erkannt und deshalb die Stunden reduziert. Dies hat aber nicht zu dem gewünschten Ergebnis geführt. Die Gründe dafür liegen in den äußeren Umständen, aber auch in der Art und Weise, wie Frau D. mit diesen umgeht. Da wird es spannend, weil hier eine Menge Veränderungspotenzial steckt. Die meisten Menschen mit ähnlichen Problemen wissen, dass sie sich mehr bewegen sollen. Sie leiden darunter, dass sie abends nur noch auf der Couch liegen, sie machen sich Vorwürfe wegen ihrer Passivität. Wenn die Arbeit aber sämtliche Kräfte beansprucht, haben wir keine Energie mehr, um Sport zu treiben. Es geht deshalb vor allem darum, ressourcenschonender durch den Alltag zu kommen. Hierfür ist eine genaue Analyse wichtig. Was sind die Gründe für die Überstunden? Wie sieht das Schlafverhalten aus? Welche Interessen und Hobbys bestehen? Wen möchte Frau D. nicht enttäuschen? Was tut ihr gut? ...

In einem weiteren Schritt geht es darum, Neues auszuprobieren. Das löst meist Angst aus und fühlt sich oft »falsch« an. Typische Beispiele wären etwa, einem Arbeitskollegen eine Bitte abzuschlagen, eine dringend benötigte Pause zu machen oder eine Aufgabe abzugeben. Überlastungssignale müssen erkannt und ernst genommen werden. Wenn die Erschöpfung nicht eine Auszeit erzwingt, tut es irgendwann der Schmerz. Oft wird erst mit der Krankschreibung das ganze Ausmaß der Überlastung spürbar. Durchzuhalten, bis es nicht mehr geht, birgt die Gefahr, dass die Arbeit als Horror erlebt wird. Die Vorstellung dorthin zurückzukehren, löst Ängste aus und führt oft zu vermehrten Schmerzen. Viele Patienten berichten, dass sie trotz monatelanger Arbeitsunfähigkeit nicht zur Ruhe kommen. Hier gilt es, Strategien für die Belastung am Arbeitsplatz zu entwickeln und zeitnah eine Rückkehr zu initiieren. Dauernde Vermeidung verschärft die Problematik, Befürchtungen verfestigen sich und können nicht durch die Realität korrigiert werden.

Einschätzung und Ansatzpunkte: Über Bewegung und Sport soll ein verbessertes Körperbefinden erreicht werden. Den Körper besser wahrzunehmen heißt auch, Belastungsgrenzen zu erkennen. Kraft- und Entlastungsübungen können schrittweise auf andere Lebensbereiche übertragen werden. Positive Erfahrungen mit Sport erhöhen die Motivation für Bewegung und Sport im Alltag. Ein weiterer Schwerpunkt sollte auf Entspannung liegen und auf dem Erlernen einer Entspannungstechnik. Etwas für sich zu tun, heißt im Fall von Frau D. auch, klare Grenzen dort zu ziehen, wo es um potenzielle Überbelastung geht. Gelingt dies nicht allein, braucht es sport- und psychotherapeutische Unterstützung. Ärztlicherseits kann die vorübergehende Einnahme von Medikamenten zur Schmerzlinderung und Verbesserung des Schlafes die Voraussetzung für diese Verhaltensänderungen sein.

Fazit

Rückenprobleme und die dazugehörigen Verläufe sind sehr individuell und vielschichtig. Es ist eben nicht nur DER verspannte Muskel, DIE Bandscheibe oder DAS Übergewicht. Meist sind es mehrere Faktoren, die dafür sorgen, dass es nicht mehr läuft. Schmerzintensität, Schmerzdauer und die Umstände bestimmen, wann wir uns darum kümmern. Wie wir Schmerzen einschätzen, wie viel Schmerz wir tolerieren und unser Umgang damit sind ebenso individuell wie anatomische Abweichungen oder Unterschiede in Körperhaltung und Gangmustern.
Eine gute Lösung zu finden, ist die gemeinsame Aufgabe der Fachbereiche Medizin, Psychologie, Physio- und Sporttherapie. Denn es ist gerade die Zusammenarbeit aller Fachbereiche, die einen allumfassenden Blick auf das Problem ermöglicht. Und genau das erhöht die Wahrscheinlichkeit, einen individuellen Lösungsansatz zu finden.

Wo steht Ihr Rücken?

Kommen wir vom Allgemeinen zum Besonderen: zu Ihnen und Ihrem Rücken. Wo »hakt« es bei Ihnen? Nähern wir uns dem Problem an.

In diesem Kapitel finden Sie einen Fragenkatalog, der Ihnen hilft, Ihr Problem einzugrenzen. Vielleicht erkennen Sie Teilprobleme, die Sie selbst lösen können. Oder Sie sehen, dass manche oder viele Dinge noch »laufen«, was ja beruhigend ist. Auch der Verlauf der Beschwerden ist mit den Fragen besser zu beurteilen. Es ist unwahrscheinlich, dass sich die gesamte Situation auf einmal verbessert, aber bereits die gedankliche Sortierung kann kleine Lösungen beinhalten.

Der Fragenkatalog hilft Ihnen auch, das Problem für andere verständlich zu formulieren. Sie bereiten damit also auch den Besuch bei einem Arzt oder Therapeuten vor.

Der Selbstcheck

Seit wann bestehen die aktuellen Beschwerden? Bei Unfällen oder Stürzen, die mit einem Trauma einhergehen, können die Schmerzen meistens einem konkreten Ereignis zugeordnet werden. Es ist ratsam, diese Fälle ärztlich abklären zu lassen.

Auch triviale Bewegungen oder Tätigkeiten können Auslöser für akute Beschwerden sein. Aber dann gibt es fast immer (unsichtbare) funktionelle Hintergründe, die beim Lösungsansatz mitbedacht werden müssen.

Häufig ist jedoch der Beginn der Rückenschmerzen nicht so einfach zu definieren. Gerade bei länger bestehenden Beschwerden fällt es den Betroffenen schwer, den ursächlichen Zusammenhang zu beschreiben. Falls es dennoch einmal einen Auslöser gab, hat dieser möglicherweise nichts mehr mit den aktuellen Schmerzen zu tun. Der Schmerz überdauert oft seine Ursache.

Für die Behandlerin, den Behandler sind Angaben zu Beschwerdedauer und -ursache wichtig, um die Phasen der Wundheilung und die adäquaten Maßnahmen einzugrenzen. Außerdem spricht eine lange Zeitdauer für den Einfluss von vielen Faktoren. Dann ist der Blick zu weiten.

Wo ist der Schmerz? Mithilfe eines Bodycharts (Seite 39) können Sie den Schmerzort gut darstellen. Ist der Ort punktuell, strichförmig oder eher flächig? Gibt es Ausstrahlungen in die Arme oder Beine? Gibt es mehrere Schmerzorte? Wo ist der Hauptschmerz? Nummerieren Sie die Orte nach Relevanz und notieren Sie die jeweilige Schmerzstärke. Andere Symptome wie Kribbeln oder Taubheit, können Sie ebenfalls skizzieren.

Wie stark ist der Schmerz? Die Schmerzstärke wird meistens auf einer Skala von 0 bis 10 angegeben. Dabei steht 0 für schmerzfrei und 10 für den stärksten vorstellbaren Schmerz. Zwischenstufen hinter dem Komma sind möglich. Regelmäßiges Notieren der Schmerzstärke ist hilfreicher zur Beurteilung von Verläufen als die eigene Erinnerung. Gerade wenn noch Beschwerden bestehen, ist man angesichts schriftlicher Notizen rückblickend oft positiv überrascht, dass die Intensität früher höher war und man bereits Fortschritte erzielt hat.

Außerdem kann man anhand der Schmerzintensität auch die Wirksamkeit einer Behandlung abschätzen. Bereits kleine Schmerzreduktionen von 1 bis 2 Stufen auf der Skala sprechen dafür, dass die ausprobierte Maßnahme ein Teil der Lösung ist.

Können Sie den Schmerz genau beschreiben? Schmerzen sind unterschiedlich und können sich auch ändern: dumpf, spitz, drückend, ziehend, brennend etc.

Wie ist der bisherige Verlauf? Ist der Schmerz gleichbleibend, steigend oder sinkend? Ist die Intensität abhängig von der Tageszeit? Gibt es schmerzfreie Phasen oder Schmerzspitzen?

Wobei sind Sie durch den Schmerz im Alltag eingeschränkt? Typische Alltagseinschränkungen sind das Anziehen, Haare vornübergebeugt waschen, Über-Kopf-Arbeiten, das Zubinden der Schuhe, Heben und Tragen von Einkäufen, Staubsaugen, Sitzen und Gehen. Auch Veränderungen von Schlaf, Appetit, Gewicht und Konzentration sind wichtig.

Was verstärkt die Schmerzen? Das deckt sich häufig mit den alltäglichen Einschränkungen. Aber auch Wärme, Kälte etc. können einen Einfluss haben.

Was lindert die Schmerzen? Oder was ist schmerzfrei möglich? Durch diesen Blick entdecken Sie positive Ressourcen.

Wie sieht Ihre berufliche Belastung aus? Berufliche Anforderungen sind grundsätzlich nicht schädlich. Oft aber sind sie sehr speziell, wenig variabel. Zudem fehlt häufig ein entsprechender Ausgleich. Unser Nerven- und Bewegungssystem braucht aber Abwechslung. In welcher Form erfordert Ihre berufliche Tätigkeit einen Ausgleich in der Freizeit? Der Fokus liegt dabei auf einem ausgeglichenen Verhältnis von Be- und Entlastung. So ist Menschen in sitzenden Berufen zu umfangreicher Aktivität zu raten. Bei schweren Tätigkeiten sind Maßnahmen sinnvoll, die die Erholung fördern.

Bodychart zum Eintragen von Schmerzorten »

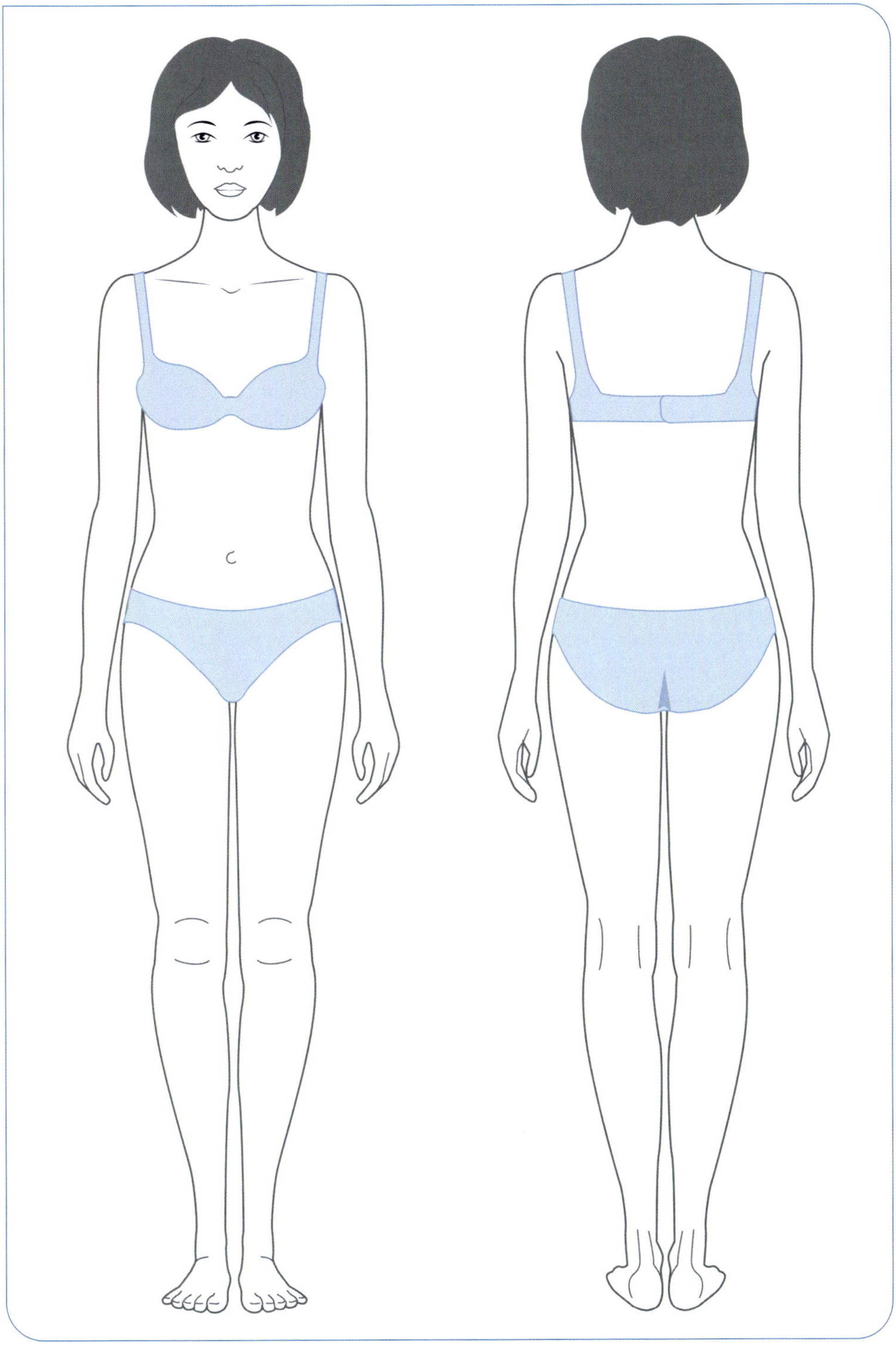

Betreiben Sie in irgendeiner Form (Gesundheits-)Sport? Sport kann Gesundheit fördern oder Probleme wecken. Die häufigsten Nachteile entstehen, wenn das Training zu selten oder zu einseitig durchgeführt wird. Der Erfolg hängt meist nicht vom »Was«, sondern vom »Wie« ab. Treiben Sie Sport und sehen Sie Zusammenhänge mit Ihren Beschwerden? Sind Ihre sportlichen Aktivitäten regelmäßig und abwechslungsreich? Stellt Ihr Freizeitsport einen guten Ausgleich zu Ihren beruflichen Belastungen dar? Mussten Sie wegen der Beschwerden mit dem Sport aufhören?

Fällt Ihnen etwas an Ihrer Haltung auf? Ihre Haltung können Sie im Stehen vor dem Spiegel oder mithilfe einer anderen Person überprüfen. Die Kriterien dazu finden Sie im Abschnitt »Bewegung, Belastung, Training« (Seite 52). Alle abweichenden Auffälligkeiten sind Hinweise darauf, dass eine oder mehrere Funktionen des Rumpfes nicht gut ausgeprägt sind. So kann ein starkes »Hohlkreuz« auf zu wenig Beweglichkeit in der Lendenbeugung, mangelnde Kraft im Bauch, eine Einschränkung in der Hüftstreckung oder bei der Brustkorbmobilität hindeuten. Für eine konkrete Interpretation sollten Sie fachliche Expertise einholen.

Zu Ihrer Beruhigung: Diese funktionellen Faktoren sind aktiv beeinflussbar.

Wie beweglich ist Ihr Rumpf? Stellen Sie sich aufrecht hin und probieren Sie folgende Bewegungen aus:

- Rumpfbeugung nach vorn
- Rumpfstreckung nach hinten
- Seitneigen nach links und rechts
- Drehung um die eigene Körperachse nach links und rechts

Die Reichweite ist nicht entscheidend, achten Sie vielmehr darauf, ob es eine oder mehrere besonders eingeschränkte Bewegungsrichtungen gibt. Oder haben die Drehung oder Seitneige einen auffälligen Seitenunterschied? In den Abschnitten »Die Software – was kann der Rücken?« (Seite 19) und »Bewegung, Belastung, Training« (Seite 52) erfahren Sie noch mehr zum Thema Beweglichkeit. Auch hier sind alle Auffälligkeiten ein Hinweis auf Faktoren, die sich durch Training beeinflussen lassen.

Weiten Sie den Blick auf Ihr Gesamtbefinden: Selbst wenn diese Aspekte nicht zwingend ursächlich an den Schmerzen beteiligt sind, werden sie wesentlich Ihre Regeneration beeinflussen.

- Gibt es etwas, das Sie zurzeit über Gebühr belastet?
- Ist Ihnen alles zu viel?
- Was machen Sie als Ausgleich zur Arbeit und zu Ihren Belastungen? Reicht das?
- Grübeln Sie viel über die gleichen Themen nach?
- Sind Sie ausgeruht oder müde?
- Können Sie gut entspannen?
- Schlafen Sie gut ein? Schlafen Sie durch? Wenn Nein, weswegen wachen Sie auf? Schlafen Sie nach kurzer Zeit wieder ein?
- Wie ist Ihr Appetit?
- Hat sich Ihr Gewicht verändert? Wenn ja, warum?
- Gibt es Belastungen in der Familie?

Fazit

Ein Selbstcheck grenzt das Problem ein, macht Mut, liefert kleine Lösungsansätze und bereitet die therapeutische Beratung vor.

Wann ist ein Arztbesuch sinnvoll?

Ein Arztbesuch ist ratsam bei ungewöhnlich heftigen Schmerzen, die über Wochen nicht nachlassen, sich sogar verschlimmern oder bei den folgenden Symptomen:

- Schmerzen nach einem Unfall
- Schmerzen begleitet von Fieber oder Nachtschweiß
- Schwächegefühl in einem oder beiden Beinen, Kraftlosigkeit in den Händen
- Taubheitsgefühle in Rücken, Beinen oder Genitalbereich
- Probleme beim Wasserlassen
- ungewollte Gewichtsabnahme
- Schmerzen bei einer bestehenden Krebserkrankung

Grundsätzlich kann ein Arztbesuch hilfreich sein, wenn gesundheitliche Veränderungen oder Störungen zum Problem werden. Das kann, aber muss nicht unbedingt die Schmerzintensität sein. Wichtig ist auch die Lebensqualität. Viele Patientinnen und Patienten mit Schmerzen berichten, dass der Schmerz nicht mehr so stark sei wie zu Beginn, dass sie sich aber zunehmend zermürbter fühlen. Gereiztheit, »nahe am Wasser gebaut sein« oder eine gedrückte Stimmungslage sind deutliche Anzeichen dafür, dass der Schmerz nicht mehr kompensiert werden kann. Für viele Menschen kommt es zuerst zu Einschränkungen im Freizeitbereich, da bestimmte Aktivitäten aus Angst vor einer Schmerzverstärkung nicht mehr ausgeführt werden oder Energie und Motivation fehlen. Verabredungen werden abgesagt, weil man keine Belastung sein möchte. Damit engt sich das Leben auf die drei Bereiche Schmerz, Arbeit und Pflichten ein. Nicht mehr zur Ruhe kommen, Schlafstörungen, Müdigkeit und Abgeschlagenheit sind ebenfalls typische Anzeichen für ein Überforderungserleben im Kontext mit Schmerz. Vergesslichkeit oder Konzentrationsschwierigkeiten können zusätzlich auftreten und das Überforderungsverhalten verstärken.

Das heißt, ein Arztbesuch ist sinnvoll, wenn zusätzlich zum Schmerz noch eine oder mehrere der folgenden Veränderungen auftreten:

- emotionale Labilität
- sozialer Rückzug
- »alles ist zu viel«
- ständiges Grübeln über den Schmerz
- Scheitern sämtlicher Versuche der Selbsthilfe
- Zukunftssorgen
- Angst vor Arbeit

Auf Lösungssuche bei den Profis

Rückenprobleme sind in vielen Fällen nicht im Alleingang lösbar. Darum sehen wir uns im nächsten Schritt an, wie Sie die Experten einbinden.

In diesem Kapitel erfahren Sie, wie Sie Ihren Selbstcheck erweitern und dadurch den Arzttermin optimal vorbereiten. Außerdem hinterfragen wir, welchen Blickwinkel die Ärztin, der Arzt hat, welche diagnostischen Verfahren, was er daraus ableitet und was eigentlich Diagnosen sind (Seite 47).

Es gibt viele Fachbereiche, die das motorische System und das Aktivitätsverhalten beurteilen und Patientinnen und Patienten beraten. Darum bekommen Sie in diesem Kapitel auch Einblicke in den Fokus der Physio- und Sporttherapie.

Daran anschließend zeigen wir, was die Psychologie zum Rückenschmerz beitragen kann, wie wirksam Gedanken und Gefühle unser Befinden oder unsere Schmerzen beeinflussen und wie wichtig das alles zum Verstehen von Schmerz ist (Seite 58).

Auf dem Weg zum Arzt – Vorbereitung

In der Regel ist die Ärztin, der Arzt der erste Ansprechpartner bei Rückenschmerzen. Ärzte haben meist nur begrenzt Zeit, Patientinnen und Patienten hingegen haben oft lange auf einen Termin beim Facharzt gewartet. Dementsprechend hoch sind die Erwartungen. Viele Betroffene haben eine längere Leidensgeschichte, die sie erzählen wollen. Sie bringen Befunde mit, die gesichtet und erklärt werden sollen. Und natürlich geht es auch um eine Behandlung. Das ist ziemlich viel für die häufig wenigen Minuten, die im Termin zur Verfügung stehen. Enttäuschung und Frustration sind vorprogrammiert. Realistische Erwartungen an den Behandelnden sind:

- Ausschluss einer ernsthaften Krankheit
- Versorgung mit schmerzlindernden Methoden

Ärztinnen und Ärzte ihrerseits stehen unter Druck. Sie müssen das Gespräch strukturieren, das Hauptproblem schnell erfassen, entscheiden, was an Diagnostik benötigt wird, und eine Behandlung vorschlagen. Dabei sollen sie empathisch und zugewandt sein. Sie haben jedoch begrenzte Behandlungsressourcen für die Gesamtzahl ihrer Patientinnen und Patienten zur Verfügung. Sie müssen einschätzen, wer die Ressourcen besonders nötig braucht und wer warten kann, weil gute Chancen bestehen, dass es mit der richtigen Beratung von selbst besser wird. Gut vorbereitete Menschen, die alle relevanten Informationen aufgelistet haben und ihre Erwartungen realistisch an die verfügbare Zeit anpassen, sind Gold wert.

Einen Großteil der relevanten Informationen haben Sie schon beim Selbstcheck (Seite 37) zusammengetragen. Diese ergänzen Sie noch um Übersichten zu bisherigen Befunden, zum bisherigen Medikamentenkonsum und zu absolvierten Behandlungen.

Bisherige Befunde

Vorbefunde gut sortiert dabeizuhaben, erleichtert die Befragung. Manche Betroffene kommen mit einem gut sortierten Leitzordner, doch die wenigsten Behandler haben die Zeit, diesen Ordner durchzugehen und die relevanten Befunde herauszusuchen. Eine Übersichtstabelle ist in der Regel vollkommen ausreichend.

Im Kontext mit Rückenschmerzen relevante Befunde sind:

- MRT-CT-Röntgenbefunde, die in diesem Zusammenhang gemacht worden sind. Das umfasst die Beurteilung der MRT-Bilder durch den Radiologen, den sog. Befund und die CD mit den Aufnahmen. Manche Ärztinnen und Ärzte schauen sich die Original-Bilder selbst noch einmal an.
- Neurologische Untersuchungen zur Messung der Nervenleitung mit Beurteilung der Messung durch den Neurologen
- Knochendichtemessungen (Ausschluss von Osteoporose), Blutuntersuchungen (Ausschluss einer rheumatischen Erkrankung), mit denen mögliche Ursachen abgeklärt wurden.

Medikamentenliste

Eine Liste mit sämtlichen Medikamenten mit Namen, Angabe der Wirkstoffmenge, Einnahmedauer und -häufigkeit spart Zeit. So bleibt wertvolle Gesprächszeit für anderes. Vermerken Sie auch, ob das Medikament hilft und welche Nebenwirkungen aufgetreten sind. Die Liste sollte auch Medikamente enthalten, die aufgrund einer ausbleibenden Wirkung, unangenehmer Nebenwirkungen oder allergischer Reaktionen abgesetzt wurden.

Beispiel einer Medikamentenliste

Medikament	**Wirkstoffmenge**	**Wie viel und wann? morgens-mittags-abends**	**Seit wann?**	**Effekt**
Ibuprofen	600 mg	1–2–1	Juli 2020	Magenschmerzen
Paracetamol	500 mg	bei Bedarf (1–5/Monat)	seit mehreren Jahren	hilft etwas

Bisherige Behandlungen

Gibt es eine längere Schmerz- und Behandlungsvorgeschichte, können Sie eine weitere Liste mit den Vorbehandlungen anlegen. Die Einordnung in aktive und passive Behandlungen zeigt die bisherige Gewichtung. Bei einer Häufung passiver Behandlungsmaßnahmen wäre der aktive Weg ein lohnenswerter Lösungsansatz. Vertiefende Informationen dazu finden Sie im Kapitel »Wirrwarr oder System?« (Seite 72).

Beispiel einer Liste mit Vorbehandlungen

Art der Vorbehandlung	wie häufig	Effekt	aktiv	passiv
Spritzen	3-mal an jeweils zwei verschiedenen Einstichstellen	Besserung nach 2 Tagen, dann wie vorher		X
Massagen				X
Triggerpunktbehandlung				X
Krankengymnastik			X	
Akupunktur				X
Rolfing				X
Fango				X
Tens				X
Stoßwelle				X
Reha-Sport			X	
Krankengymnastik am Gerät			X	

Seien Sie nicht enttäuscht, wenn Ihre Ärztin, Ihr Arzt nicht alle Informationen abruft oder verarbeitet. Wenn sich die Schmerzen nicht zeitnah verringern, wird er beim nächsten Besuch danach fragen.

Fragen an den Arzt? Selbstverständlich!

Theoretisch dürfen Sie die Ärztin, den Arzt alles fragen, was Sie wissen möchten. Praktisch ist das jedoch schwierig. Zum einen bleibt wenig Zeit, zum anderen stresst dies enorm. Nicht wenige Menschen haben infolge von Nervosität Schwierigkeiten, alle Fragen zu stellen, die Antworten zu verstehen und sie sich auch noch zu merken. Beim nächsten Arztbesuch müssen dann die gleichen Fragen erneut gestellt werden. Auf manche Fragen wiederum gibt es einfach keine (genaue) Antwort.

Typische Antworten auf typische Fragen

typische Patientenfragen	mögliche Arztantworten	Anmerkungen
Was habe ich? Woher kommen die Schmerzen?	Die Antworten reichen von »Lumbalgie« bis hin zu einer detaillierten Beschreibung von Funktionsketten oder Triggerpunkten.	Machen Sie sich klar, ob Sie eine Diagnose hören oder etwas über mögliche Ursachen wissen möchten, oder ob Sie verstehen wollen, welche Mechanismen den Schmerz auslösen. Grundsätzlich gilt: Rückenschmerzen sind nicht kompliziert, aber komplex und haben meist mehrere verschiedene Ursachen.
Wie lange dauert das?	In 6 Wochen ist es vorbei. Das wird sich in wenigen Tagen/Wochen verbessern. Das kann ich ihnen nicht genau sagen.	Eine konkrete Zeitangabe ist mutig, kann aber bei viel Vertrauen funktionieren. Bei Schmerzpersistenz geht allerdings Vertrauen verloren – ein Risiko für den Behandler. Wenn Sie dieses Buch genau lesen, werden Sie die Antwort auf diese Frage selbst geben können (nämlich, dass sie nicht zu beantworten ist).
Was darf ich und was nicht?	Ruhen Sie sich aus. Bewegen Sie sich. Machen Sie das, was Ihnen guttut.	Diese Frage ist schwer zu beantworten, gleichzeitig ist die Antwort aber auch leicht: Sie dürfen alles, was geht.
Was, wenn das (Medikament) nicht hilft?	Probieren Sie das erstmal aus, dann sehen wir weiter. Dann versuchen wir etwas anderes.	Es ist immer gut, Plan B und C zu haben. Aber gehen Sie davon aus, dass Plan A hilft. Sie können sicher sein, dass es Alternativen gibt.
Meine Freundin hat auch Rückenschmerzen, ihr hat eine Spritze sofort geholfen. (Können Sie das bei mir auch so machen?)	Spritzen sind oft ein Teil der Gesamtbehandlung. Lassen Sie uns schauen, ob das auch für Sie passt. Nicht jede Ursache kann mit einer Spritze behandelt werden.	Eine präzise Schmerzbeschreibung (Schmerzintensität) ist zielführender.
Kann ich so weiterarbeiten?	Haben Sie Stress bei der Arbeit? Machen Sie etwas langsamer. Natürlich können Sie das. Dann schreiben wir Sie krank.	Diese Frage kann völlig unterschiedliche Reaktionen hervorrufen. Ein verständnisvoller Behandler wird das Gespräch auf Ihre berufliche Belastung richten. Das kann genau richtig sein, kann aber auch in eine für Sie falsche Richtung führen. Möglicherweise hört Ihr Arzt auch, dass Sie unsicher sind, ob Sie dauerhaft Ihren Beruf ausüben können, und möchte Sie beruhigen. Fragen Sie direkt nach einer Arbeitsunfähigkeitsbescheinigung, wenn Sie zu unkonzentriert oder schmerzgeplagt sind, um Ihre Arbeit erledigen zu können.

Im Vorfeld des Arztbesuches machen wir uns häufig nicht klar, was uns wichtig ist. Wir gehen davon aus, dass die Ärztin, der Arzt uns an die Hand nimmt und das Richtige tun wird. Dieses passiv-abwartende Verhalten reicht für den Bergdoktor aus. Er hat für jede Patientin, jeden Patienten unglaublich viel Zeit und stellt von sich aus die richtigen Fragen. Oft schließt er sich mit seinem Freund, dem Chef des nahegelegenen Krankenhauses, kurz und veranlasst in Windeseile weitergehende Untersuchungen. Er ist gründlich und jederzeit ansprechbar.

Die Realität sieht anders aus. Eigene Vorüberlegungen helfen den Behandelnden, sich mit den notwendigen Informationen zu versorgen. Wir wünschen uns eine Diagnose, also eine Antwort auf die Frage, woher die Rückenschmerzen kommen (»dem Kind einen Namen geben«). Neben der Diagnose wollen wir aber auch verstehen, was sie bedeutet und warum es so weit gekommen ist. Denn wir wollen »es« durch unser Verhalten auf keinen Fall schlimmer machen und alles tun, damit »es« besser wird. Eine wesentliche Grundsorge ist auch, dass eine Behandlung nicht richtig ist bzw. die richtige Behandlung nicht rechtzeitig stattfindet.

Deshalb hier einige Vorschläge für konkrete Fragen beim Arzttermin:

Was sage ich meinem Partner, wenn der mich fragt, was ich habe? Hier geht es nicht in erster Linie darum, eine für Ihren Partner adäquate Antwort zu bekommen. Sie können den Menschen Ihrer Umgebung erzählen, was Sie wollen. Aber indem Sie die Frage so stellen, steigt die Wahrscheinlichkeit, dass Sie eine einfache und verständliche Antwort erhalten. Wenn ein Fachbegriff genannt wird, können Sie nachhaken. Wenn Sie wissen wollen, wie es so weit kommen konnte, dann fragen Sie weiter nach.

Kann ich durch eine »falsche« Bewegung oder Belastung etwas kaputt machen? Diese Frage ist eine Alternative zu »was darf ich und was nicht?«. Ihr Vorteil besteht darin, dass sie leichter zu beantworten ist. Sie ist auch der direkte Ausdruck der Angst, etwas falsch zu machen, und um die geht es. Die Antwort werden Sie sich besser merken können.

Gibt es eine Übung, die mir helfen könnte? Fragen Sie gezielt nach, was Sie ganz konkret machen können. Dann können Sie sofort loslegen und müssen nicht auf weitere Termine warten.

Wie kann ich meine Genesung unterstützen? Diese Frage zielt auf das allgemeine Gesundheitsverhalten, aber auch auf Ihr Verhalten bei der Arbeit. Wäre eine Krankschreibung sinnvoll oder ungünstig?

Welche Behandlungsoptionen gibt es? Statt Vorschläge abzuwarten, können Sie konkret Fragen stellen, um anschließend gemeinsam mit dem Behandelnden über weitere Behandlungsoptionen zu entscheiden.

Wie lange wird die Behandlung dauern? Das ist eine Alternative zu der Frage »wann wird es besser?«. Für viele Behandlungen gibt es klare Zeitfenster. Erfahrungsgemäß ist in dieser Zeit auch eine Besserung zu erwarten.

Was passiert, wenn gar nichts an Behandlung passiert? Diese Frage greift die Sorge auf, dass es nicht rechtzeitig zu einer Behandlung kommt und man sich die Chance auf eine Besserung nimmt.

Schmerzen zu haben, geht meist mit Hilflosigkeit einher. Das Bedürfnis nach Zuwendung und schneller Hilfe ist zwar nachvollziehbar, oft aber nicht erfüllbar. Für ein gutes Gefühl nach dem Arztbesuch sind zu einem nicht unerheblichen Teil auch die Patientin, der Patient selbst verantwortlich.

Muskel, Knochen oder Bandscheibe – Medizin

Die für Rückenschmerz zuständigen medizinischen Fachbereiche sind »Orthopädie«, »physikalische und rehabilitative Medizin« und »Anästhesiologie«. Die Behandelnden haben über die Vielzahl der Krankheitsbilder den Überblick und können Ihre Beschwerden zunächst einordnen und eingrenzen. In erster Linie möchten sie beurteilen, ob es eine Ursache gibt, die eine dringende oder spezifische Behandlung erfordert. So möchten sie zum Beispiel Frakturen oder Infektionen ausschließen.

Die dazu notwendigen Informationen werden in der sogenannten Anamnese und durch die körperliche Untersuchung erhoben. Wenn dabei etwas auffällt oder nicht ganz klar ist, wird die Untersuchung mit aufwendigeren Methoden wie Röntgen oder MRT ergänzt.

Die Ärztin, der Arzt wird aufgrund der gesammelten Informationen eine Vermutung für die Rückenschmerzen haben und diese als sogenannte Diagnose formulieren.

Schließlich werden Therapieempfehlungen ausgesprochen. Dabei muss nicht jeder einzelne Schritt oder eine konkrete Methode festgelegt werden. Zunächst ist nur relevant, ob Sie noch Schonung benötigen, ab wann Sie gewohnte Aktivitäten wieder aufnehmen können und welche heilungsfördernden Maßnahmen Sie unternehmen können.

Wie kommt die Ärztin, der Arzt zu Antworten?

Im Anamnesegespräch werden die von Ihnen zusammengetragenen Informationen gesammelt und teilweise besprochen. Dadurch erhält die Ärztin, der Arzt einen Überblick über Ihr Problem und bekommt Hinweise, was körperlich untersucht werden muss. Aufgrund der Informationsfülle und der geringen Zeit müssen hier Schwerpunkte gesetzt werden.

In der körperlichen Untersuchung werden die Haltung und Bewegung Ihrer Wirbelsäule in verschiedenen Situationen (Stehen, Gehen, Sitzen, Liegen) überprüft. Auffälligkeiten sind Hinweise auf strukturelle oder funktionelle Störungen, die mit weiteren Tests genauer untersucht werden. So wird die Ärztin, der Arzt Gelenke passiv durchbewegen, auf störanfällige Punkte drücken, Reflexe und Muskeln testen. Letztendlich können Strukturen und Funktionen als Schmerzfaktoren eingegrenzt und auch ausgeschlossen werden. Das Problem wird konkreter und weitere Schritte können geplant werden.

Die moderne Medizin ermöglicht aufwendige und genaue Untersuchungen wie z. B. MRT, Labor oder EMG. Derartige Methoden sind jedoch nur sinnvoll, wenn aufgrund der körperlichen Untersuchung ein entsprechender Verdacht besteht.

Die bildgebenden Verfahren Röntgen, MRT und CT bilden Strukturen ab. So können anatomische Abweichungen gut erkannt werden. Fraglich ist, ob diese in einem relevanten Zusammenhang zu den Beschwerden stehen. Eine differenzierte Auswertung ist wichtig – schnelle Interpretationen verunsichern sehr leicht.

Welche Antworten sind möglich? Schmerzursachen

Am Ende der Untersuchungen wird, so hoffen wir, eine Diagnose stehen. Mögliche Schmerzursachen sind z. B.:

Verschleißerkrankungen: Die Bandscheibe kann vorgewölbt sein (Bandscheibenvorwölbung), d. h. der Gallertkern rückt nicht in seine mittige Position zurück. Der Gallertkern kann auch aus dem Faserring austreten (Bandscheibenvorfall). Das kann schmerzen, insbesondere, wenn Spinalnerven tangiert oder bedrängt werden, es kommt dann zu einer Reizung. In Abhängigkeit vom Wirbelsegment entstehen Schmerzen in den Regionen, die von diesem Nerv versorgt werden. Typisch sind ausstrahlende Schmerzen in die Arme und Beine, beidseitig oder einseitig. Es können auch Missempfindungen (Kribbeln, Taubheit) auftreten.

Verschleißprozesse (Arthrose) in den Knorpelflächen der Gelenke sind völlig normal. Sie führen im Bereich der Gelenke zu einer Veränderung der Gelenkflüssigkeit und der Knorpeloberfläche, die sich zunehmend »abreiben«. Sind auch die Bandscheiben beeinträchtigt, d. h. in ihrer Höhe gemindert oder weniger belastbar, dann läuft dieser Prozess schneller ab. Auch Entzündungen beschleunigen ihn. Der Körper bildet zusätzliche Knochenanbauten, die eine Stabilisierung des Gelenks bewirken, es wird dadurch unbeweglicher. Dieser Umbauprozess kann, muss aber nicht schmerzen.

Auch die Wirbelgelenke können Probleme bereiten. Bei dem sogenannten Facettensyndrom liegt eine Reizung oder mechanische Fehlbelastung vor.

Im Bereich der Iliosakralgelenke können sehr hartnäckige Schmerzen auftreten. Die Untersuchung ist schwierig und deshalb kann das Problem nur vage umrissen werden. Meistens handelt es sich um überlastete Bänder aufgrund einseitiger Haltungen und schwacher Muskulatur in Gesäß und Rumpf.

Bei einer Wirbelkanalstenose ist entweder der Wirbelkanal, in dem das Rückenmark verläuft, verengt oder die Austrittsstellen der Spinalnerven sind verengt. Diese Verengung betrifft einzelne Bewegungssegmente. Eine Verengung kann angeboren sein, sie kann sich aber auch durch altersbedingte Veränderungen wie Knochenanbauten, Verschiebungen, Bandscheibenvorwölbungen entwickeln oder dadurch verschärft werden.

Unter Wirbelgleiten (Spondylolisthesis) versteht man, dass sich zwei Wirbel gegeneinander verschieben. Wirbelkörper und Wirbelbogen sind nicht richtig zusammengewachsen (Spondylolyse) und werden durch Bänder und Sehnen gehalten. Diese Anomalie ist meist angeboren, kann aber auch bei einem starken Hohlkreuz entstehen. Dabei werden Bänder überdehnt und es kommt zu einem Riss oder Spalt im Wirbelbogen. Ein Wirbelgleiten betrifft meist nur die beiden unteren Lendenwirbel.

Schmerzen überall – Muskeln, Faszien und Bänder: Muskelverspannungen entstehen durch einen auf Dauer erhöhten Muskeltonus. Die für die Ansteuerung eines bestimmten Muskels zuständigen motorischen

Nerven senden vermehrt Reize aus. Der erhöhte Muskeltonus verhindert eine gute Durchblutung des Muskels und es kommt zu Sauerstoffmangel. Der Muskel verhärtet sich und fängt an zu schmerzen. Die Ursachen für Muskelverspannungen sind vielfältig. Schuld können einseitige Körperhaltungen, z.B. ständiges Sitzen, plötzliche ungewohnte Bewegungen, Zugluft oder bereits vorliegende Schwachstellen an der Wirbelsäule sein. Auslöser können aber auch psychische Anspannung durch Konflikte, Belastungen in der Familie oder am Arbeitsplatz sein. Der Rücken besteht zum weitaus größten Teil aus Muskulatur. Er ist ein gutes Beispiel dafür, wie sich psychisches Erleben unmittelbar auf den Körper auswirken kann. Egal ob es um ein Schachspiel, Torwandschießen oder einen Deutschaufsatz geht, jede Aufgabe kann zu Anspannung führen. Viele ziehen die Schultern hoch, beugen sich nach vorne und fangen an. Entscheidend ist, dass nach der Anspannung die Entspannung kommt. Wenn diese allerdings nicht mehr kommt und stattdessen Daueranspannung herrscht, »verlernt« der Muskel die Fähigkeit, loszulassen und zu entspannen.

Das gut funktionierende Zusammenspiel der Muskeln ist von grundlegender Bedeutung für einen gesunden Rücken. Muskelverspannungen sind ein Zeichen dafür, dass dieses Zusammenspiel gestört ist. Der damit einhergehende Schmerz führt ungünstigerweise in aller Regel zu einer Schonhaltung. Diese führt oft dazu, dass bestimmte Muskelgruppen dauerhaft angespannt sind, während andere verkümmern. Das Zusammenspiel der Muskeln wird dadurch weiter gestört. Die Verspannungen bleiben, die Muskeln verhärten sich (Myegolosen) oder verkümmern (Muskelatrophie).

Wie stark Muskelverspannungen quälen und schmerzen können, wird beim »Hexenschuss« (Lumbago) deutlich. Dabei kommt es plötzlich (aus scheinbar heiterem Himmel) oder bei einer Bewegung zu einem einschießenden Schmerz, die Muskulatur im unteren Rücken verspannt komplett, die Bewegungsfreiheit ist stark eingeschränkt bis hin zur Bewegungsunfähigkeit. Die Schmerzen können bis in die Beine und den Brustkorb einschießen. Nur bei Einnahme einer Schonhaltung (Liegen mit hochgelagerten Beinen) lässt der Schmerz allmählich nach. Ruhe, Entspannung, Wärme, die Einnahme von Schmerzmitteln und allmähliche Bewegung helfen, um nach wenigen Tagen wieder auf die Beine zu kommen. Ein Erklärungsmodell für den Hexenschuss ist, dass die Facettengelenke dauerhaft überlastet waren und dann irgendwann durch eine hohe muskuläre Schutzspannung Erholung suchen.

Gelenkbänder und Sehnenansätze können ebenfalls gereizt sein oder verkalken. Altersbedingte Veränderungen an den Wirbelgelenken und Bandscheiben bewirken veränderte Krafteinwirkungen auf Sehnen und Bänder. Fehlende Muskulatur führt zu Überlastung und Überdehnung.

Zerrungen entstehen, wenn Muskeln, Sehnen oder Bänder überdehnt werden. Das kann durch eine plötzliche heftige Bewegung, eine ungewohnte Dauerbelastung oder bei einem Sturz passieren. Schwellungen, feine Risse im Gewebe und in den Muskelfasern bewirken einen Zug an den empfindlichen Ansatzpunkten der Sehnen an den Knochen, was den Schmerz auslöst.

Ausstrahlungen – Nerven: Beim Ischiasschmerz zieht sich ein Schmerz von der

Hüft-Lenden-Gegend in das Gesäß und an die Hinter- und Außenseite der Ober- und Unterschenkel und kann bis in die Zehen reichen. Zu dem Schmerz kommt es durch Druck oder Reizung der Nervenwurzel. Begleitend können Missempfindungen (Kribbeln, Taubheit) an den Beinen auftreten.

Das Schulter-Arm-Syndrom fasst Schmerzen im Bereich der Halswirbelsäule zusammen. Diese können vom Nacken aus in die Schultern und Arme bis zu den Fingerspitzen ausstrahlen. Bei Ausstrahlung in die Arme wird ähnlich wie beim Ischiasschmerz ein Druck auf den Nerv ausgeübt, der die Arme und Hände versorgt.

Die Diagnose

Das Ergebnis aller Untersuchungen formuliert die Ärztin, der Arzt zusammenfassend in der sogenannten Diagnose. Sie beinhaltet folgende Punkte:

- Zeit: Wie lange bestehen die Beschwerden?
- Ort: Wo sind die Schmerzen?
- Struktur: Welche Strukturen erscheinen als auffällig?
- Funktionen: Welche Funktionen sind defizitär? (Im Rahmen der Physio- und Sporttherapie wird diese Ebene zum Schwerpunkt und erfährt eine weitere Konkretisierung.)

Man kann die Diagnose als eine Art Kommunikationshilfe für medizinisches und therapeutisches Personal verstehen. Die Diagnose gibt nicht nur Auskunft darüber, welche Strukturen auffällig sind, sondern auch über den Zeitraum und über eine Orientierung für Therapieansätze.

Die vielen verschiedenen anatomischen Strukturen unseres Rückens können alle schmerzen. Es gibt also sehr viele Formulierungsmöglichkeiten von Diagnosen für Rückenschmerzen. Die Tabelle »Diagnosen verstehen« (Seite 51) zeigt einige gängige Rückendiagnosen.

Diagnosen verstehen – einige Beispiele

Diagnose	Übersetzung
Lumbalgie mit funktioneller Instabilität und Spondylolisthesis bei Spondylolyse (angeboren)	Schmerzen im unteren Rücken, vermutlich aufgrund eines Gleitwirbels bei angeborener fehlender knöcherner Verbindung
akute Lumbalgie bei subklinischem medianen kleinen Bandscheibenprolaps L4/L5	plötzlich aufgetretene Schmerzen im unteren Rücken, vermutlich aufgrund eines kleinen mittigen Bandscheibenvorfalls zwischen dem 4. und 5. Lendenwirbel ohne Nervenbeteiligung (subklinisch)
chronische Zervikobrachialgie bei subklinischer neuroforaminaler Enge C5–C7, C6 betont bei Unkovertebralarthrose und spondylophytären Randanbauten C5–7	länger bestehende Nacken-Arm-Schmerzen, vermutlich in Verbindung mit einer Enge der Nervenaustrittsstellen am 5., 6. und 7. Halswirbel (C5–C7) ohne Nervenbedrängung bei Gelenkarthrose im 6. Halswirbel und knöchernen Anbauten an den Halswirbeln 5–7
Lumboischialgie mit sensomotorischer Defizitsymptomatik L4 und funktioneller Instabilität bei NPP L4/L5 mit spinaler Enge rechtsbetont und Protrusion L5/S1 linksbetont	Rücken-Bein-Schmerz mit Missempfindungen und Schwierigkeiten in der Ansteuerung im linken Bein bis in den Oberschenkel bei einem Bandscheibenvorfall zwischen dem 4. und 5. Lendenwirbel, der eine Verengung des Wirbelkanals verursacht, sowie eine Bandscheibenvorwölbung im Bewegungssegment des 5. Lendenwirbels und des Steißbeins (L5/S1)
Haltungsinsuffizienz mit Kopfvorhalt und Schulterprotraktion	schlechte Haltung mit nach vorne geschobenem Kopf und hochgezogenen Schultern
Muskuläre Dysbalance der Lenden-Becken-Hüft-Region mit Rumpfmuskulaturinsuffizienz, insbesondere des tiefen stabilisierenden Systems/der Hals-Schulter-Region	Ungleichgewicht verschiedener Muskelgruppen

Selten aber dringend – »Red Flags«

Ganz selten liegt den Rückenschmerzen eine Ursache zugrunde, die einen dringenden Handlungsbedarf mit sich bringt. Diese seltenen und schwerwiegenden Zeichen nennt man »Red Flags«:

- Frakturen z. B. aufgrund von Unfall
- Tumoren an der Wirbelsäule
- Infektionen
- ausstrahlende Beschwerden und neurologische Defizite (z. B. Lähmung) aufgrund einer Reizung oder Schädigung der Nervenwurzel

Spezifische und nicht spezifische Rückenschmerzen

Viel häufiger, bzw. eigentlich in der Regel, besteht bei Rückenschmerzen keine Eile für eine bestimmte Therapie. Eine Systematik dieser Krankheitsbilder ist kniffelig und umstritten. Die geläufigste Einteilung erfolgt danach, ob es eine konkrete strukturelle Ursache gibt (»spezifisch«) oder nicht (»nicht spezifisch«) (Tabelle). Davon hängt ab, ob der therapeutische Schwerpunkt auf einer strukturellen oder funktionellen Behandlung liegt. Die Grenze ist fließend.

Unterteilung von Krankheitsbildern der Wirbelsäule

spezifisch	nicht spezifisch
bandscheibenbedingte Nervenwurzelsyndrome	degenerative Bandscheibenveränderungen
Spinalkanalstenose	Facettensyndrom
Skoliose	Iliosakralsyndrom
Osteoporose	u. v. m.

Die Abgrenzung von spezifischen und nicht spezifischen Schmerzen sorgt unter Fachleuten immer für viel Diskussion. Grob gesagt streitet man sich darüber, wie sinnvoll die Differenzierung der strukturellen Schmerzursache ist. Letztendlich kann man sagen, dass bei eindeutigen Befunden zunächst medizinische Maßnahmen im Vordergrund stehen. Je unklarer die Auffälligkeiten sind oder je mehr diese nicht zu den Beschwerden passen, umso mehr ist der funktionelle Ansatz geeignet. Dabei stehen die Funktionen (Beweglichkeit, Kraft, Balance zwischen Belastung und Entlastung im Alltag und insgesamt die körperliche und psychische Leistungsfähigkeit) im Vordergrund der Therapie. Da der funktionelle Ansatz in den Einflussbereich anderer Fachbereiche wie Psychologie (Seite 58), Physio- und Sporttherapie (nächster Abschnitt) fällt, ist eine weitere Differenzierung von ärztlicher Seite nicht notwendig.

Bewegung und Belastung – Physio- und Sporttherapie

Es gibt viele Professionen, die sich mit Bewegung und Training bei Rückenschmerzen beschäftigen. Im klassischen Therapieprozess finden wir die Physio- und Sporttherapie. Deren Anwendung liegt zeitlich hintereinander bei fließendem Übergang. Während die Physiotherapie mit passiven Maßnahmen zunächst die Trainierbarkeit herstellt und erste Schritte im Trainingsaufbau begleitet,

Es ist kompliziert ...

Unsere Rückenanatomie ist komplex und ermöglicht viele Schmerzursachen. Die Ärztin, der Arzt versucht über ein Gespräch und Untersuchungen, schwerwiegende Ursachen auszuschließen und das Problem einzugrenzen. Die Diagnose ist eine Problembeschreibung und die Grundlage für weitere Therapieschritte. Sie setzt das Schmerzerleben in Zusammenhang zu einer vorliegenden Auffälligkeit oder einer vermuteten Ursache. Eine Auffälligkeit schmerzt nicht von allein, sondern nur, wenn es entweder zu einem Reizzustand im umliegenden Gewebe oder zu einer Reizung des Nervs oder dadurch zu einer Überlastung einzelner Strukturen kommt. Beides kann zu Muskelverspannungen führen. Muskelverspannungen können aber auch durch einseitige Belastung, Fehlhaltungen und fehlende oder unausgewogene körperliche Aktivität aber auch durch Stress entstehen. Ursachen und Folgen sind dann nicht mehr zu unterscheiden.

fördert die Sporttherapie die Wiederherstellung körperlicher Leistungsfähigkeit bis hin zu den spezifischen Anforderungen in Alltag und Sport. Gemeinsam ist ihnen der Blick auf die motorischen Funktionen und die körperliche Leistungsfähigkeit.

Das Ziel: körperliche Leistungsfähigkeit

Die Summe der motorischen Fähigkeiten wird »körperliche Leistungsfähigkeit« genannt und kann in folgende Komponenten unterteilt werden:

Beweglichkeit ist die Fähigkeit, eine Bewegung mit der notwendigen Weite durchführen zu können. Beispiele sind die Hüftbeweglichkeit beim Ballett oder die Wirbelsäulenbeugung beim Aufheben von Gegenständen.

Koordination ist die Fähigkeit, Bewegungsabläufe kontrollieren, steuern und an Situationen anpassen zu können. Beispiele sind Jonglieren, Tanzen oder handwerkliche Tätigkeiten. Es geht also um Präzision, Rhythmus, Gleichgewicht u.v.m.

Kraft ist die Fähigkeit, äußere Belastungen kompensieren, überwinden oder abbremsen zu können. Beispiele sind das Kugelstoßen oder Heben von Gegenständen.

Ausdauer ist die Fähigkeit, einer Belastung möglichst lange widerstehen zu können. Beispiele sind Laufen, Schwimmen, Fahrradfahren oder Gehen.

Schnelligkeit ist die Fähigkeit, eine Bewegung in kürzester Zeit durchführen zu können. Beispiele sind Spielsport oder das Abfangen beim Stolpern. Diese Fähigkeit sei an dieser Stelle nur der Vollständigkeit halber genannt, sie spielt aber bei therapeutischen Fragestellungen erst spät eine Rolle.

Durch diese Komponenten ist es uns möglich, die unterschiedlichsten Tätigkeiten und Sportarten durchzuführen. Dabei ist nie nur eine Fähigkeit allein gefragt. Es ist eher so, dass eine Fähigkeit in den Vordergrund rückt und von den anderen unterstützt wird. So erfordert zum Beispiel das Laufen vordergründig Ausdauer, aber auch ausreichend Kraft im Rumpf und in den Beinen. Interessant ist, dass sich durch das Laufen zwar die Ausdauer verbessern wird, jedoch die Kraft nicht unbedingt. Da Letztere aber benötigt wird, ist ein Ergänzungstraining sinnvoll.

Jede körperliche Aufgabe ist speziell und fordert bzw. fördert nur einen konkreten Teil der Leistungsfähigkeit. Wir brauchen abwechslungsreiche Aktivitäten, um alle Komponenten im Gleichgewicht zu halten. Optimal ist es, wenn unsere Fähigkeiten zu den Anforderungen passen. Dann werden die Potenziale durch ihre Benutzung erhalten. Dosierte Herausforderungen sind ebenfalls gut, denn dadurch verbessert sich die Leistungsfähigkeit in kleinen Schritten.

Probleme entstehen immer dann, wenn die Anforderungen sehr weit über unseren Möglichkeiten liegen. Im schlechtesten Fall kann das zu einer Verletzung führen. Das sind aber die selteneren Fälle, weil der menschliche Körper in punktuellen Situationen erstaunlicherweise sehr belastbar ist. Die meisten Probleme entstehen durch eine dauerhafte Überforderung und äußern sich in schleichenden Überlastungssymptomen. Das andere Extrem, Unterforderung, ist genauso nachteilig. Dabei werden die Fähigkeiten aufgrund von Nichtbenutzung abgebaut (Dekonditionierung). Das betrifft in erster Linie die Muskulatur, die dann die aktive Stabilität weniger gewährleisten kann, wodurch die passiven Strukturen mehr belastet werden.

Der Softwarecheck – Funktionsdiagnostik

Der Selbstcheck (Seite 37) und die ärztliche Diagnose geben der Physio- und Sporttherapie eine erste Orientierung für die funktionelle Befunderhebung. Der Fokus liegt nun auf der Beurteilung von Funktionen und Leistungsfähigkeit.

Die Beweglichkeit der Wirbelsäule wird in alle Richtungen beurteilt. Die Referenzwerte (Seite 19) geben zunächst nur eine Orientierung vor. Es muss nicht jeder stehend mit den Händen auf den Boden kommen, aber größere Bewegungseinschränkungen oder ein ungleiches Seitenverhältnis geben erste Hinweise. Auch eine zu große Beweglichkeit kann Probleme machen. Deshalb ist immer die Bewegungsharmonie der Wirbelsäulenabschnitte zu beurteilen (Abb. unten).

Die Haltungsbeurteilung erfolgt im aufrechten Stand. Die Kriterien der Idealhaltung (Abb. Seite 55) sind:

Beispiel Beurteilung der Wirbelsäulenbewegung: In der Beugung bildet die Wirbelsäule einen harmonischen C-Bogen. Falls dabei aber die Lendenwirbelsäule flach bleibt, kann es sein, dass aufgrund der reduzierten Beweglichkeit bestimmte Strukturen dauerhaft belastet werden.

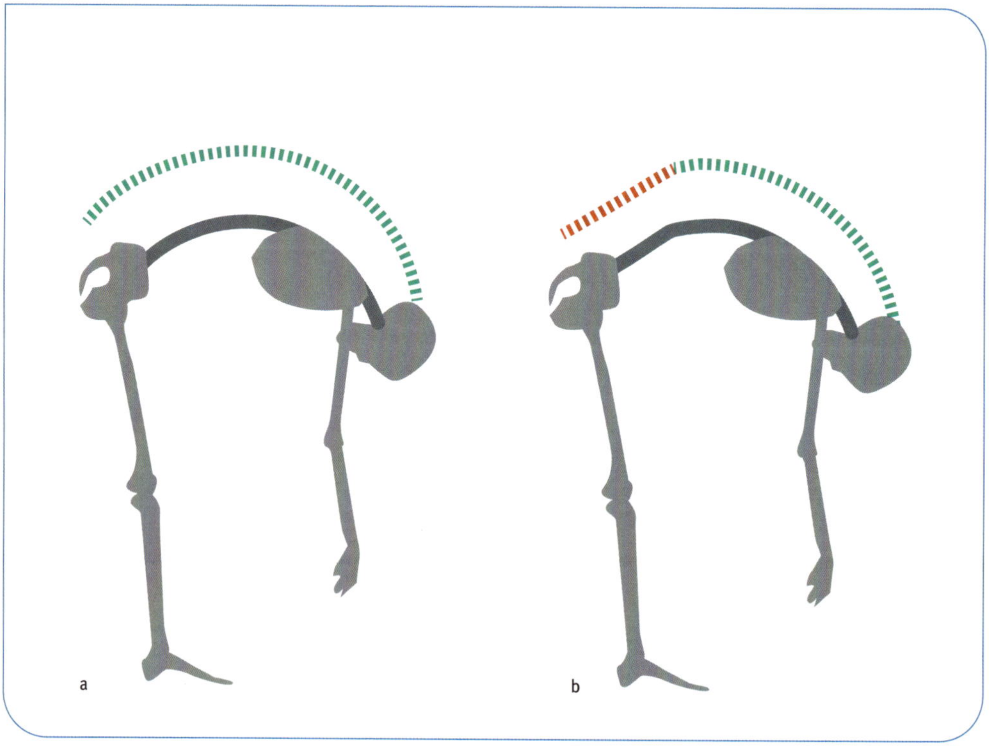

Körperlot: Sprunggelenk, Hüftgelenk und Ohr liegen auf einer vertikalen Linie.

Becken: vordere und hintere Beckenkanten liegen auf einer horizontalen Linie (Schambein tendiert nach oben, Kreuzbein nach unten).

Wirbelsäule: gestreckte und doppelt geschwungene Form, die Lendenwirbelsäule entspannt sich nach unten, die Halswirbelsäule entspannt sich in die Länge.

Brustbein: senkrecht

Gesicht: vertikal ausgerichtet

Abweichungen von der Idealhaltung sind zunächst nur Hinweise und können auch zufällig sein, weil die eingenommene Haltung eine unbewusste Momentaufnahme ist. Genauer wird es dann durch die Tests zur Stabilität (Seite 20).

Die passive Stabilität wird manualtherapeutisch, d. h. »mit den Händen«, getestet. Dabei überprüft man zum Beispiel bei einzelnen Wirbelkörpersegmenten oder beim Iliosakralgelenk, ob zu viel oder zu wenig Bewegungsspiel vorliegt.

Die muskuläre oder aktive Stabilität wird in verschiedenen Ausgangsstellungen getestet. Arm- oder Beinbewegungen zeigen, ob die unbewusst eingenommene Wirbelsäulenform beibehalten werden kann (Abb. Seite 38). Ausweichbewegungen in der Wirbelsäule geben einen Hinweis auf defizitäre Muskelgruppen.

Ein sehr aussagekräftiger Faktor ist die Kraft der Rumpfmuskulatur. Es gibt unterschiedliche Testmethoden: statisch, dynamisch, mit oder ohne Gerät. Die Testung ist für die betroffene Person anstrengend und liefert Aussagen über nicht sichtbare Faktoren. Das können größere Defizite oder Ungleichgewichte von muskulären Gegenspielern sein. Der Kraftfähigkeit wird ein wirksamer Einfluss auf den Schmerzmechanismus zugeschrieben. Entscheidend ist auch hier wieder der Zusammenhang mit anderen Auffälligkeiten. So können schwache Bauchmuskeln ein Hohlkreuz bewirken, was dann

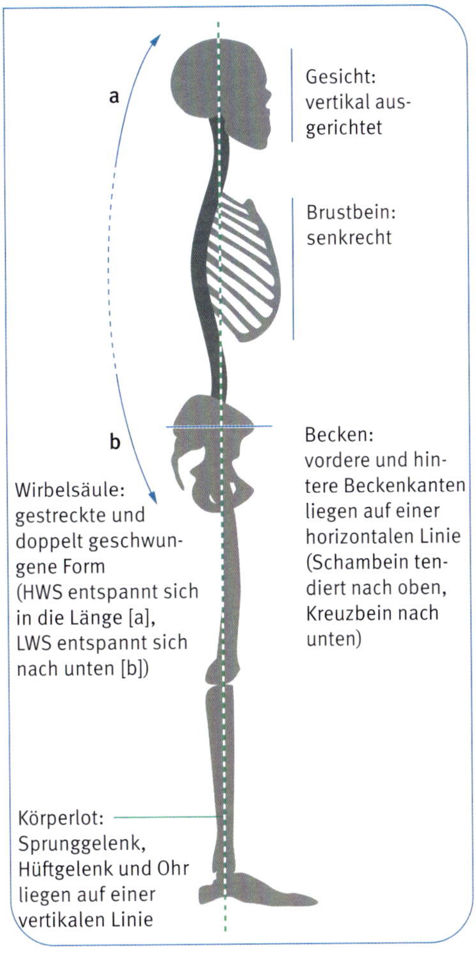

Idealhaltung im aufrechten Stand »

die Brustwirbelsäule in eine Krümmung zwingt, oder eben genau umgekehrt.

Die Analyse der Anforderungen in Alltag, Sport und Beruf an die Patientin, den Patienten hilft bei der Einordnung der gefunden körperlichen Defizite. Ein Mangel an Abwechslung oder ein Ungleichgewicht von

Beispiel für Kontrolle der aktiven Stabilität: Im aufrechten Stand werden die Arme über Kopf angehoben. Kommt es zu einer Verstärkung des Hohlkreuzes, kann das auf eine zu schwache Bauchmuskulatur hindeuten.

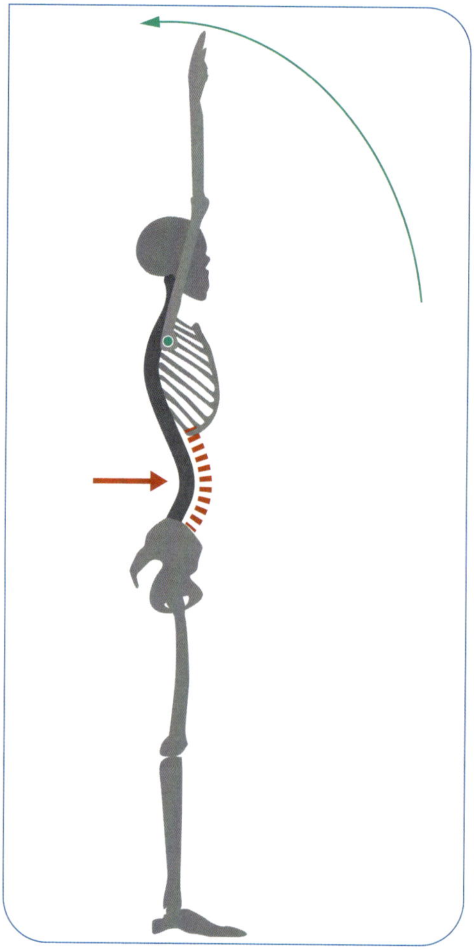

Be- und Entlastung können schmerzfördernde Faktoren sein.

Zusammenfassend sucht die Therapeutin, der Therapeut nach motorischen Auffälligkeiten. Das bezieht sich sowohl auf die körperlichen Fähigkeiten, wie Beweglichkeit als auch auf das Bewegungsverhalten insgesamt. Entscheidend ist, dass die Auffälligkeiten in ihrer Wirkung zusammenpassen und sich ein Erklärungsansatz für den Schmerz abbildet.

Der Lösungsansatz liegt in dem schrittweisen Wiederherstellen (Rekonditionierung) der defizitären Fähigkeiten, dem Training der allgemeinen Leistungsfähigkeit und der Verhaltensänderungen in Alltag, Sport und Beruf.

Der Weg – Training in Therapie und Prävention

Funktionen und Fähigkeiten verbessern sich nur durch ihren Gebrauch. Bei den Physio- und Sporttherapeutinnen und -therapeuten liegt der Schwerpunkt also bei aktiven Maßnahmen. Allerdings kann es auch sein, dass ein Training noch nicht wirken kann wie zum Beispiel in sehr frühen Phasen der Wundheilung oder bei schmerzbedingten Hemmmechanismen. Dann sind passive Maßnahmen sinnvoll, um eine Trainierbarkeit herzustellen.

Eine häufige Form der Trainingsvorbereitung ist die sogenannte »Manuelle Therapie«. Dabei werden über spezielle Grifftechniken Schmerzen gelindert und Bewegungseinschränkungen reduziert. Die schnelle Hilfe muss aber zum Problem passen und ist auch nur von kurzfristiger Wirkung. Es gibt verschiedene Ausbildungsrichtungen wie zum

Beispiel »Orthopädische Manuelle Therapie« (OMT), »Osteopathie« oder »Maitland«. Jede Schule hat eine andere Schwerpunkt- und Themenbildung. Welche Form bei wem geeignet ist, hängt auch von der Therapeutin, vom Therapeuten ab. Entscheidend ist zu wissen, dass eine solche passive Behandlung unbedingt in ein adäquates Training übergehen muss.

Bewegung und Training haben grundsätzlich eine unbestrittene positive Wirkung auf den Rückenschmerz. Aber es kommt nicht jede Form von Bewegung infrage und es gibt auch nicht »die eine« konkrete Trainingsform, die am besten wirkt. Außerdem ist noch zu unterscheiden, ob die Bewegung zum Zweck der Therapie oder der Prävention eingesetzt wird.

Aktive Therapieformen sind erfolgreich, wenn sie folgende Kriterien aufweisen:

- Das Training bezieht sich auf den ganzen Rumpf mit seinen Bewegungsmöglichkeiten in allen Ebenen.
- Ein Teil der Übungen versorgt die individuellen Auffälligkeiten aus der Funktionsdiagnostik (s.o.).
- Das Training umfasst hauptsächlich Übungen für Beweglichkeit, Koordination und Kraft für alle Rumpfbewegungen. Ausdauertraining kann sekundär unterstützen.
- Schmerzverstärkende Tätigkeiten aus dem Alltag werden beraten und mit methodischen Übungen aufgebaut (Seite 208).
- Die Beratung zur sportlichen Technik ist in der Therapie schnell limitiert. Wenn es aber einen Zusammenhang mit einem körperlichen Defizit gibt, können bereits kleine Tipps eine große Wirkung haben.

Therapieformen mit diesen Kriterien werden je nach Kostenträger unterschiedlich genannt: »Krankengymnastik am Gerät«, »Medizinisches Aufbautraining«, »Medizinische Trainingstherapie«, u. a.

Nach der Therapie ist es sinnvoll, zur Rückenschmerz-Prävention sportliche Aktivitäten selbstständig fortzuführen. Dazu kann die ganze Welt des Sports genutzt werden. Auch wenn Sport mal punktuell zu einer Schmerzverstärkung führt, reduziert ein sportliches Freizeitverhalten langfristig das Auftreten von Beschwerden. Auch hier gibt es keinen Hinweis auf die eine »richtige« Sportart. Selbst bei der oft kritisierten leistungsorientierten Gestaltung des Sports ist das Risiko für Rückenschmerzen nicht erhöht. Auf welche Dinge es ankommt, damit der Sport Gesundheit fördert, erfahren Sie im Kapitel »Fluch oder Segen – die Welt des Sports« (Seite 198).

Fazit

Schmerzen reduzieren unsere Aktivität. Dadurch werden wir steifer, schwächer, unfitter. Aktive Therapieansätze versuchen, diesen Prozess umzukehren. Ein professioneller Befund hilft, die Therapie individueller und effektiver zu gestalten. Die Komponenten der Leistungsfähigkeit geben uns eine erste Orientierung für abwechslungsreiche Bewegungsinhalte. Infrage kommt jeder Sport, wenn wir ein paar Regeln beachten.

Gedanken, Ängste, Hoffnung – die Psychologie

»Ich hab's am Rücken und nicht am Kopf«, denken Sie hier möglicherweise. Tatsächlich hängen Kopf und Rücken aber vielleicht enger zusammen, als Sie glauben.

Schmerzwahrnehmung und -verarbeitung

Wir beschreiben Schmerzen im Zusammenhang mit bestimmten Körperregionen. Patientinnen und Patienten, die über ihr MRT-Röntgenbild aufgeklärt wurden, benennen oft den Befund, z. B. das Iliosakralgelenk, den Bandscheibenvorfall oder die Skoliose. Wir stellen eine Verbindung zwischen Schmerzort und Verletzung an eben dieser Stelle her. Aber stimmt das?

Die Internationale Gesellschaft zur Erforschung des Schmerzes (IASP) definiert Schmerz »als ein unangenehmes Sinnes- oder Gefühlserlebnis, das mit tatsächlicher oder möglicher Gewebeschädigung einhergeht oder von betroffenen Personen so beschrieben wird, als wäre eine Gewebeschädigung die Ursache«. Schmerz ist ein Warnsignal, das eine Schädigung oder eine drohende Schädigung anzeigt. Schmerz kann auch empfunden werden, wenn (noch) keine Gewebeschädigung eingetreten ist. Denken wir an eine heiße Herdplatte: Wir zucken zurück und verhindern damit eine Brandblase. Schmerz als Warnsignal hat auch eine prophylaktische Funktion.

Bei Rückenschmerzen ist die Übereinstimmung von Schmerzerleben und körperlichem Befund im Vergleich zu anderen Schmerzen besonders gering. Schmerz ist eine subjektive Erfahrung. Sie kann, muss aber nicht mit einer Strukturveränderung im MRT-, CT- oder Röntgenbild oder einer Verletzung einhergehen. Wahrscheinlicher ist es, dass muskuläre Probleme ursächlich oder zumindest maßgeblich beteiligt sind. Umgekehrt gilt das übrigens genauso: Eine Abweichung vom als normal definierten Befund muss nicht schmerzen. So kann sich Gewebe bei Krebserkrankungen krankhaft verändern, ohne dass unser Schmerzsystem Alarm schlägt. Denn eine Schädigung wird nur weitergeleitet, wenn sie über Rezeptoren registriert wird. An Händen und Füßen haben wir eine hohe Dichte an Rezeptoren. Deshalb können wir dort fast millimetergenau den Schmerzort bestimmen. Im Bereich des Rückens ist das schon schwieriger. Noch schwieriger ist es im Bereich der inneren Organe. Es gilt: Ohne Rezeptormeldung kein Schmerz! Deshalb tut auch nicht die Bandscheibe weh, sondern Rezeptoren umliegender Gewebestrukturen registrieren den Schaden.

Wir haben Rezeptoren für Temperaturreize, für mechanische und chemische Reize. Dementsprechend beschreiben wir den Schmerz als brennend, dumpf, ziehend, stechend, je nachdem welcher Rezeptortyp auf die Schädigung reagiert. Über die Nervenzellen und die Nervenbahn im Rückenmark gelangt das Signal ins Zwischenhirn und anschließend ins Großhirn. Hier wird die Bedrohlichkeit der Meldung eingeschätzt. Erst durch die Weiterverarbeitung im Gehirn wird aus einer Schadensmeldung Schmerz. Schmerz ist also das Ergebnis der Verarbeitung unseres sensorisch-diskriminativen und unseres kognitiv-affektiven Systems.

Gravierende Schädigungen führen übrigens nicht automatisch zu starken Schmerzen. Im Falle eines Schocks sind wir sogar komplett schmerzfrei. Diese Schmerzfreiheit sichert unser Überleben, sie gibt uns die Möglichkeit, einen sicheren Ort oder Hilfe aufzusuchen. Beim Sport oder beim Umzug spüren wir eine Verletzung oft nicht, weil wir mit Wichtigerem beschäftigt sind. Botenstoffe, die bei Stress, Wut, aber auch bei Euphorie und Stolz ausgeschüttet werden, hemmen kurzzeitig die Weiterleitung von Schadensmeldungen. In diesem Fall empfinden wir keinen oder nur einen geringen Schmerz. Andererseits können bei Angst, Unsicherheit oder anhaltendem Überlastungserleben freiwerdende Botenstoffe die Weiterleitung und damit das Schmerzerleben verstärken.

»Prinzessin auf der Erbse« oder »ein Indianer kennt keinen Schmerz«?

Schmerz ist immer subjektiv. Wer leidet mehr, Frauen oder Männer? Ist das Schmerzempfinden auch abhängig von der Persönlichkeit? Empfinden Sportler weniger Schmerz, weil sie häufiger mit Verletzungen konfrontiert sind?

Über Hitze-, Kältereize oder eine Druckmanschette wird die sogenannte Schmerzschwelle gemessen. Diese gibt an, ab wann der Reiz schmerzhaft empfunden wird. Die Schmerztoleranz gibt an, bis zu welcher Reizstärke oder wie lange der Schmerzreiz ertragen werden kann. Bei der Erhebung der Schmerzsensitivität geben die Versuchspersonen an, wie schmerzhaft der Reiz empfunden wird bzw. wie unangenehm der Reiz ist.

Es gibt eine Vielzahl von Untersuchungen, inwieweit sich Männer von Frauen in der Schmerzwahrnehmung bei experimentell induzierten Schmerzen unterscheiden. Die Befundlage ist sehr heterogen. Etwas mehr Untersuchungen finden eine leicht höhere Schmerzsensitivität und eine etwas geringere Schmerztoleranz bei Frauen im Vergleich zu Männern[4]. Einige dieser Untersuchungen zeigen, dass das Stresserleben in der Untersuchungssituation die Schmerzwahrnehmung beeinflusst. Je unangenehmer die Untersuchungssituation eingeschätzt wurde, umso geringer waren Schmerzschwelle und Schmerztoleranz. Geschlechterspezifisches Rollenverhalten bestimmt die Schmerzwahrnehmung erheblich und ist untrennbar mit dem biologischen Geschlecht verbunden.

Bei Leistungssportlern ist die Schmerzschwelle beispielsweise für Hitze erhöht, für andere Reize hingegen gibt es keinen Unterschied zur Normalbevölkerung. Leistungssportler können Schmerzen jedoch besser tolerieren und schätzen Schmerzreize als weniger intensiv oder unangenehm ein[56].

Persönlichkeitsspezifische Unterschiede sind ebenfalls uneinheitlich. Allgemeine Persönlichkeitsmerkmale haben keinen nachweisbaren Effekt auf die Schmerzwahrnehmung. Mit einer erhöhten Schmerzwahrnehmung verbunden sind hingegen Angst vor Schmerzen, emotionale Labilität und eine depressive Stimmungslage sowie die Neigung, sich viele Sorgen zu machen.

Allerdings tritt experimentell induzierter Schmerz zeitlich kurz auf und ist somit allenfalls vergleichbar mit Schmerzsituationen beim Sport (z. B. vom Ball schmerzhaft getroffen werden) und von daher nur begrenzt vergleichbar mit Schmerzsituationen im realen Leben, da deren Ursachen oft unklar sind und nicht kontrolliert werden können.

Zwischen Katastrophe und Lappalie – Erfahrung macht den Unterschied

Für das Schmerzerleben macht es einen großen Unterschied, wie die Verletzung eingeschätzt wird, wie sie zustande gekommen ist, wie der weitere Verlauf ist und welche Alltagseinschränkung sie nach sich zieht.

Verletzungsbeispiele aus dem Alltag zeigen, dass unser Schmerzerleben nicht nur von der Art und Schwere der Verletzung abhängt, sondern auch von unserer Erfahrung mit Verletzungen. Schnittwunden schätzen wir eher als ungefährlich ein. Wir versorgen die Wunde mit einem Pflaster und machen weiter. Wir wissen, dass sie von selbst heilt und nicht gefährlich ist. Auch Prellungen oder ein verstauchter Fuß können sehr schmerzen. Aber wir wissen, dass die Prellung folgenlos abheilen wird.

Zu einer Verstauchung kommt es durch einen Unfall, der meist die Folge eigener oder fremder Unachtsamkeit ist. Es gibt viele Hinweise darauf, dass Fremdverschulden das Schmerzerleben negativ beeinflusst. Bei Eigenverschulden liegt die Kontrolle bei der eigenen Person. Kontrollverlust hingegen ist mit Angst und Hilflosigkeit verbunden, was dann die Schmerzwahrnehmung verstärkt.

Viele Patientinnen und Patienten können unterschiedliche Arten von Rückenschmerz benennen. Sie berichten, dass sie mit bestimmten Rückenschmerzen gut umgehen können. Dabei handelt es sich meist um Verspannungsschmerzen, von denen sie wissen, dass sie nach kurzer Zeit vorübergehen und durch Ruhe und/oder eine Schmerztablette positiv beeinflusst werden können. Wenn Schmerzen aber nicht erklärbar, nicht beeinflussbar oder von langer Dauer sind, beginnt die Verunsicherung. Der Alltag wird anstrengender und der Schmerz stört zunehmend. Die Bedeutung des Schmerzes nimmt zu.

Die Schmerzwahrnehmung ist nicht nur abhängig von unserer Erfahrung, sie ist auch in hohem Maße situationsabhängig. Wenn wir uns stoßen, kann das sehr schmerzhaft sein. Aber wie oft entdecken wir beim Ausziehen einen blauen Fleck und haben keine Ahnung, wann wir uns diesen zugezogen haben. Unsere Rezeptoren und unsere Nervenzellen haben dieses Ereignis an das Gehirn weitergeleitet. Diese Meldung wurde aber nicht weiter beachtet, da im Moment ihrer Entstehung etwas anderes wichtiger war. Das kann der drohende Ballverlust beim Fußball oder der teure Monitor sein, der beim Umräumen fast auf den Boden gefallen wäre. Wir waren abgelenkt. Wenn wir an Sportarten wie Fußball oder Boxen denken, wird deutlich, wie selbstverständlich Sportler bei Verletzungen weitermachen. Erst nach dem Spiel tut es weh. Nicht selten stellt sich erst hinterher heraus, dass der erlittene Schaden erheblich ist. Es ist keinesfalls so, dass das Meldesystem versagt hat. Der Wettkampf, das Gewinnen-Wollen waren wichtiger.

Halten wir fest. Ob eine Verletzung mit Schmerzen einhergeht und wie stark das Schmerzerleben ist, hängt von der subjektiven Einschätzung der Verletzung ab. Diese Einschätzung basiert auf unseren Erfahrungen. Das Schmerzerleben hängt aber auch davon ab, was in der jeweiligen Situation Priorität hat. Rückenschmerzen sind besonders schwer einschätzbar. Wir wissen meist nicht, woher sie kommen, und selbst wenn wir einen Grund vermuten, bleibt die Schädigung nicht sichtbar und diffus. Und da der Rücken die zentrale Mitte und die stabilisierende Funktionseinheit unseres

Körpers ist, wird der Schmerz als besonders beeinträchtigend wahrgenommen.

Die Bedeutung von Emotionen im Kontext Schmerz

Jedes Schmerzerleben hat einen hohen emotionalen/affektiven Anteil. Gefühle sind untrennbar mit Schmerz verbunden. Schmerz nervt und verunsichert, kann wütend und hilflos machen. Aber Schmerz lässt einen nie »kalt«. In die Schmerzverarbeitung fließen nicht nur unsere Erfahrungen mit ein, sondern auch unser gesamtes Wissen und unsere vielfältigen Vorstellungen. Diese können beruhigend oder angstauslösend wirken, können unsere Schmerzen hemmen oder verstärken.

Fallbeispiel

Schmerzspirale

» *Frau H. hat Rückenschmerzen und Nackenverspannungen. Sie kann nur unter Schmerzen sitzen und vermeidet schweres Heben und Tragen. Ansonsten ist sie in ihrer Beweglichkeit kaum eingeschränkt. Die Beschwerden begannen vor einem Jahr, waren aber moderat und sie hoffte, dass sie mit vermehrtem Sport weniger würden. Eine wesentliche Besserung trat aber nicht ein. Im Urlaub surfte sie, schwamm viel und wanderte. Sie war nahezu schmerzfrei. Mit Rückkehr an den Arbeitsplatz saß sie wieder viele Stunden am PC. Der Schmerz wurde stärker und Frau H. zunehmend mürber. Es wurde ein Röntgenbild gemacht. Dabei wurde ihr rückgemeldet, dass sie einen bereits verheilten Bruch an der Brustwirbelsäule habe, und sie wurde gefragt, ob sie einen Unfall gehabt habe. Frau H. erinnerte sich an einen Sprung aus 1,5 m Höhe. Da die Schmerzen sehr langsam begonnen hatten, hatte sie da keinen Zusammenhang gesehen. Mit dem Wissen um den verheilten Bruch begannen massive Schmerzen im Brustwirbelsäulen-Bereich. Frau H. vermied Bück- und Drehbewegungen, hörte mit dem Fitnesstraining auf und ging nicht mehr joggen. Rückwirkend sagt sie, mit dem Röntgenbild seien ihre Schmerzen unerträglich geworden. Das Wissen um den »Bruch« löste Angst aus, der Körper wurde als verletzlich wahrgenommen. Das eigene Verhalten, aber auch das Verhalten der Ärzte, die sie nicht richtig untersucht hätten, wurde als »falsch« interpretiert. Beim Surfen im Urlaub hätte »sonst was passieren können«, sie habe richtig »Glück« gehabt. Frau H. erlebte sich jetzt als überaus verletzlich. Ihr Vertrauen in sich und ihre Körperwahrnehmung war verschwunden. Die Verunsicherung und Angst führten zu einer erhöhten muskulären Anspannung und einer erhöhten Aufmerksamkeit für Rückenbeschwerden. Das Schmerzerleben wurde unerträglich.* «

Wie sehr unsere Erfahrungen, unsere Erwartungen und unsere Bewertungen einer Gefahrensituation das Schmerzerleben beeinflussen, zeigen auch zahlreiche Untersuchungen. Eine bekannte Untersuchung stellt einen Auffahrunfall mit zwei Autos nach.[7] Die Geräusche werden mittels Tonaufnahmen und Erschütterungen über eingeblendete Filmaufnahmen so nachgestellt, dass die im vorderen Auto sitzende Versuchsperson den Eindruck hat, dass sie tatsächlich von hinten angefahren wird. Die zusätzlich ausgelöste Erschütterung für den Hals-Nacken-Bereich war dabei geringer als die Kraft, die auf den Nacken einwirkt, wenn wir aus dem Stehen heraus den ersten Schritt machen und viel geringer im Vergleich zu der Kraft, die auf den Nacken einwirkt, wenn wir uns auf einen Stuhl fallen lassen. Von den 51 untersuchten gesunden und schmerzfreien Versuchspersonen entwickelten nach dem Pseudounfall 20 % Beschwerden. Dabei handelte es sich um Nackenschmerzen, Schulterschmerzen, Übelkeit, Erbrechen, Schwindel. Die Beschwerden traten sofort oder innerhalb der nächsten Tage auf.

Die Teilnahme an dieser Untersuchung führte also bei einem Teil der Versuchspersonen zu einer vermehrten körperbezogenen Aufmerksamkeit und einer negativen Erwartung. Dies kann dazu führen, dass Körperempfindungen verstärkt wahrgenommen und als unangenehmer erlebt werden und die Schmerzschwelle sinkt. Im Falle des Experimentes wurden von diesen Menschen die Beschwerden in Zusammenhang mit der Pseudokollision gebracht, die sie als potenziell bedrohlich erlebten. Wäre das Ereignis nicht passiert, hätten sie sie möglicherweise nicht wahrgenommen oder beachtet. Der überwiegende Teil der Versuchspersonen in diesem Experiment berichtete keine Beschwerden. Das kann daran liegen, dass keine Missempfindungen spürbar waren oder daran, dass diese Menschen die Erfahrungen haben, dass Missempfindungen, die mit Erschütterungen des Kopfes einhergehen, schnell wieder verschwinden. Sie messen den Beschwerden wenig Bedeutung zu. Haben wir jedoch die Erfahrung gemacht, dass ein Auffahrunfall schlimme Beschwerden verursachen kann, dann werden wir aufmerksamer sein und entsprechende Beschwerden nicht übersehen.

Eine positive Erwartungshaltung hilft

Während Angst die Schmerzwahrnehmung verstärkt, können Vertrauen und Zuversicht das Schmerzerleben hemmen. Ein Beispiel hierfür ist der Placeboeffekt. Wir erwarten, dass eine Tablette, die wir einnehmen, uns helfen wird. Aufgrund vieler Untersuchungen wird der Placeboeffekt bei der Wirkung eines Medikamentes auf ca. 30 % geschätzt, d. h. 30 % der Wirkung eines Medikamentes beruhen nicht auf der Wirksubstanz, sondern auf unserer Erwartung, dass es uns helfen wird. Deshalb werden in Untersuchungen zur Wirksamkeit eines Medikamentes diese immer mit einer Placebobehandlung verglichen. Auch im Bereich Schmerzen gibt es viele Untersuchungen dazu. Hier wird der Placeboeffekt auf bis zu 50 % der Wirksamkeit geschätzt.[8] Die Gabe einer Salbe ohne Wirkstoff, aber mit den Worten, dass diese schmerzlindernd sei, linderte das Schmerzerleben der Versuchsperson bei der Bestrahlung einer Hautstelle mit Laserreizen erheblich.[9] Während die negative Erwartung im Falle der Pseudokollision zum Auftreten von Beschwerden führte, kommt es hier durch die positive Erwartung zu einer Schmerzhemmung. Psychophysiologisch gesehen, werden dabei körpereigene Botenstoffe ausgeschüttet, die die Schmerzweiterleitung hemmen. Neuere Untersuchungen an Schmerzpatienten zeigen, dass ein positiver, allerdings etwas reduzierter Placeboeffekt auch dann eintritt, wenn die Versuchspersonen wissen, dass sie ein wirkstofffreies Präparat erhalten. Denn die meisten von uns haben positive Erfahrungen mit der schmerzlindernden Wirkung von Tabletten. Wir sind in gewisser Weise auf die Schmerzlinderung im Zusammenhang mit der Tablette konditioniert. Eine Tablette einzunehmen bedeutet, dass ich die Schmerzsituation beeinflussen kann.

Eine positive Erwartungshaltung erhöht selbstverständlich nicht nur die Wirkung von Tabletten, sondern wirkt sich auf jede Form der Behandlung positiv aus.

Gedanken beeinflussen Verhalten

Wenn wir eine Erklärung für Schmerzen haben, haben wir die Möglichkeit, etwas zu verändern. Nahezu alle Patientinnen und Patienten verfolgen genau, wann der Schmerz stärker und wann er schwächer wird. Daran richten sie ihr Handeln aus. Dabei bevorzugen wir einfache Erklärungen. Eines der häufigsten Erklärungsmuster ist das Konzept der »falschen Bewegung«. Es basiert auf einer konkreten Erfahrung, z. B. dem plötzlichen Schmerz beim Durchführen einer bestimmten Bewegung. Klassischerweise handelt es sich dabei um Bück- und Drehbewegungen oder schweres Heben. Da der Schmerz bei dieser Bewegung aufgetreten ist, wird sie als ursächlich angenommen. Bei einem unmittelbaren zeitlichen Zusammenhang erscheint das überaus plausibel. Diese Erklärung wird aber oft auch dann herangezogen, wenn ein zeitlicher Abstand zwischen der »falschen Bewegung« und dem Auftreten des Schmerzes besteht. Die häufig durchgeführte Alltagsbewegung wird plötzlich zur »falschen« Bewegung und zukünftig weitgehend vermieden oder mit besonderer Vorsicht durchgeführt.

Aber was uns plausibel erscheint, muss nicht der Realität entsprechen. Wir liegen oft daneben. Bücken, Drehen oder schweres Heben sind Alltagsbewegungen und die meisten von uns machen sie sehr oft. Vergleichsweise selten kommt es zu Schmerzen. Wie kann eine normale Alltagsbewegung plötzlich falsch sein?

Wir halten an diesen Erklärungsversuchen und Zuschreibungen fest, weil sie uns Kontrolle vorgaukeln. Schmerz können wir nicht kontrollieren, aber wir können unser Bewegungsverhalten kontrollieren und das zumindest gibt uns etwas Sicherheit.

Ungünstige Schlussfolgerungen verhindern eine Besserung

Bestimmte Bewegungen kurzzeitig zu vermeiden, kann durchaus sinnvoll sein. Sobald sie aber wieder möglich sind (auch mit Schmerzen), sollten sie zeitnah wieder durchgeführt werden. Bei andauernder Vermeidung kommt es nicht nur zu Muskelabbau und Dekonditionierung, sondern es finden auf psychischer Ebene Lernprozesse statt. Eine bestimmte Bewegung wird mit Schmerzen assoziiert. Diese Bewegung und der Schmerz werden als gefährlich eingeschätzt. Die Durchführung löst nun zusätzlich Angst aus. Die Vermeidung der Bewegung reduziert die Angst vor einer möglichen Schmerzverstärkung oder einem weiteren Schaden. Das »Aufpassen-Müssen« geht mit einer erhöhten Wahrnehmung und Aufmerksamkeit für Schmerzsignale einher. Vorher unproblematische Bewegungen können dann plötzlich problematisch werden.

Neben dem Vermeidungs- und Schonverhalten berichten viele Patientinnen und Patienten, dass sie lange durchgehalten hätten. Verspannungen lösen sich in ruhigen Zeiten meist wieder von selbst auf, und mit Schmerzen stressige Tage zu überstehen, gibt Selbstvertrauen und Sicherheit. Auf längere Zeit mit Schmerzen im Alltag zu funktionieren, bedeutet jedoch einen erheblichen Mehraufwand an Energie. Betroffene berichtet von Überforderungserleben und Erschöpfung. Das Anspannungsniveau bleibt hoch, die Stimmung wird gedrückter und die Schmerzschwelle sinkt. Kreisende Gedanken, Anspannung und innere Unruhe verhindern die dringend benötigte Entspannung und Regeneration.

Und dann gibt es noch diejenigen, die ständig bemüht sind, eine schmerzfreie oder schmerzfreiere Position zu finden. Sie können nicht ruhig sitzen, liegen oder stehen. Sitzen wird als schädlich erlebt. Sie verändern immer wieder ihre Position, um eine Entlastung zu erreichen. Verhalten, das zu einer unmittelbaren Erleichterung führt, wird immer häufiger ausgeführt. Schmerz wird zur Handlungsaufforderung die Körperposition sofort zu verändern. Das bindet unsere Aufmerksamkeit an den Schmerz und die Schmerzregion. Es findet eine Sensibilisierung statt, damit wir kein Schmerzsignal verpassen, auf das wir reagieren sollten. Schlafstörungen und fehlende Erholung in den Ruhephasen sind oft die Folge.

»Das muss erst besser werden ...« – sozialer Rückzug und Lebensqualität

Bei anhaltenden Schmerzen besteht die Gefahr des sozialen Rückzugs und der zunehmenden Einschränkung. Treffen werden abgesagt, weil das lange Sitzen schwierig ist. An Ausflügen wird nicht teilgenommen, weil Gehen schwierig ist. Viele Betroffene empfinden sich als Belastung für die anderen. Die meiste Unterstützung kommt am Anfang von Familie oder Freunden. Wenn mit zunehmender Dauer aber Nachfragen kommen, warum «das« immer noch nicht besser ist, fühlen sich Betroffene unter Druck gesetzt und beginnen, sich zu rechtfertigen. Schließlich ist es besser, zu Hause zu bleiben und erst wieder etwas zu unternehmen, wenn man »es wieder genießen kann ...«. Die Lebensqualität und das Selbstwerterleben sinken, der Schmerz nimmt immer mehr Raum ein.

Die richtige Strategie ist das nicht. Gehen wir zurück zum Beispiel der Schnittverletzung. Die überwiegende Mehrheit der Menschen wird eine Schnittwunde, z. B. beim Kochen, mit einem Pflaster versorgen und mit der Tätigkeit, also hier dem Kochen, fortfahren. Obwohl die Wunde noch längst nicht verheilt ist, wird der Schmerz rasch abklingen. Mit der Versorgung der Schnittverletzung ist für uns das Problem erledigt. Übertragen auf den Rückenschmerz würde das eine Ruhephase, eine Entlastungsposition oder eine ärztliche Intervention bedeuten, wenn Selbsthilfestrategien nicht weiterführen. Dann aber sollte man bald seine gewohnten Aktivitäten wieder aufnehmen.

Das Schmerzgedächtnis – wenn Schmerzen nicht mehr aufhören

Wir haben ein klares Bild davon, wie Schmerzen entstehen. Der Ausgangspunkt ist ein Gewebeschaden oder eine gereizte Gewebestruktur, der von den Rezeptoren an das Gehirn weitergeleitet wird. Aber wie hören Schmerzen wieder auf? Die meisten von uns würden sagen, dass der Gewebeschaden ausheile und der Schmerz dann automatisch verschwände. Aber wie lange dauert das und stimmt das überhaupt?

Ein Bruch des Handgelenks beispielsweise wird mit einer Schiene und manchmal auch mit einem Gips versorgt. Die Bruchstelle soll geschont werden. Nach 4–6 Wochen wird die Schiene oder der Gips entfernt. Belastbarkeit, Kraft und Beweglichkeit sind jetzt infolge der Ruhigstellung stark eingeschränkt, doch das Handgelenk muss jetzt wieder benutzt werden. Diese Phase ist meist sehr schmerzhaft und anstrengend. Es leuchtet ein, dass eine weitere Schonung des Handgelenks keinen Sinn ergäbe, denn dann würde das Gelenk seine alte Beweglichkeit nicht zurückbekommen. Wir nehmen die Schmerzen in Kauf und machen die Erfahrung, dass es zu keiner Verschlechterung, sondern schrittweise zu einer Verbesserung der Mobilität kommt. Der Schmerz wird zunehmend unwichtiger. Unser Gehirn bekommt aus dem Handgelenk wieder die normalen Bewegungsmeldungen, das Schmerzerleben verschwindet schließlich.

Im Unterschied zum Rücken vertrauen wir beim Handgelenkbruch auf die ärztliche Expertise, der Heilungsverlauf ist bekannt. Den Zeitpunkt, ab wann trotz Schmerz der Rücken wieder belastet werden kann, ist weniger klar definiert, aber wir sollten ihn nicht verpassen. Schmerzen sind bei längerer Dauer kein gutes Signal für den Heilungszustand und können in die Irre führen.

Schmerzen werden je nach Dauer eingeteilt in akut (bis zu 6 Wochen), subakut (6 Wochen bis 3 Monate) und chronisch (ab 3–6 Monate). Je länger der Schmerz andauert, umso mehr kommt es zu Veränderungen in der Schmerzverarbeitung. Unsere Aufmerksamkeit ist darauf ausgerichtet, Gefahr abzuwehren. Das klingt eigentlich ganz vernünftig, bedeutet aber, dass das Schmerzerleben ständig präsent gehalten wird und eine Sensibilisierung für sämtliche Reize aus dem Problembereich stattfindet. Harmlose Reizmeldungen wie kleine Bewegungen oder kleine Erschütterungen werden aufgrund der Sensibilisierung als schmerzhaft verarbeitet. Die Schmerzwahrnehmung wird sensibler, die Beeinträchtigung wird größer und die Betroffenen sehen sich in ihrer Annahme bestätigt, dass im Körper/Rücken etwas nicht stimmt und der Schaden schlimmer wird. Dies erhöht Sorge und Angst. Die erhöhte Aufmerksamkeit bewirkt, dass Schmerzreize niedrigschwellig wahrgenommen werden. Wir sammeln Schmerzerfahrungen.

Eine Schmerzerfahrung ist komplex

Schmerz ist eine existenzielle Erfahrung. Wir können Schmerzen auch wieder »vergessen«, wenn der Schmerz mit etwas Positivem verbunden ist, frei gewählt ist oder wenn er endlich ist. Andauernder Schmerz hingegen ist immer verbunden mit offenen Fragen. Wir wissen nicht, wie wir uns richtig verhalten oder ob wir es durch ein bestimmtes Verhalten schlimmer machen. Um zu diesen Fragen Informationen zu bekommen, ist ein Teil unserer Aufmerksamkeit auf das Schmerzerleben gerichtet. Wir haben in unserem Gehirn eine Art »offene Akte«, in der alle Schmerzerfahrungen gesammelt werden, angelegt. Eine Schmerzerfahrung ist komplex, sie besteht aus den sensorischen Informationen (stechend, brennend, dumpf etc.), unserer Einschätzung der Bedrohlichkeit und Kontrollierbarkeit, unserem Gefühl (Angst, Wut etc.) und unserer unmittelbaren Körperreaktion (z. B. sich nicht mehr bewegen können). Untrennbar mit dieser Erfahrung sind die Situation, unsere augenblickliche Tätigkeit, unsere Stimmung, aber auch die Umgebungsreize, wie beispielsweise der einfallende Sonnenstrahl oder der vorbeifahrende Bus, verknüpft. Neuronen, die gleichzeitig feuern, sind miteinander verdrahtet, wie der Psychologe Donald Olding Ebb 1949 nachgewiesen hat. Bei lang anhaltenden Schmerzen gibt es viele Erfahrungen, die gemeinsam ein gut verknüpftes Netzwerk bilden.

Das Schmerzgedächtnis: ein Archiv mit Querverweisen

Eine wesentliche Aufgabe unseres Denkens besteht darin, Schaden von uns abzuwenden. Das bei anhaltenden Schmerzen gebildete Schmerznetzwerk ist eine Art Schmerzarchiv mit immer mehr Akten, die über Querverweise verknüpft sind. Mit zunehmender Dauer wird das Netz umfangreicher, wir sprechen dann vom Schmerzgedächtnis. So ist bei chronischen Nackenschmerzen eine seitliche Kopfbewegung verknüpft mit einer früheren Erfahrung, bei der diese Bewegung zu Schmerzen geführt hat. Diese Erfahrung war mit Erschrecken und Angst verknüpft. Wenn eine jetzt spontan ausgeübte Bewegung schmerzt, dann wissen wir nicht, ob das Gehirn aufgrund der früheren Erfahrungen prophylaktisch ein Schmerzsignal aussendet oder ob es sich um eine tatsächliche Schadensmeldung handelt.

Vom akuten zum chronischen Schmerz

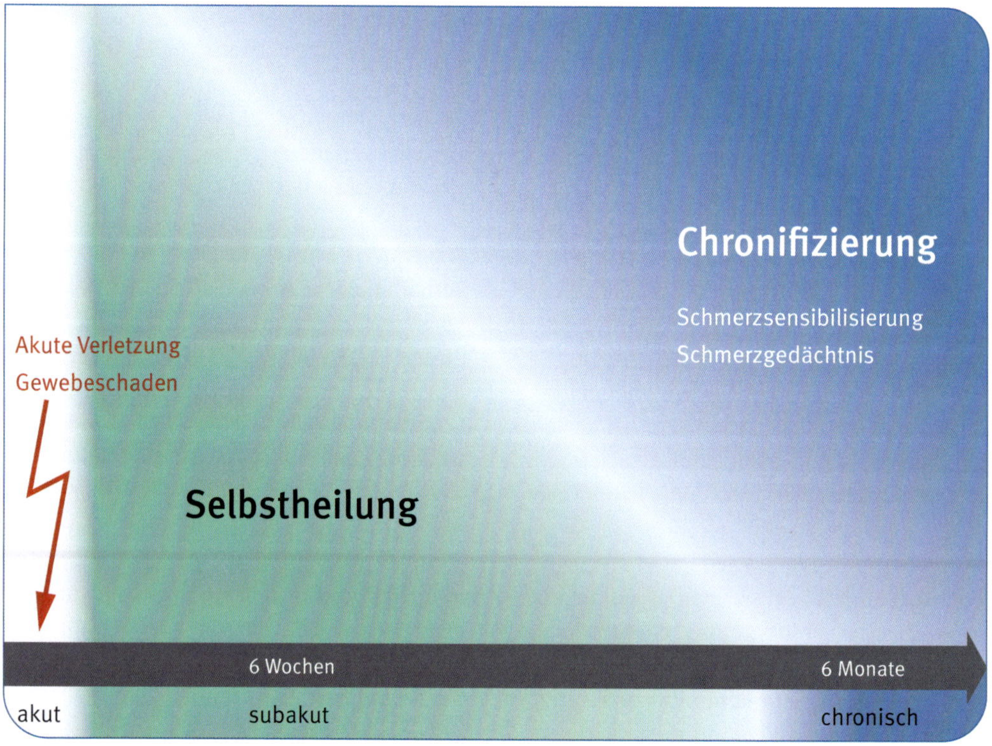

Während auf der Ebene der Selbstheilung Gewebe ausheilt, Wirbelkörper sich über Knochenanbauten stabilisieren und Entzündungen abklingen, verselbstständigt sich die Schmerzverarbeitung über die beschriebenen Sensibilisierungs- und Gedächtnisprozesse. Den hierüber vermittelten Schmerz bezeichnet man als chronischen, anhaltenden oder persistierenden Schmerz. Das Gehirn bleibt im Schmerz-Warn-Modus, obwohl die Schadensmeldung längst nicht mehr aktuell ist. Unser Gehirn verhält sich immer noch so, als ob ein Schaden da wäre. Ein Beispiel dafür ist der Phantomschmerz bei Amputationen. Betroffene spüren Schmerzen im amputierten Körperbereich, obwohl es diesen Bereich gar nicht mehr gibt. Das Schmerznetzwerk braucht keine Meldung mehr. Die Herausbildung eines Schmerznetzwerks geschieht allmählich. Mit zunehmender Schmerzdauer, aber spätestens nach 6 Monaten, kommt dem Schmerzgedächtnis (oder dem Schmerznetzwerk) eine größere Bedeutung beim Schmerzerleben zu (eine sehr anschauliche Darstellung dieser Prozesse finden Sie bei Butler & Moseley[10]).

Fazit

Eine Verletzung oder eine potenzielle Gewebeschädigung wird dann zum Schmerz, wenn sie von einem Rezeptor registriert und über die Nerven an das Gehirn weitergeleitet und dort dieser Reiz als bedrohlich eingeordnet wird. Schmerz ist damit das Ergebnis eines Verarbeitungsprozesses, in den die aktuelle Situation mit einbezogen wird. Diese Erfahrungen werden erweitert um Lösungs- und Kontrollversuche und die dabei auftretenden Emotionen. Ein ungelöstes Problem verursacht Unbehagen. Wir sind ängstlich, besorgt, wütend, enttäuscht oder genervt. All das wird gespeichert und kann reaktiviert werden. Bei zunehmender Schmerzdauer kommt es zu deshalb zu einer erhöhten Sensibilisierung und wir entwickeln ein Schmerzgedächtnis. Diese Entwicklung beschreibt den Übergang von akuten zu chronischen Schmerzen.

Vom Schmerzverständnis zur Lösung

Einfache Lösungen sind bei länger andauernden Schmerzen selten. Ein vertieftes Schmerzverständnis ermöglicht es, Lösungsansätze zu erkennen.

In den vorangegangenen Kapiteln wurden mögliche Schwachstellen einzelner Körperstrukturen und die damit verbundenen häufigsten Diagnosen bei Rückenschmerzen erläutert. Beispiele aus dem klinischen Alltag zeigen, dass das Schmerzerleben und die Beeinträchtigung im Bewegungsverhalten sehr individuell sind. Ein vergleichbarer MRT-Befund kann zu sehr unterschiedlichem Schmerzerleben führen. Schmerzen sind das Ergebnis eines komplexen psychophysischen Verarbeitungsprozesses. In diesem Prozess sind die Bewertung des Ereignisses, das damit einhergehende Gefühl und das persönliche Verhalten von zentraler Bedeutung.

Körper ODER Psyche?

Die Annahme, wenn »nichts« in bildgebenden Verfahren (MRT, Röntgen) gefunden wird, dann »müsse« es psychisch sein, ist weit verbreitet. Dabei ist diese Annahme schon im Ansatz falsch. Wenn wir Schmerzen verstehen wollen, müssen wir verschiedene Faktoren in Betracht ziehen, die sich gegenseitig beeinflussen.

Wir haben die somatisch-medizinische Ebene, das sind die anatomischen Strukturen (Knochen, Gelenke, Knorpel, Muskeln etc.). Diese können auffällig sein oder auch nicht. Wir haben die Funktionsebene, das sind motorische Auffälligkeiten, die mit der somatisch-medizinischen Ebene korrespondieren können, aber nicht müssen. Sie sind auch ohne medizinischen Befund beobachtbar. Muskeln können verspannt sein, die Bewegungskontrolle kann eingeschränkt sein. Diese Veränderungen werden zu Störungen, die auf psychischer Ebene in einer bestimmten Situation unsere ganze Aufmerksamkeit durchdringen. Sie werden abgeglichen mit bisherigen Erfahrungen und in ihrer Bedrohlichkeit eingeschätzt. Das bestimmt die Gefühlsfärbung (also Unsicherheit, Angst, Wut etc.). Diese Prozesse laufen oft unbewusst ab.

Bei länger andauernden Schmerzen entstehen zunehmend Frustration, Ärger, Hoffnungslosigkeit, Verzweiflung und Niedergeschlagenheit. Diese führen zu einer erhöhten Schmerzsensibilisierung, was dann wiederum die negativen Gefühle aufrechterhält oder verstärkt.

Krankheitskonzepte und Behandlungserwartungen

Betroffene entwickeln ein individuelles Krankheitskonzept für ihren Rückenschmerz. Dazu gehören Annahmen über Ursachen und notwendige Maßnahmen. Unser Krankheitskonzept bestimmt unser Bewältigungsverhalten und umfasst hilfreiche Strategien ebenso wie Annahmen über gebotene Untersuchungen und Behandlungsmaßnahmen. Frühere Erfahrungen mit Schmerz und Erkrankungen fließen ebenso mit ein wie Reaktionen und Beobachtungen anderer Menschen. Aber auch individuelle Behandlungserwartungen bestimmen unser subjektives Krankheitskonzept. Krankheitskonzepte können simpel oder sehr elaboriert sein.

Ein Beispiel für ein einfaches Krankheitskonzept lautet: »Ich will endlich wissen, was ich genau habe«, verbunden mit der Annahme, dass es genau eine (!) körperliche Ursache dafür gibt. Psychologisch gesehen, handelt es sich dabei um ein somatisches Krankheitskonzept, das von einer eindeutigen klaren Ursache ausgeht, die behoben werden muss. Diese Art Konzept ist weit verbreitet. Wir haben Erfahrungen mit Zahnschmerzen, Mandelentzündungen oder Bauchschmerzen bei Blinddarmentzündungen. Die Beseitigung der Grunderkrankung löst das Schmerzproblem – wir sind dann wieder gesund. Leider trifft dieses einfache Modell auf viele Erkrankungen nicht zu. Es bestimmt aber entscheidend unsere Behandlungserwartung.

Im Falle eines somatischen Krankheitsmodells (es gibt eine eindeutige körperliche Ursache für den Schmerz) besteht die Behandlungserwartung darin, dass durch den Behandelnden dieser Schaden behoben wird, mithilfe eines Medikaments, einer Behandlung von Triggerpunkten, einer Spritze oder Ähnlichem. Oft ist damit eine passive Behandlungserwartung verbunden, das heißt, jemand anderes benennt das Problem für mich und löst es. Nicht wenige Schmerzpatienten gehen regelmäßig zu »ihrem« Physiotherapeuten oder Osteopathen auf der Suche nach Linderung.

Die individuelle Behandlungserwartung kann positiv sein im Sinne von »das wird mir helfen und es wird mir bald besser gehen« oder pessimistisch, z. B. »das wird nie wieder weggehen, die Wirbelkörper sind abgenutzt, das wird eher schlimmer werden«. Es gibt mittlerweile viele Untersuchungen dazu, welchen Einfluss diese Erwartungen auf den weiteren Verlauf haben. Und es ist wenig überraschend, dass eine positive Behandlungs- und Besserungserwartung (unabhängig von der Diagnose) insgesamt mit einer schnelleren Rückkehr in das Arbeitsleben bei Arbeitsunfähigkeit und mit einen Reduktion von Beschwerden und verbesserten Funktion und Belastbarkeit einhergeht.[11]

Was noch? Die soziale Ebene

Jeder von uns ist Teil einer sozialen Umgebung. Diese kann reich und tragfähig sein, aber auch begrenzt oder voller Anforderungen und Aufgaben. In der Auseinandersetzung mit den Erfordernissen des Alltags spiegeln sich unsere individuellen Ressourcen, aber auch unsere individuellen Defizite. Das ist ohne Schmerz so, aber eben auch mit Schmerz. Allein zu leben und alles selbst machen zu müssen, verhindert allzu ausgeprägtes Schon- und Vermeidungsverhalten, kann aber auch zu gedrückter Stimmung und Zukunftssorgen führen. In einer Familie viel Unterstützung zu bekommen, kann wohltuend sein, aber auch nerven und zu einem reduzierten Selbstwertgefühl führen, wenn man sich als Belastung für andere sieht. Das Verhalten unserer Umgebung bestimmt auch unseren Umgang mit Schmerzen. Bekomme ich bei Schmerzen mehr Unterstützung und Verständnis als sonst? Lege ich mich nur dann nachmittags aufs Sofa, wenn es gar nicht mehr anders geht? Vielleicht gibt es auch ungebetene Ratschläge oder blöde Sprüche.

Das alles hat einen Einfluss auf unsere Schmerzverarbeitung, unsere Stimmung und unser Verhalten. Es bestimmt, ob man ein schlechtes Gewissen hat, sich unter Druck gesetzt oder nicht ernst genommen fühlt. Auch die Situation am Arbeitsplatz spielt eine Rolle. Eine hohe Arbeitszufriedenheit und ein gutes Arbeitsklima sind schützende Faktoren, während ein hoher Arbeitsdruck, Konflikte oder Sorgen um den Arbeitsplatz eine Daueranspannung bewirken können, besonders, wenn es nicht gelingt, sich abzugrenzen oder die Ressourcen für einen aktiven Ausgleich wie Sport oder soziale Kontakte nicht mehr ausreichen.

Auf allen diesen Ebenen gibt es stabilisierende und destabilisierende Faktoren, alles

Das biopsychosoziale Krankheitsmodell

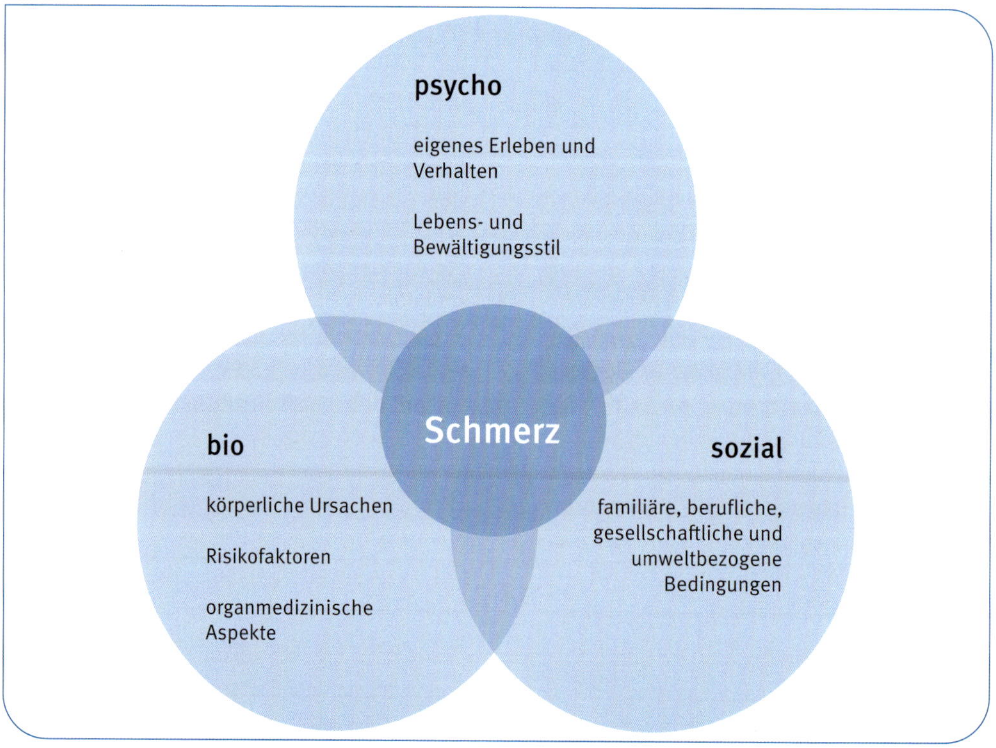

spielt zusammen, kann sich gegenseitig verstärken oder auch abschwächen. Zusammengefasst spricht man von einem biopsychosozialen Krankheitsmodell (Abb. Seite 70).

Ein aus Therapeutensicht wichtiger Schritt in der Schmerzbehandlung ist die Vermittlung eines multifaktoriellen Krankheitskonzeptes, das sich am besten als biopsychosoziales System beschreiben lässt. Wie im ersten Kapitel erläutert, können wir mit Störungen umgehen und meist passiert das ganz automatisch. Wenn wir es nicht mehr können, kann (!) das daran liegen, dass die Störung gravierend ist. Es verunsichert, macht hilflos und wütend, wenn die Ursache dieser Störung, die uns so gravierend einschränkt, nicht gefunden wird. Es kann aber auch sein, dass wir als System bereits mehrere Schwachstellen haben, so dass eine auch geringfügige Störung nicht mehr selbst aufgelöst oder bewältigt werden kann. Sie ist der letzte Tropfen, der ein schon volles Glas zum Überlaufen bringt. Dann ergibt es wenig Sinn, den Fokus auf die Störung zu legen, sondern es geht darum, das System oder Teile des Systems zu stabilisieren, damit die »eigentliche« Störung kompensiert werden kann. Und das ist eine gute Nachricht, denn das meiste, was zur Besserung/Stabilisierung notwendig ist, können wir selbst tun.

Im biopsychosozialen Verständnis sind wir gesund, wenn wir Störungen (Viren, Verletzungen etc.) selbst regulieren können, und wir sind krank, wenn unser Organismus diese Kompetenz zur Selbstregulation nicht mehr zur Verfügung stellt, u. a., weil bestimmte Funktionseinheiten und Regelkreisläufe ausfallen oder überfordert sind.[12] Das heißt auch, dass es einen fließenden, unklaren Übergang zwischen krank und gesund gibt und die Herstellung und Aufrechterhaltung von Gesundheit ein lebenslanges Projekt sein sollte.

Fazit

Schmerz ist das Ergebnis eines komplexen psychischen Verarbeitungsprozesses. Dieser Prozess läuft blitzschnell ab. Er hängt vom Ausmaß der Verletzung/des Schadens ab, aber auch von bisherigen Erfahrungen und der aktuellen Situation. Das ist uns nur retrospektiv und in Teilen bewusst. Inwieweit eine Störung zu einem Problem wird, wie lange Defizite kompensiert werden können, das hängt von der Stabilität und Flexibilität unseres psychophysischen Systems ab, aber auch von den Ressourcen unserer Umgebung. Hierzu zählen soziale Stützsysteme sowie das Arbeits- und Freizeitverhalten. Der Körper verfügt über erstaunliche Selbstheilungs- und Regenerationsprozesse. Psychische Prozesse können diese unterstützen, aber auch hemmen oder gar verhindern. Ein einseitiger Blick auf Verursachung und Beseitigung der Ursache wird der Komplexität von Rückenschmerzen nicht gerecht. Für die Behandlung ist es wichtig, zwischen der Ursache der Schmerzen und ihrer Aufrechterhaltung zu unterscheiden. Letzteres sind Faktoren, die dazu beitragen, dass die Schmerzen nicht wieder verschwinden. Ein Verständnis für diese Komplexität bietet die Chance, unterschiedliche Ansatzpunkte zu finden und zu nutzen, um unser psychophysisches Gesamtsystem zu stabilisieren.

Wirrwarr oder System? Behandlungsansätze

»Menschen können zum Mond fliegen, aber meine Schmerzen konnte mir noch keiner nehmen.« So oder so ähnlich beschreiben viele Patientinnen und Patienten ihre Situation.

An dieser Stelle geben wir einen Überblick über Behandlungsansätze, sortieren in Kategorien, skizzieren die Zusammenhänge und benennen die Wirksamkeit und Wirkungsparameter.

Erste Schritte: Wärme, Medikamente & Co.

Um das Schmerzerleben zu reduzieren, steht die Gabe von Schmerzmitteln am Anfang der Behandlung. Das Ziel dabei ist es, möglichst schnell wieder ein normales Bewegungsverhalten aufzunehmen. Bewegung lockert und gibt unserem Körper die Chance, sich selbst zu regenerieren. Alles, was kurzfristig dazu dient, wieder ein normales Bewegungsverhalten aufzunehmen, ist therapeutisch zielführend. Das können auch Wärme, eine Akupressurmatte o.Ä. sein.

... und dann?

Wenn die Maßnahmen der Schmerzlinderung nicht ausreichen, um eine Regeneration und die Aufnahme des normalen Bewegungsverhaltens zu erreichen, sind zunächst weitere diagnostische Maßnahmen angezeigt. In den vorigen Kapiteln haben wir beschrieben, dass die körperlichen Ursachen von Schmerzen vielfältig sind. Muskeln können schmerzhaft verspannt und verkrampft sein, andere zu schwach ausgebildet. Oder eine degenerative Veränderung der Strukturen der Wirbelsäule, eine Überlastung der Bänder, dauernde oder einseitige Fehlhaltungen können ursächlich sein. Oft bedingen sich diese Faktoren gegenseitig. Deshalb geht es nicht primär darum, die Ursachen herauszufinden, sondern sinnvolle Ansatzpunkte für eine Behandlung zu bestimmen. Hier gilt »Versuch macht klug«.

Ein Überblick: passive und aktive Therapie

In der Schmerzbehandlung werden passive von aktiven Maßnahmen unterschieden. Das Zeitfenster in der Therapie und die Schmerzdauer entscheiden, welcher der beiden Wege wirksamer ist. Der Wundheilungsprozess spielt dabei eine wichtige Rolle. Je weiter die Wundheilung vorangeschritten ist, umso weniger lassen sich strukturelle Ursachen (z. B. ein Bandscheibenvorfall oder eine Knochenfraktur) und umso mehr funktionelle Folgen (z. B. starke Verspannungen als Folge einer Schutzspannung oder muskuläre Dysbalancen aufgrund von Schonhaltungen) finden. Die Bedingungen ändern sich und erfordern andere Maßnahmen.

Passive Maßnahmen werden durch eine Therapeutin, einen Therapeuten angewandt. Die Patientin, der Patient konsumiert passiv. Auf ärztlicher Seite kommen Medikamente, »Spritzen«, Operationen oder Akupunktur zum Einsatz, auch das Verschreiben von Fango, Massagen und Tapes gehören dazu. Die Physiotherapeutin, der Physiotherapeut nutzt die sogenannten »Hands-on«-Techniken der Manuellen Therapie, um die Heilung durch mechanische Reize über die Hände zu beeinflussen.

Der Einsatz passiver Therapien ist in der Akutphase sinnvoll, um eine schnelle Rückkehr in die Normalität zu ermöglichen. Passive Therapien zielen auf die Genesung von Strukturen, sie verändern jedoch nichts an der muskulär-funktionellen Ausgangssituation. Sie schaffen nur die Voraussetzung für ein aktives Training. Aus psychologischer Sicht kommt es zu einer zunehmenden Abhängigkeit vom Behandler, eigene Bewältigungsstrategien werden nicht entwickelt. Das bedeutet, dass der Einsatz von passiven Behandlungsmaßnahmen zeitlich begrenzt sein und so bald wie möglich durch aktive Therapiemaßnahmen ersetzt werden sollte.

Aktive Therapien umfassen im weitesten Sinne alles, was unter Hilfe zur Selbsthilfe verstanden werden kann. Selbstverständlich ist meistens eine Therapeutin, ein Therapeut anwesend, die/der erklärt, anleitet, korrigiert und Hilfestellung gibt. Die Patientin, der Patient wendet aber die Methode selbst an.

In der Physiotherapie kommen hier die »Hands-off«-Techniken zum Einsatz, wie angeleitete Übungen, die Schulung der Körperwahrnehmung für Anspannung, Haltung, Anstrengung, Entlastung und Entspannung. Dies ist dann auch schon die Schnittstelle zur Sporttherapie bis hin zum präventiven Gesundheitssport. Aber Bewegung ist nicht gleich Bewegung. Auch hier gilt: Alles hat seine Zeit. Die Maßnahmen sind methodisch an die jeweilige Genesungsphase und den Leistungsstand anzupassen. So gehören Übungen für die Mobilität an den Anfang, intensives Krafttraining ist erst mit entsprechenden Grundlagen sinnvoll. Am Ende gilt es, die Entwicklung der gesamten motorischen Komponenten (Seite 52) zu fördern, alle Funktionen der Wirbelsäule zu beachten (Seite 19) und einen weiterführenden Trainingsplan zu entwickeln.

Aktive Behandlungen können Schmerzen kurzfristig verstärken und es kann dauern, bis eine Besserung spürbar ist. Frustration, Ungeduld und Verunsicherung sind häufige Begleiter auf diesem Weg. Die Vermittlung von Informationen zur Schmerzwahrnehmung und -verarbeitung, idealerweise durch die Ärztin, den Arzt selbst, reduziert die

Anzahl von Folgearztbesuchen und kann eine Chronifizierung verhindern[13].

Auch die Schmerzpsychotherapie gehört zu den aktiven Therapien. Ihr Ziel besteht darin, die mit Schmerz verbundene negative Emotionalität (Angst, Ärger, Wut, Verzweiflung, Depressivität) in Richtung positiver Gefühle wie Gelassenheit, Vertrauen, Zuversicht zu verändern. So können Schmerzsensibilisierung minimiert und Schmerzhemmung auf neuronaler Ebene gefördert und ein hilfreicher Umgang mit dem Schmerz entwickelt werden. Wesentlich sind dabei Strategien zur Emotionsregulation. Einstellungen, Bewertungen, Gedanken sind eng mit unseren Gefühlen verbunden. Gefühle spüren wir unmittelbar körperlich. Daraus ergeben sich Ansatzpunkte für die Schmerzpsychotherapie. Bei Befürchtungen aufklären, den Aufmerksamkeitsfokus verändern, aber auch die Wahrnehmung von Gefühlen und Körperreaktionen sowie das Erlernen von Entspannung sind zentrale Themen.

Für alle aktiven Therapien gilt, dass über die Nutzung physischer und psychischer Ressourcen die Übernahme von Eigenverantwortung möglich ist und damit eine Besserung der Schmerzsituation erreicht wird. Passive Therapien bedeuten Abhängigkeit von einem Behandler. Das kann zu Hilflosigkeitserleben führen. Selbstvertrauen wird gemindert und es kommt zu einer Einengung auf das Schmerzerleben.

Was sagt die Wissenschaft? Studien, Beweise, Leitlinien

Mittlerweile gibt es viele Untersuchungen zur Wirksamkeit einzelner Therapien für Rückenschmerzen. Dabei wird die Schmerzdauer explizit berücksichtigt. Die simple Regel lautet: Je länger der Schmerz dauert, umso aktiver sollte die Behandlung sein. Eine Zusammenfassung samt differenzierter Experteneinschätzung einzelner Behandlungsmaßnahmen findet sich in den nationalen Leitlinien (nicht nur für Rückenschmerz), die für jeden zugänglich sind.[14]

Der Wirkungsbooster – Behandlungserwartung

An der Schnittstelle zwischen individueller Behandlungserwartung und ärztlicher Behandlung entstehen viele Missverständnisse. Gleichzeitig ist die Nachvollziehbarkeit/Plausibilität einer Behandlung für Betroffene mindestens genauso wichtig wie die Behandlung an sich. Ohne ärztliche Untersuchung oder Erklärung ein Rezept für ein Schmerzmittel zu bekommen, leuchtet nicht ein. Nacheinander verschiedene Behandlungsmethoden zu durchlaufen, bei denen man das Gefühl hat, dass sie planlos vorgeschlagen werden, zerstört Vertrauen und Behandlungszuversicht und damit letztendlich den Behandlungserfolg. Die Placebo-Forschung liefert Hinweise auf den Stellenwert einer positiven Behandlungserwartung.

Bei den Behandlungsoptionen von andauernden oder immer wiederkehrenden Rückenschmerzen darf und muss ausprobiert werden. Entlasten Sie sich von der Vorstellung, »die eine Ursache« finden zu müssen, damit dann die »richtige Behandlung« zur Schmerzfreiheit führt. Je länger die Schmerzen andauern, umso weniger wahrscheinlich wird eine klare Ursache gefunden werden. Oft sind dann die Ursachen von den Folgen nicht mehr zu unterscheiden. Wenn Sie sich als psychophysisches Gesamtsystem verstehen und es Ihr Behandlungsziel ist, Ihre Funktionalität und Lebensqualität zu verbessern, dann werden Sie auch besser entscheiden können, welche Behandlungen Sie plausibel finden. Für diese Behandlung werden Sie eine positive Erwartungshaltung haben. Sie werden sich verantwortlich dafür fühlen, sie zum Erfolg zu führen.

Schmerzen fühlen wir uns oft hilflos ausgeliefert und wir haben nur sehr begrenzt Kontrolle über sie. Aber wie wir mit unseren Schmerzen umgehen, liegt zu einem großen Teil in unserer Hand, und hierüber können wir eine Menge beeinflussen. Selbstwirksamkeitserleben fühlt sich immer gut an. Fachleute können empfehlen, wir können entscheiden, ob wir der Empfehlung folgen oder nicht. Diese Verantwortung zu übernehmen, entlastet die Behandelnden und gibt uns Kontrolle zurück.

Der Weg aus dem Teufelskreis

Entscheidend ist, die Abwärtsspirale aus Schmerz, Angst, Anspannung, Schon- und Vermeidungsverhalten oder ausgeprägtem einseitigem (!) Durchhalten zu durchbrechen. Angst und passives Ausgleichsverhalten führen zu Muskelabbau, Muskeldysbalancen, abnehmender Beweglichkeit und einer Abnahme der Kondition und Belastbarkeit insgesamt. Diese körperlichen Folgen werden als Dekonditionierung bezeichnet. Antriebsminderung, Reizbarkeit, Niederge-

Wenn das Problem Kreise zieht – Schmerzfolgen und therapeutische Ansatzpunkte bei Frau D. (siehe Seite 34)

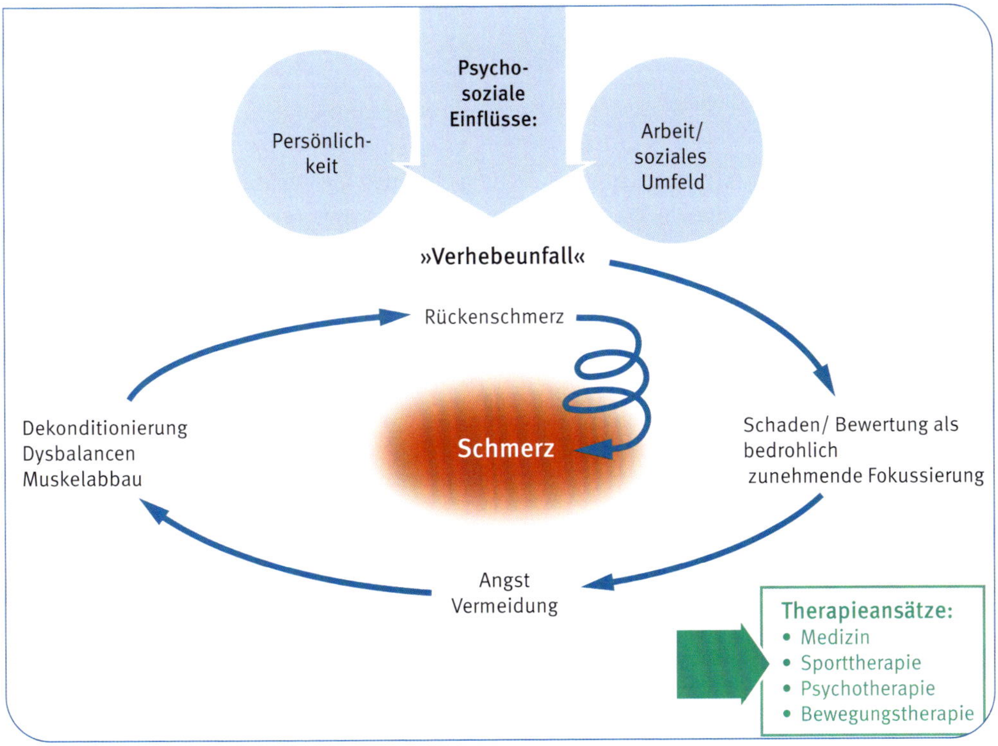

schlagenheit verstärken die Abwärtsspirale zusätzlich. Diese kann an verschiedenen Stellen aufgehalten werden.

An dieser Abwärtsspirale lässt sich auch zeigen, wie hilfreich es ist, die Verursachung von der Aufrechterhaltung der Schmerzen zu unterscheiden. Aufrechterhaltende Faktoren sind Verhaltensweisen oder Bedingungen, die eine Normalisierung/Regeneration/Schmerzreduktion verhindern. Das können Schon- und Vermeidungsstrategien sein, eine anstrengende private oder berufliche Situation oder eine Überbeweglichkeit der Gelenke oder seit vielen Jahren bestehende muskuläre Dysbalancen. Daraus lassen sich dann Ansatzpunkte und Behandlungen ableiten. Viele davon können in Eigenregie angegangen werden, für manche braucht es Unterstützung. Mit seiner »Eigenbehandlung« kann jeder sofort anfangen. Aus dem biopsychosozialen Krankheitsmodell heraus lassen sich Behandlungsoptionen ableiten. Nicht nur Schmerzen sind biopsychosozial bedingt, auch jede Form der Behandlung hat eine biopsychosoziale Dimension.

Behandlungsoptionen und ihre biopsychosoziale Wirkung

Maßnahmen	**biopsychosoziale Wirkung**			**Kategorie**	
	bio	**psycho**	**sozial**	**passiv**	**aktiv**
kurzfristige und kurzzeitige Behandlungsmaßnahmen					
Untersuchung		Vertrauen	ernst genommen werden	X	X
Medikamente	Muskelentspannung entzündungshemmend schmerzlindernd	Kontrollerleben		X	
Medizinische Interventionen	entzündungshemmend schmerzlindernd etc.	Lösungsperspektive, Zuversicht	Hilfe bekommen, Verantwortung abgeben können	X	
Behandlungsgespräch		Beschwerden einordnen können	Orientierung bekommen		X
Massage	Lockerung der Muskulatur	Entspannung Körperwahrnehmung	Fürsorge erfahren	X	
Manuelle Therapie	Förderung der Regeneration von Strukturen	Lösungsperspektive	Fürsorge, ernst genommen, Begleitung	X	X
Fango/Wärme/Tens-Gerät	Lockerung der Muskulatur	Aufmerksamkeit, Fokus auf eine andere Sinneswahrnehmung gerichtet	Fürsorge	X	

Maßnahmen	biopsychosoziale Wirkung			Kategorie	
	bio	psycho	sozial	pas-siv	ak-tiv
Vermittlung von Informationen zur Schmerzverarbeitung	(Entspannung)	Entängstigung, Eigenverantwortung, eigene Ressourcen nutzend		X	X
mittel- und langfristige Maßnahmen					
Körperwahrnehmung, Selbstwirksamkeit, Belastungsvertrauen	Anleitung		X		
langfristige und dauerhafte Maßnahmen					
Gesundheitssport	Erhalt motorischer Leistungsfähigkeit	Erhalt und Vertiefung von psychischer Widerstandsfähigkeit, Wohlbefinden, Stimmungsstabilisierung, Selbstwerterleben, Energie, Motivation	soziale Interaktion, Strukturierung		X
Stressbewältigung, Be- und Entlastungsverhalten, Ressourceneinteilung		Leistungsansprüche und Erwartungen hinterfragen Kommunikation reflektieren	verbesserte Abgrenzung; den anderen besser wahrnehmen können		X
Entspannungsverfahren erlernen Achtsamkeitsübungen	Parasympathikus aktivieren, Regeneration	Selbstwirksamkeitserleben, Achtsamkeit	mehr Gelassenheit im Umgang mit den Alltagserfahrungen	X	X

Die multimodale Schmerztherapie

Für die Schmerzbehandlung sind viele Berufsdisziplinen zuständig: Medizin, Sportwissenschaften und Psychologie. Im Behandlungsalltag bleibt diese Situation für Schmerzbetroffene leider oft ein Flickenteppich, weil Behandelnde sich selten über einen gemeinsamen Patienten austauschen. Für viele Schmerzverläufe ist das auch nicht notwendig. Bei lang andauernden Schmerzen mit erheblichen Einschränkungen im Alltag oder quälendem Schmerzerleben kommt allerdings eine multimodale Schmerzbehandlung in Betracht. Diese kann je nach Schweregrad und Beeinträchtigung in Spezialeinrichtungen zur Schmerzbehandlung ambulant, in einer Tagesklinik oder stationär in einer Klinik durchgeführt werden. In diesen Einrichtungen stimmen Ärztinnen und Ärzte, Physio-, Sport- und Psychotherapeutinnen und -therapeuten gemeinsam mit den Patientinnen und Patienten die Behandlung ab.

So kann ein realistisches Behandlungsziel erarbeitet werden. Widersprüchliche Behandlungsvorschläge werden vermieden und unnötige Wiederholungen von Untersuchungen oder Behandlungstechniken unterbleiben. Die in der Tabelle »Behandlungsoptionen und ihre biopsychosoziale Wirkung« genannten aktiven Behandlungsmaßnahmen werden dabei in einem festen Stundenplan durchgeführt. Die Inhalte der Medizin, der Sporttherapie und der Psychologie greifen ineinander, so dass Synergieeffekte genutzt werden. Beobachtungen aus dem Bewegungsbereich helfen, geeignete ärztliche oder physiotherapeutische Maßnahmen auszuwählen und deren Erfolg zu beurteilen. Durch die psychologischen Behandlungsanteile werden problematische Einstellungs- und Bewertungsmuster explizit benannt und können durch die Erfahrungen in den Bewegungseinheiten verändert werden. Idealerweise findet dies in Kleingruppen von ca. 8 Personen statt. Hier haben die Therapeutinnen und Therapeuten ausreichend Zeit, auf individuelle Besonderheiten einzugehen. Patientinnen und Patienten ihrerseits können voneinander lernen. Sie bekommen mit, wie unterschiedlich sie bei ähnlichen Diagnosen Einschränkungen und Schmerzen erleben oder mit Rückschlägen umgehen. In der Gruppenbehandlung kann ein umfangreiches Behandlungspensum realisiert werden.[15] Dadurch kommt es nicht nur zu einer gesteigerten Belastbarkeit, sondern auch zu einem Rückgewinn von Vertrauen in den eigenen Körper. Vor allem Betroffene, die bereits über mehrere Wochen arbeitsunfähig sind, trauen sich eine Rückkehr an den Arbeitsplatz wieder zu.

Fazit

Das Schmerzerleben kann Folge von strukturellen Veränderungen und Entzündungen sein oder Folge von dysfunktionalen Haltungs- und Verhaltensmustern. Schmerzen lassen sich am besten als über längere Zeit andauernden, ungünstig verlaufenden biopsychosozialen Anpassungsprozess an die Alltagsbedingungen verstehen. Das bedeutet, dass der Hauptanteil beim Erreichen einer Besserung in unserer Eigenverantwortung liegt. Behandelnde geben Hinweise, setzen Impulse und unterstützen, indem sie Wissen und Techniken zur Selbsthilfe vermitteln, begleiten und motivieren.

Was wissen wir? – Fakten zum Rückenschmerz

- Rückenschmerzen sind das größte Gesundheitsproblem der westlichen Industrieländer
- Fast jeder (85–90 %) von uns leidet im Laufe des Lebens an Rückenschmerzen.
- Jeder Fünfte der Betroffenen berichtet von mindestens wochenlang andauernden Schmerzen.

Ursachen

- Die Ursachen sind sehr vielfältig oder auch komplex.
- Die meisten Rückenschmerzen haben keine schwerwiegende oder gefährliche körperliche Ursache.
- Eine akute Rückenschmerzattacke ist sehr beunruhigend. Dabei auftretende Schmerzen sind allerdings selten durch eine ernsthafte Verletzung bedingt.
- »Verschleiß« ist bis zu einem gewissen Grad normal.
- Häufig lassen sich keine eindeutigen strukturellen (z. B. Bandscheibenvorfall) Ursachen finden, oder diese erklären nicht die Beschwerden. Das ist zunächst verwirrend, bedeutet aber, dass keine ernsthafte Schädigung vorliegt.
- Dafür lässt sich das Problem oft mit funktionellen (z. B. Kraftdefizit), verhaltensbezogenen (z. B. Bewegungsmangel), emotionalen (Belastungsangst) oder kognitiven Faktoren eingrenzen, die sich durch ein angemessenes gesundes Verhalten beeinflussen lassen.

Verlauf

- Rückenschmerzen sind sehr individuell.
- Rückenschmerzen lassen in den meisten Fällen von allein so weit nach, dass die gewohnten Aktivitäten wieder aufgenommen werden können.
- Länger anhaltende Schmerzen bedeuten ebenfalls keine ernsthafte Erkrankung.

Diagnostik

- Bildgebende Verfahren wie MRT oder Röntgen können ernsthafte Schäden ausschließen, aber auch verunsichern. Nicht alles was man sehen kann, ist eine Erklärung für die Schmerzen und auch nicht zwingend relevant für die Behandlung.
- Insbesondere die Beurteilung der körperlichen Funktionen liefert Lösungsansätze.

Therapie

- Es gibt vieles, was Sie selbst tun können.
- Behandelnde können eine Hilfestellung und Ideen geben, aber Sie sind der Boss Ihres Rückens.
- Ruhe und Schonung ist kurzfristig gut. Die Kombination von Bewegung und Entspannung ist langfristig überlegen.
- Operationen sind nur selten notwendig.
- Bei einer Operationsempfehlung lohnt es sich, eine ärztliche Zweitmeinung einzuholen und zunächst den aktiven konservativen Weg auszuprobieren.

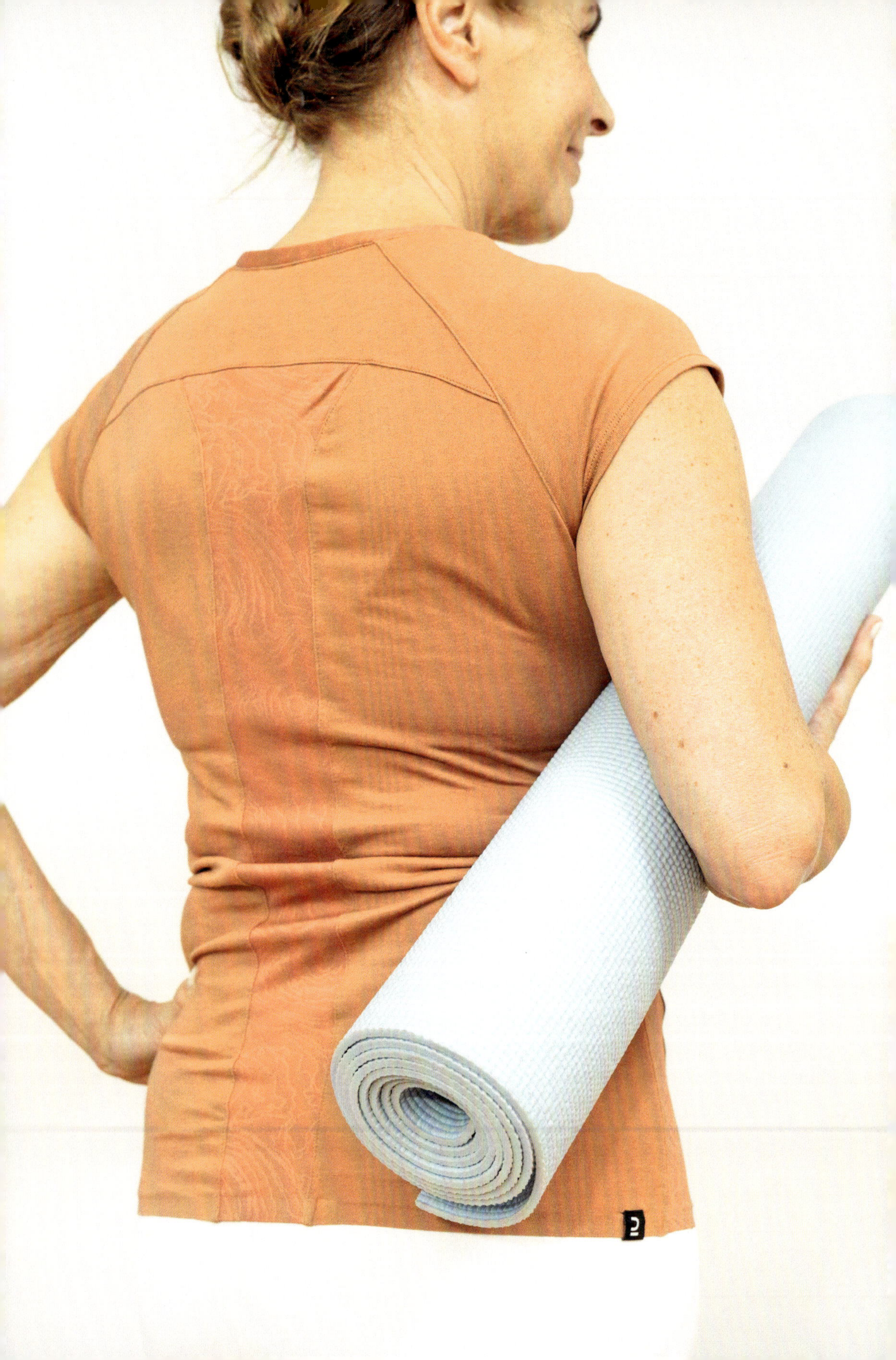

Werden Sie aktiv – Veränderung

Jetzt wird es praktisch. Konkrete Übungen für ein sinnvolles Training bei Rückenbeschwerden warten auf Sie.

Schritt 1 – Übungen und Methoden kennenlernen

Damit Sie nicht ohne Kompass und Karte in das Übungsterrain starten, machen Sie sich mit dem »Koordinatensystem« des Übungskatalogs vertraut.

Der Übungskatalog ist in folgende Themen unterteilt:

- Beweglichkeit I (Mobilisation)
- Beweglichkeit II (Entlastung)
- Entspannung
- Koordination
- Kraft
- Ausdauer

Die Reihenfolge ist dabei bewusst gewählt: Sie folgt dem methodischen Aufbau von leicht zu schwer. So gewinnen Sie bei jedem Thema an Erfahrungen und Fähigkeiten, die wiederum den Einstieg in das nächste Thema erleichtern. Insbesondere Körpergefühl und Selbstvertrauen brauchen Zeit, um zu wachsen. Innerhalb einer großen zusammenhängenden Trainingseinheit (Seite 158) wird sich der Ablauf noch einmal etwas ändern.

Am Ende jeden Themas zeigen wir, wie ein Übungsprogramm für den Trainingseinstieg aussehen könnte, und geben Informationen zu der jeweiligen Trainingsform.

Welche Übung ist wofür? Zertifikate

Die Übungsauswahl Ihres Trainingsprogramms darf nicht zu einseitig sein. Um richtig zu wählen, müssen Sie die Eigenschaften der Übungen kennen. Diese erschließen sich nicht allein durch Ausprobieren. Deshalb hat jede Übung mehrere Zertifikate. Jedes beschreibt eine andere Eigenschaft. So erkennen Sie auf einen Blick den grundsätzlichen Charakter der Übung.

Ein ausgewogener Trainingsplan enthält Übungen aus den Bereichen Beweglichkeit, Koordination, Kraft sowie Ausdauer und nutzt die Bewegungspotenziale der Wirbelsäule in allen drei Richtungen.

Das **Zertifikat-Level** beschreibt den koordinativen/technischen Schwierigkeitsgrad einer Übung, d. h. wie technisch anspruchsvoll die Ausführung ist. Es gibt drei Level: einfach, fortgeschritten und anspruchsvoll.

- Level einfach
- Level fortgeschritten
- Level anspruchsvoll

Dieses Zertifikat beschreibt nicht den Anstrengungsgrad, denn dieser hängt z. B. davon ab, wie lange man diese Übung ausführt.

Die **Fähigkeits-Zertifikate** kennzeichnen, welche Komponente der körperlichen Leistungsfähigkeit vordergründig trainiert wird. Dabei kann ein und dieselbe Übung mehrere Fähigkeiten trainieren. Dieses Zertifikat hilft besonders bei der Zusammenstellung einer Trainingseinheit (Seite 158).

- Beweglichkeit
- Koordination
- Kraft
- Entspannung

Das **Zertifikat Bewegungsrichtung** benennt die Bewegungsrichtung der Wirbelsäule. Es gibt insgesamt drei: beugen/strecken, seitneigen und drehen (Seite 19). Manche Übungen beinhalten verschiedene Bewegungsrichtungen und erhalten somit mehrere Zertifikate. Mithilfe dieses Zertifikates können Sie ein Übungsprogramm zusammenstellen, welches ausgewogen alle Bewegungen der Wirbelsäule enthält und umgehen somit einen sehr häufigen Trainingsfehler.

- Beugung
- Streckung
- Seitneigung
- Drehung

Wie wage ich mich an die Übungen heran? – Methodik

- Suchen Sie sich eine „einfache“ Übung.
- Sehen Sie sich die Übungsbilder an und lesen Sie die Informationen zu Ausgangsstellung und Ausführung.
- Machen Sie die Übung nach! Betrachten Sie die erste Durchführung nicht als Training, sondern zum Kennenlernen. Führen Sie dazu die Bewegungen langsam aus. Limitieren Sie die Wiederholungszahlen auf 5 Ausführungen bzw. die Haltedauer auf 5 Sekunden.
- Lesen Sie dann die Abschnitte zu Technikfehlern und Tipps. Überprüfen Sie, ob Sie noch etwas optimieren können.
- Führen Sie die Übung noch einmal durch. Wenn beim ersten Probieren alles gepasst hat, können Sie die Wiederholungszahl etwas steigern.
- Wenn Ihnen die Übung gefallen hat und sie gut durchführbar war, merken Sie sich diese für Ihren Trainingsplan. Im Kapitel »Trainingseinheiten« (Seite 158) können Sie Ihre Favoriten markieren und sammeln.

Viel Freude und Erfolg beim Ausprobieren. Los geht’s …

Katzenbuckel

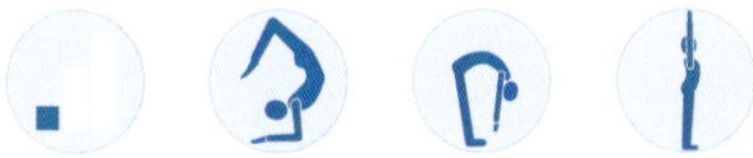

Diese Übung kennt jeder Rückenpatient – ein echter Klassiker mit vielen Variationen und Namen. In der dynamischen Grundvariante mobilisiert die Übung die gesamte Wirbelsäule in Beugung und Streckung.

Ausgangsstellung: Sie befinden sich im Vierfüßlerstand. Dabei befinden sich die Knie unter den Hüften und die Hände unter den Schultern. Die Wirbelsäule ist gerade, der Blick ist zum Boden gerichtet.

Ausführung: Aus der Mittelstellung heraus führen Sie zunächst eine Beugung des Rumpfes durch. Dazu rollen Sie das Becken und den Kopf ein. Dabei werden die Lenden- und Halswirbelsäule etwas runder. Diese Beugebewegung breitet sich nahezu von selbst in die Brustwirbelsäule aus. Der gesamte Rücken macht nun einen harmonischen Buckel. Ihr Blick geht zu den Knien. Vielleicht spüren Sie eine leichte Anspannung in der Bauchmuskulatur (1).

Die Gegenrichtung beginnt in der Brustwirbelsäule. Dazu lassen Sie das Brustbein zu Boden sinken. Die Brustwirbelsäule streckt sich. Lassen Sie diese Bewegung sich in die Lenden- und Halswirbelsäule ausbreiten. Versuchen Sie dennoch, die Bauchspannung etwas aufrechtzuerhalten. Der Kopf hebt sich etwas, aber der Nacken wird lang gestreckt. Der Blick ist zum Ende der Bewegung ca. 1 m vor den Händen auf den Boden gerichtet. Auch das Becken versuchen Sie entgegengesetzt zum Nacken in die Länge zu ziehen. Die gesamte Wirbelsäule ist nun leicht überstreckt und lang (2).

Beginnend bei Becken und Kopf bewegen Sie den Rumpf wieder in die Beugung und wiederholen die Bewegung.

Technikfehler

- Die Beugung findet hauptsächlich in der Brustwirbelsäule statt oder der Kopf und das Becken werden nicht mit eingerollt.
- Bei der Streckung fällt die Lendenwirbelsäule ins Hohlkreuz, während die Brustwirbelsäule noch ausgeprägt rund ist.
- Der Kopf wird überstreckt und der Blick geht zur Wand.
- Die Arme werden gebeugt.

Tipps

- Bei Kniebeschwerden kann eine weichere Unterlage helfen. Bei Problemen in den Handgelenken die Hände zu einer Faust geformt abstützen.
- Bei der Übung geht es nicht um das maximale Bewegungsausmaß, sondern um eine harmonische gleichmäßige Beugung oder Streckung. Sie können sich dabei in den Endpositionen in einem Spiegel beobachten oder von einem Trainingspartner ein Feedback geben lassen.

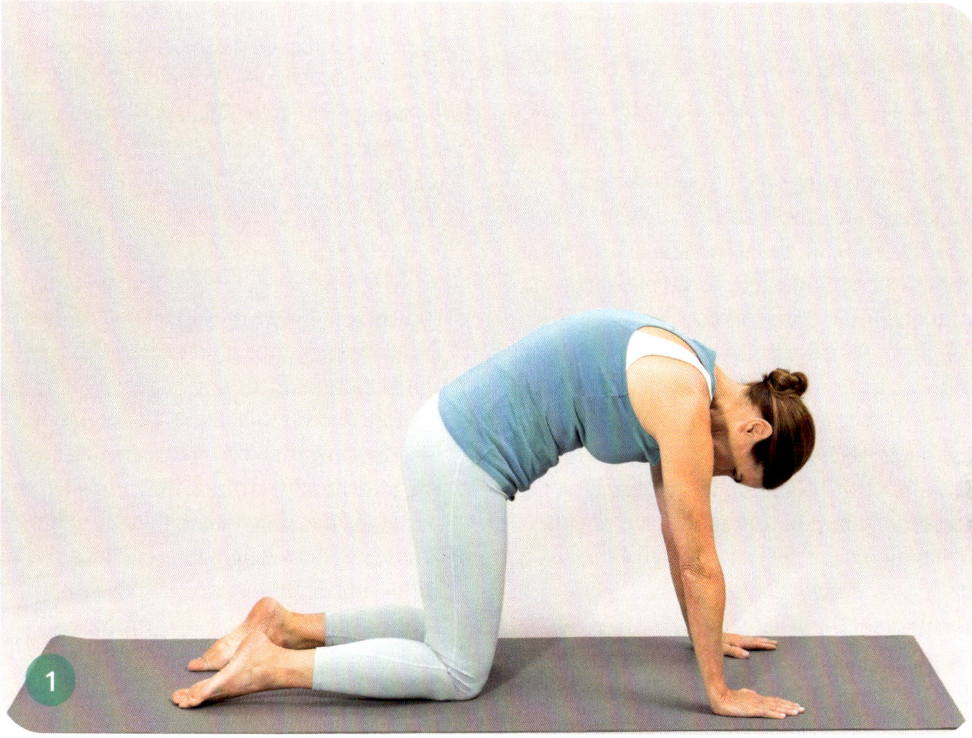
1

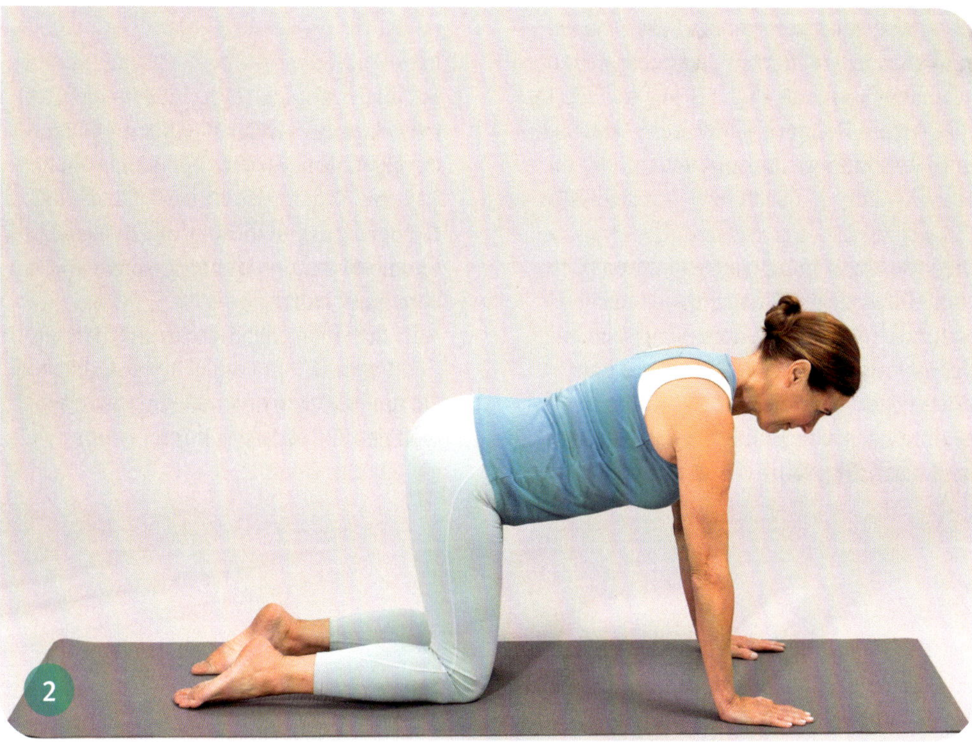
2

Bücken und Strecken

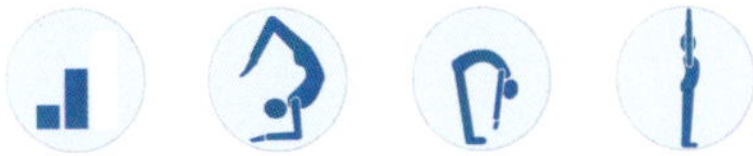

Diese Übung wird sehr unterschiedlich aufgefasst. Sie taucht als Grundlage im Yoga und andern Bewegungsformen auf. Im Alltag ist das Muster unbeliebt. In den Rückenschulen wird sie kontrovers diskutiert. Wir zeigen, wie Sie damit Beweglichkeit fördern können.

Ausgangsstellung: Sie stehen aufrecht. Die Füße sind hüftbreit parallel ausgerichtet. Versuchen Sie, den Unterbauch leicht einzuziehen und dabei weiterzuatmen ❶.

Ausführung: Die Bückbewegung läuft von oben nach unten. Sie beginnen mit dem Kopf eine Einrollbewegung, die sich in der gesamten Wirbelsäule nach unten ausbreitet, bis Sie in einer runden gebeugten Oberkörpervorneige ankommen. Dabei wächst die Dehnung von Rumpf und Beinen auf der Körperrückseite. Beugen Sie nur so weit, bis eine leichte Dehnung spürbar ist. Der Blick ist in der Endposition zum Boden oder zwischen den Beinen nach hinten gerichtet ❷.

Die Streckbewegung läuft von unten nach oben. Dazu ziehen Sie den Bauch leicht ein und drehen das Becken nach oben auf. Der Gesäßmuskel wird aktiv. Die gesamte Wirbelsäule folgt diesem Impuls, von unten beginnend, bis Sie wieder aufrecht stehen. Versuchen Sie, während der gesamten Aufrichtung eine leichte Bauchspannung zu halten. Zum Ende deuten Sie noch eine leichte Überstreckung an, indem Sie das Brustbein leicht anheben. Der Nacken bleibt lang gestreckt. Die Arme spreizen sich leicht zur Seite ab.

Technikfehler

- Das Beugen findet in der Hüfte statt. Die Lendenwirbelsäule bleibt gestreckt.
- Der Kopf wird nicht mit eingerollt oder die Halswirbelsäule kommt während der Beugung sogar in die Überstreckung.
- Die Streckung beginnt in der Lendenwirbelsäule oder Halswirbelsäule, was zum Ende jeweils zu einem übertriebenen Hohlkreuz oder überstreckten Nacken führt.

Tipps

- Bereits kleine Bewegungen sind erfolgreich. Die Stärke dieser Mobilisationstechnik liegt in der sanften, langsamen und vor allem häufigen Wiederholung. Auch bei geringer Beweglichkeit beim Beugen, bei Einschränkungen und Unsicherheiten ist diese Übung also sinnvoll. Sie dürfen die Bewegung in Ihrer Komfortzone ausüben und werden trotzdem einen positiven Effekt haben.
- Falls die Übung Schmerzen oder Missempfindungen in den Beinen auslöst, machen Sie die Bewegung kleiner, langsamer, mit weniger Einrollen des Kopfes oder etwas gebeugten Knien.

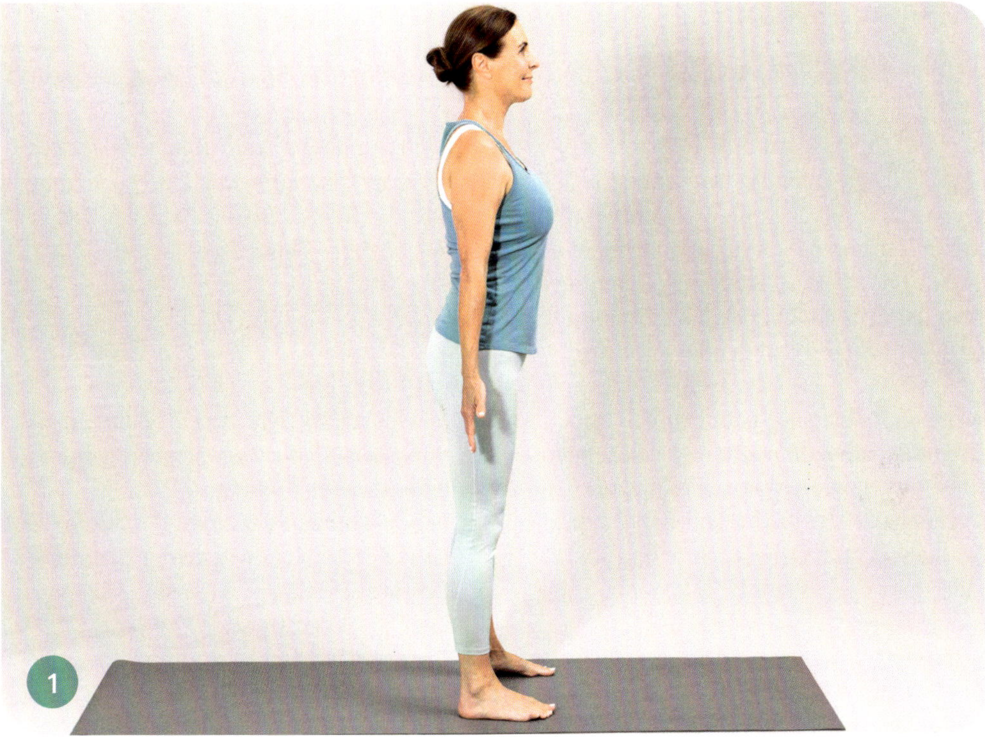

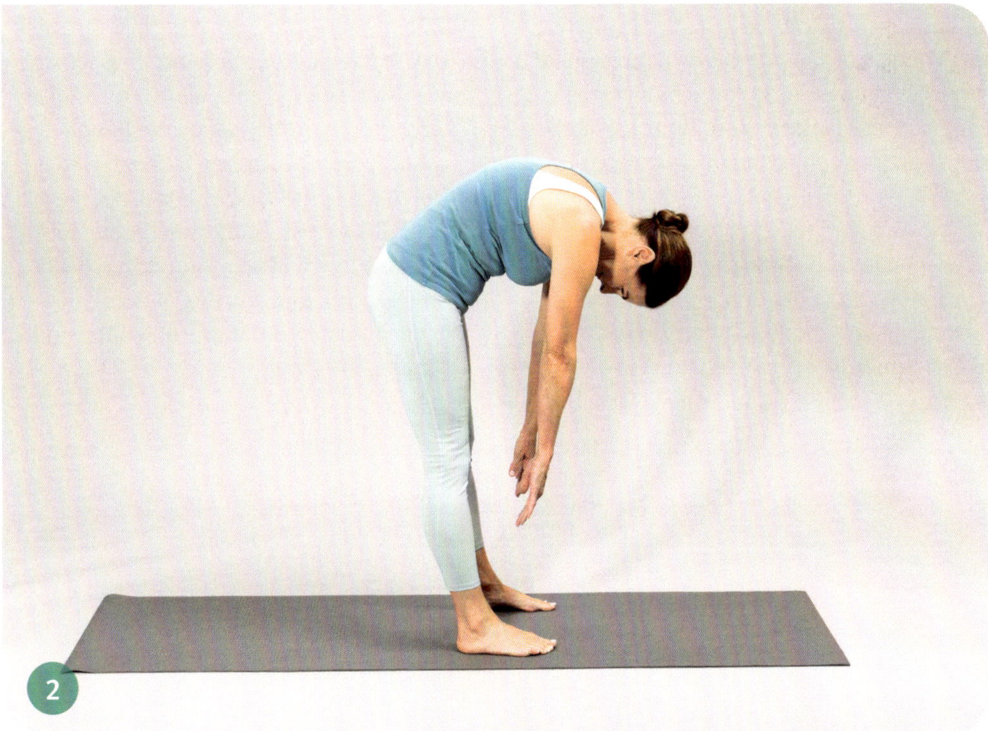

Päckchen – Kobra

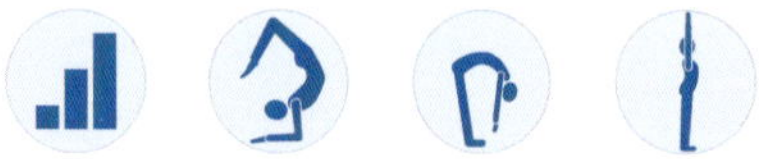

Diese Übung kombiniert zwei statische Positionen zu einer dynamischen Mobilisation. Dadurch erfahren die Wirbelsäule und die Hüften eine effektive Bewegung. Allerdings muss der oder die Übende ein paar Grundlagen in den Armen und Beinen mitbringen.

Ausgangsstellung: Sie befinden sich im Vierfüßlerstand. Der Abstand zwischen den Knien und Händen ist etwas größer als beim Katzenbuckel. Die Wirbelsäule ist gestreckt. Der Blick ist zu Boden gerichtet und der Bauch leicht angespannt.

Ausführung: Um in das »Päckchen« zu kommen, erhöhen Sie etwas die Bauchspannung und verlagern Ihr Gewicht nach hinten. Dabei beugen sich die Knie, die Lendenwirbelsäule wird runder und der Kopf wandert zwischen die Arme. Die Beweglichkeit in den Knien und der Schulter gibt die Grenzen vor. Auch hier bleiben Sie in Ihrer Komfortzone – Schmerzen sollten nicht auftreten ❶.

Für die Umkehrbewegung verlagern Sie das Gewicht wieder nach vorn. Allerdings bewegen Sie sich nun über den mittleren Vierfüßlerstand hinaus. Dadurch wächst der Druck in den Armen, das Becken sinkt Richtung Boden ab, der Blick wandert nach vorn und die Wirbelsäule streckt sich. Die Bauchspannung bleibt während der Bewegung erhalten und kontrolliert die Streckbewegung ❷.

Dann kehren Sie die Richtung wieder durch Gewichtsverlagerung mit Bauchspannung um und gehen zurück ins Päckchen. Die Arme bleiben während der ganzen Übung gestreckt.

Technikfehler

- Zu wenig Kontrolle über die Bauchspannung führt in der Vorwärtsbewegung zu einem starken Hohlkreuz.
- In der »Kobra«-Position ist der Blick zu Boden oder nach oben gerichtet. Somit wäre die Halswirbelsäule entweder zu wenig oder zu viel gestreckt.
- Die Arme werden beim Stützen gebeugt und erschweren die Übung unnötig.

Tipps

- Das Stützen bei der Vorwärtsbewegung lässt sich durch die Handposition erleichtern. Probieren Sie aus, ob die Hände weiter vorn oder hinten hilfreich sind.
- Durch die Hüft- und Schulterbewegung wird die Wirbelsäule abwechselnd auf verschiedenen Etagen zum Beugen oder Strecken gezwungen. Ihre Kontrollmöglichkeit liegt in der Bauchspannung und Nackenstreckung.

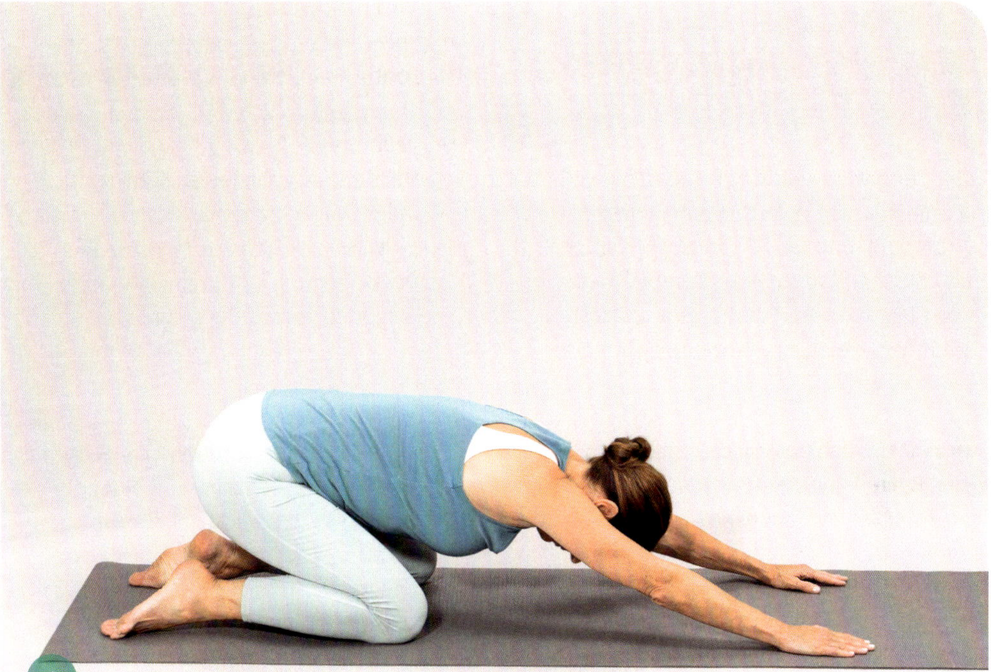
1

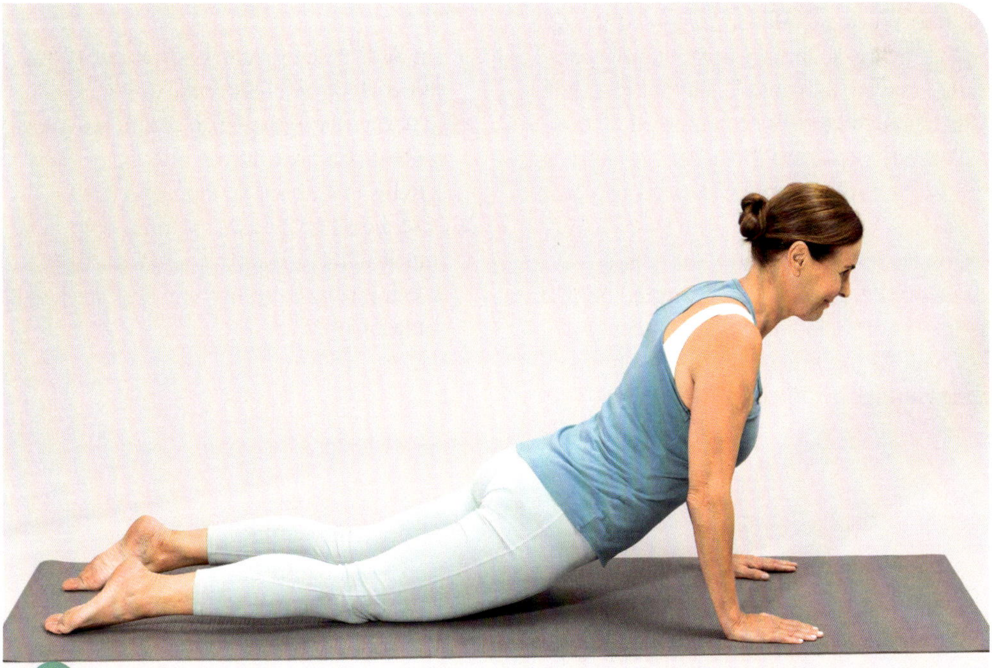
2

Seitneigen

Die Übung wird selten gezeigt, dabei ist sie eine der drei Bewegungsrichtungen der Wirbelsäule und macht die Mobilisation erst vollständig. Da die Bewegung im Alltag derart isoliert selten vorkommt, ist die Durchführung ungewohnt und beinhaltet Aha-Erlebnisse.

Ausgangsstellung: Sie stehen aufrecht, die Füße sind etwas weiter auseinander als hüftbreit. Die Arme hängen seitlich neben dem Körper.

Ausführung: Wie beim Beugen nach vorn beginnen Sie auch die Seitneige mit dem Kopf und lassen die Bewegung die gesamte Wirbelsäule von oben nach unten durchlaufen, bis der gesamte Rumpf seitlich gebeugt ist ❶. Dabei baut sich in der länger werdenden Seite eine Zugspannung auf. In der Gegenseite kann ein Stauchungsgefühl entstehen. Wie bei allen Mobilisationen ist nicht die Bewegungsgröße entscheidend, sondern, ob die Wirbelsäule harmonisch bewegt wurde.

Wenn Sie Ihre Grenze erreicht haben, drehen Sie die Bewegungsrichtung um und neigen sich direkt zur anderen Seite ❷. So pendeln Sie hin und her. Die Arme bleiben dabei seitlich am Körper gestreckt.

Technikfehler

- Der Kopf wird nicht oder sogar entgegengesetzt zur Neigungsrichtung bewegt. Dadurch entsteht keine Harmonie in der Wirbelsäule.
- In der Seitneige findet zusätzlich eine Beugebewegung nach vorn statt und der Blick wandert nach unten. Diese Ausweichbewegung ist durch einen kleineren Bewegungsumfang zu vermeiden.

Varianten

- Bei der Seitneige kann sich das Becken zur Gegenseite seitlich wegschieben oder es wird starr in der Mitte gehalten.
- Der Arm auf der lang gezogenen Seite kann zusätzlich abgespreizt und über den Kopf gehoben werden. Dabei kann entweder der Ellenbogen oder die Hand der höchste Punkt sein.

Tipps

- Versuchen Sie, sich einen Drehpunkt auf Höhe des Brustbeins vorzustellen. Das hilft, die Bewegung auch in der Brustwirbelsäule durchzuführen und die Lendenwirbelsäule etwas zu entlasten.
- Ein Spiegel ist bei dieser Übung sehr hilfreich, um zu kontrollieren, ob Sie eine harmonische Seitneige von Kopf bis Lende machen.

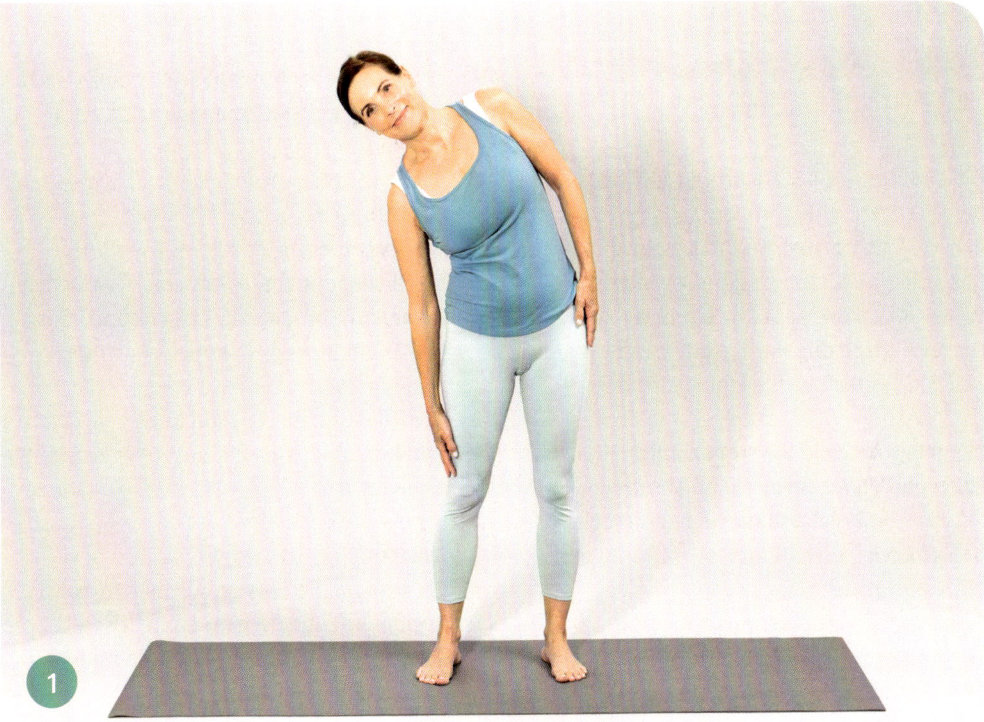

1

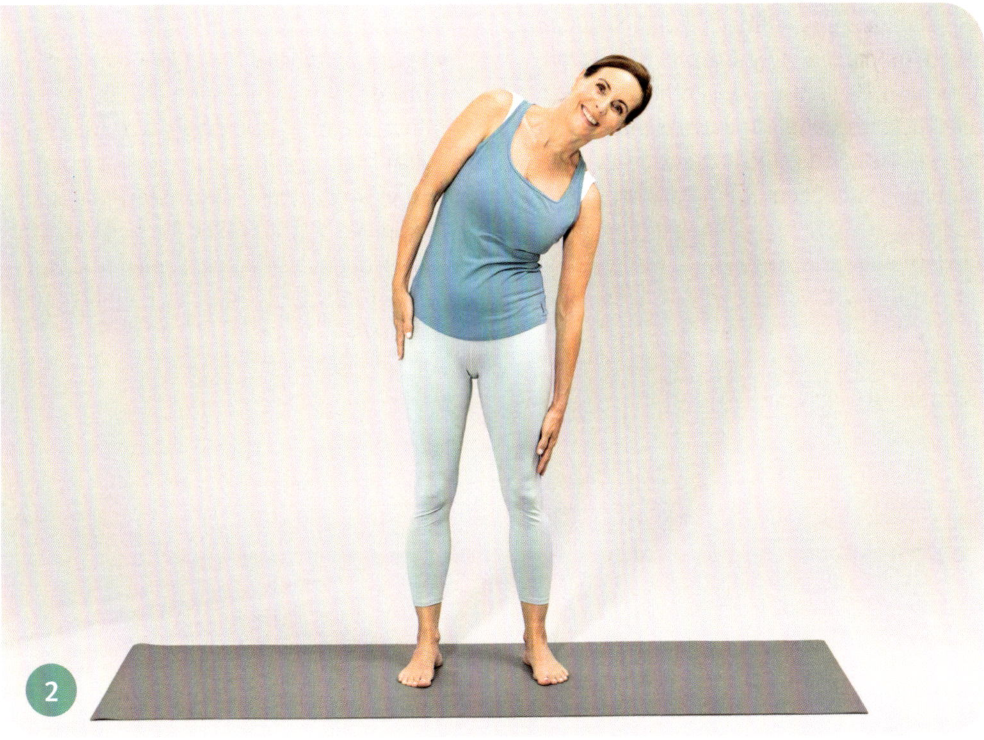

2

Drehung im Stand

Die Drehung ist die anspruchsvollste Bewegungsrichtung im Rumpf hinsichtlich der Ausführungsqualität. Es gibt viele Ausweichmöglichkeiten. Insbesondere ein steifer Brustkorb kann die Drehung zur Herausforderung und zur Lösung machen. Hier zunächst eine einfache Übungslösung.

Ausgangsstellung: Sie stehen aufrecht. Die Füße sind etwas mehr als hüftbreit auseinander. Die Knie sind leicht gebeugt. Der Unterbauch ist leicht angespannt und der Blick geradeaus.

Ausführung: Die Drehung ist eine gekoppelte fließende Bewegung von oben nach unten. Sie beginnen, den Kopf nach rechts zu drehen. Dadurch wird die Halswirbelsäule mitgedreht. Dann nehmen Sie den Schultergürtel mit in die Bewegung und führen die Arme um den Rumpf. Dabei drehen bereits auch die Brustwirbelsäule und schließlich die Lendenwirbelsäule nach rechts ❶. Die Bewegung endet beim Becken. Es bleibt während der gesamten Übung in der Ausgangsstellung still stehen.

Dann drehen Sie die Bewegung langsam wieder zurück und über die Mitte hinaus nach links ❷. So pendeln Sie langsam und kontrolliert im Wechsel von rechts nach links.

Technikfehler

- Die Bewegung findet hautsächlich in den Armen und im Schultergürtel statt. Das Brustbein bewegt sich nicht nach links und rechts.
- Die Knie und das Becken bewegen sich hin und her.

Varianten

- Sie können die Bewegung auch in das Becken und die Beine weiterfließen lassen. Allerdings birgt diese Variante mehr Ausweichmöglichkeiten.
- Falls Ihnen wegen der Kopfdrehung schwindelig wird, können Sie den Blick auch konstant geradeaus halten. Die Bewegung wird dann etwas kleiner.

Tipps

- Halten Sie die Füße, die Beine und das Becken aktiv still. Stellen Sie sich vor, dass Sie oberhalb des Bauchnabels mobil und locker sind.

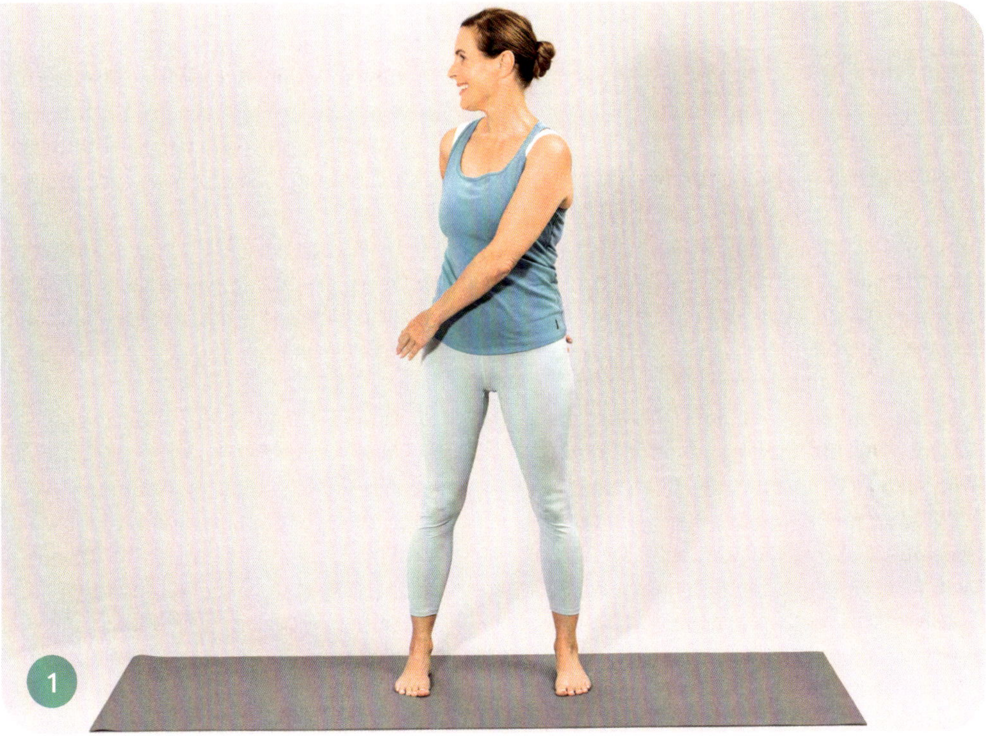

1

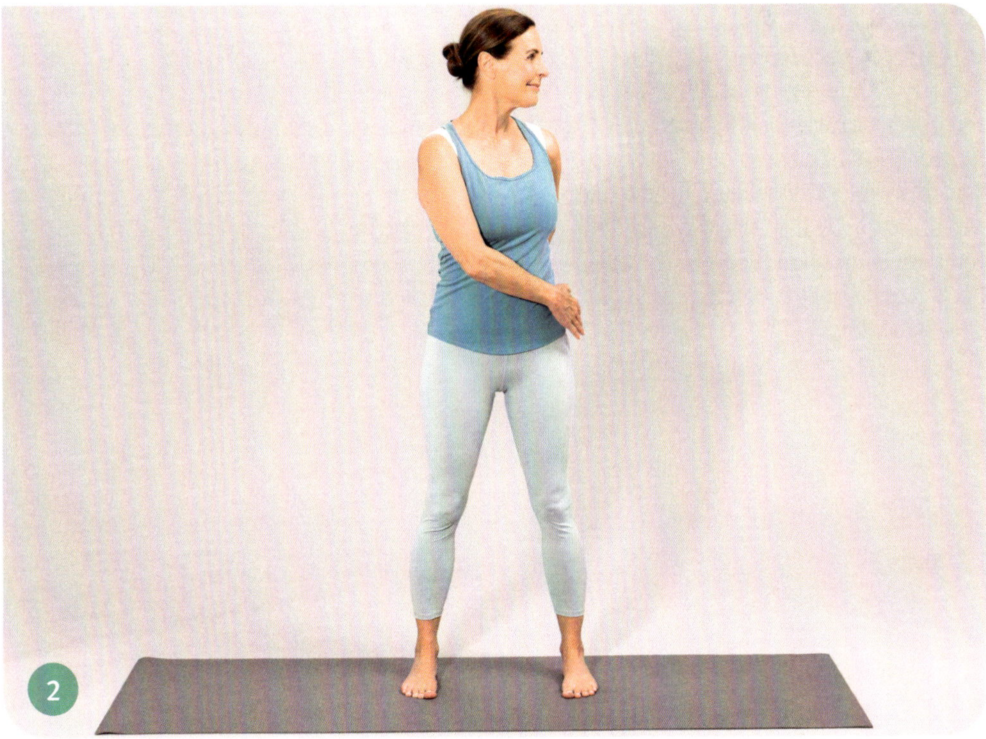

2

Bogenschütze

Bei dieser Übung wird die Drehung schneller durchgeführt. Dadurch entsteht eine funktionelle Schwingung wie beim Gehen. Außerdem wird der schwer erreichbare Übergangsbereich von Halswirbelsäule und Brustwirbelsäule mobilisiert.

Ausgangsstellung: Die Füße stehen etwas mehr als hüftbreit auseinander, die Knie sind leicht gebeugt, der Unterbauch leicht angespannt und der Blick geradeaus gerichtet. Die Arme positionieren Sie, als hielten Sie einen gespannten Bogen. Dazu ist der linke Arm horizontal nach vorn gestreckt und der rechte nach hinten gezogen. Schließlich ist der Brustkorb nach rechts gedreht ❶.

Ausführung: Für die Bewegung drehen Sie den Brustkorb von rechts nach links. Die Arme wechseln gleichzeitig ihre Position: links zieht zurück, rechts schiebt vor. Nun ist der »Bogen« auf der anderen Seite gespannt. Genauso drehen Sie wieder zurück und führen so flüssig eine schwingende Drehung nach links und rechts aus. Füße, Beine, Becken und Kopf bleiben immer in der Grundposition.

Technikfehler

- Das Becken macht die Schwingung in dieselbe Richtung mit wie der Brustkorb. Bewegen Sie sich langsamer, falls Ihnen dies auffällt, und versuchen Sie, mit dem Becken dem Brustkorb etwas entgegenzukommen.
- Die Bewegung ist sehr steif und langsam. Verlagern Sie die Anspannung in die Beine und entspannen Sie den Rumpf oberhalb des Bauchnabels.

Varianten

- Anstelle der Bogenhaltung können die Arme auch vor dem Brustkorb überkreuzt werden.
- Im Sitzen ❷ spürt man die Ausweichbewegung im Becken besser und kann leichter darauf reagieren. Die Armhaltung kann dabei wieder die Bogenhaltung oder überkreuz sein.

Tipps

- Bei dieser Übung kommt es auf die lockere Schwingung an. Das geht mit kleinen Bewegungen besser.

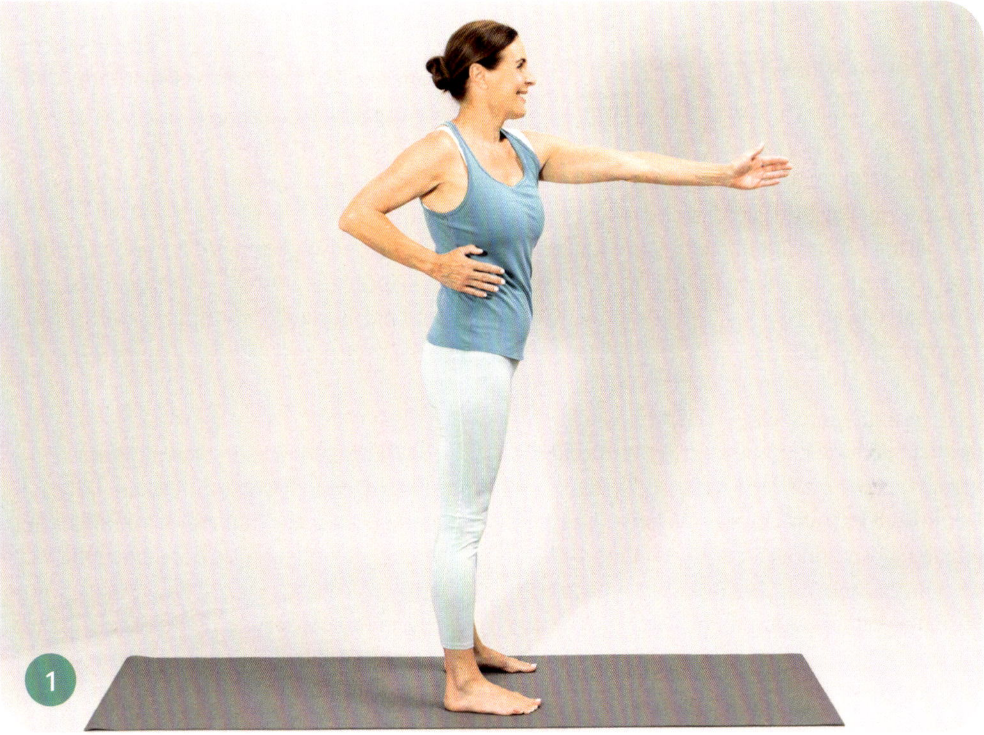
1

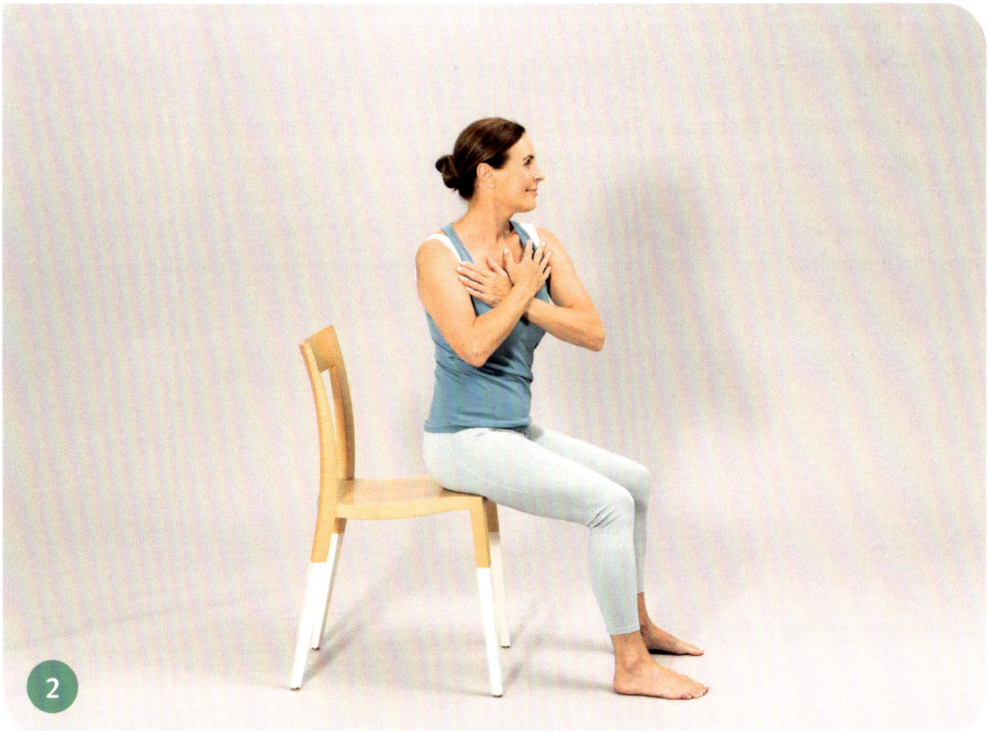
2

Drehen in Schrittstellung

Die Schrittstellung kann eine zusätzliche Herausforderung für das Gleichgewicht sein. Die Vorteile dabei sind eine bessere Konzentration, langsamere Bewegung und isoliertere Mobilisation.

Ausgangsstellung: Sie stellen das rechte Bein nach vorn in eine lockere Schrittstellung. Beide Füße haben Bodenkontakt und zeigen gerade nach vorn. Beide Knie sind gebeugt. Der Rumpf ist aufrecht, der Unterbauch ist leicht angespannt und der Blick geradeaus gerichtet. Die Arme sind horizontal nach vorn ausgestreckt ❶.

Ausführung: Bewegen Sie den rechten Arm gestreckt nach hinten. Er bleibt dabei immer parallel zum Boden. Sie klappen Ihren Körper wie ein Buch auf. Der Brustkorb dreht entsprechend mit nach rechts. Die Beine, das Becken, der Kopf und der linke Arm bleiben in der Grundposition ❷. Dann führen Sie den rechten Arm wieder nach vorn und wiederholen die Bewegung mehrfach. Anschließend lösen Sie die Haltung auf und gönnen sich einen Moment Pause.

Für den Seitenwechsel stellen Sie nun das linke Bein nach vorn. Die Bewegung macht nun der linke Arm und der Brustkorb dreht nach links.

Technikfehler

- Die Armbewegung wird zu schwunghaft ausgeführt. Dadurch wird es wackeliger und das Becken dreht mit.

Variante

- Mit der Armbewegung nach hinten können Sie den Kopf mitdrehen. Dadurch sind Sie zu mehr Kontrolle im Gleichgewicht gezwungen und die Bewegung wird größer.
- Die Herausforderung für das Gleichgewicht wird auch gesteigert, wenn Sie die Ferse des hinteren Fußes anheben und nur noch mit dem Vorfuß Bodenkontakt haben.

Tipps

- Bewegen Sie den Arm langsam für eine bessere Standkontrolle.
- Die Arme müssen nicht exakt horizontal sein. Bei einer Nackenverspannung hilft es, die Arme etwas abzusenken und zu beugen.

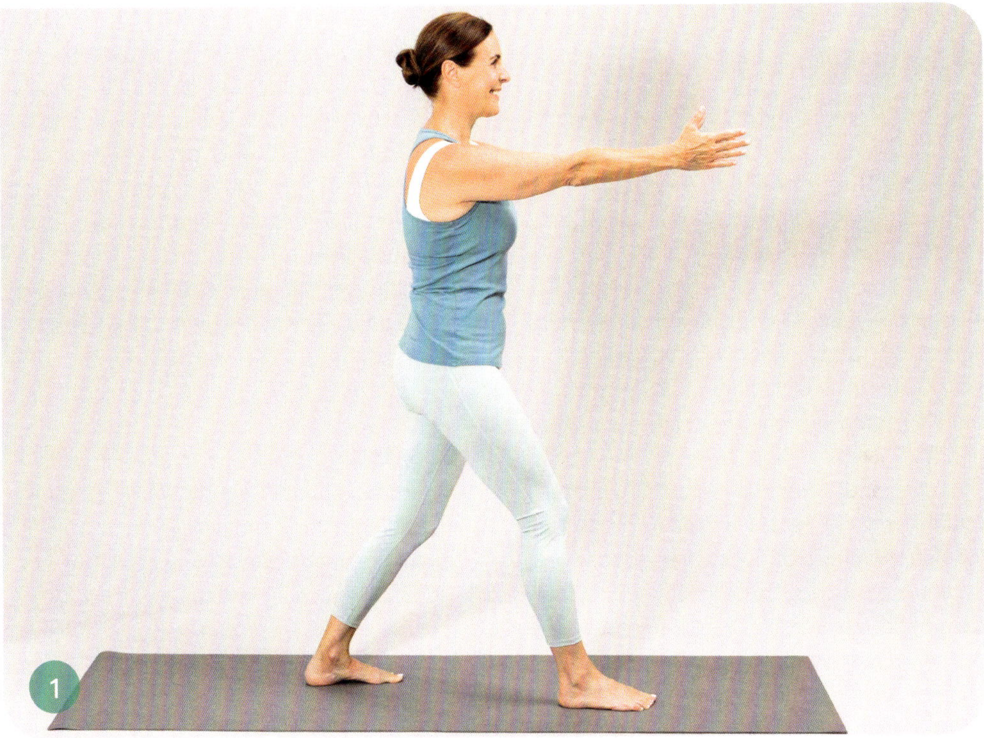
1

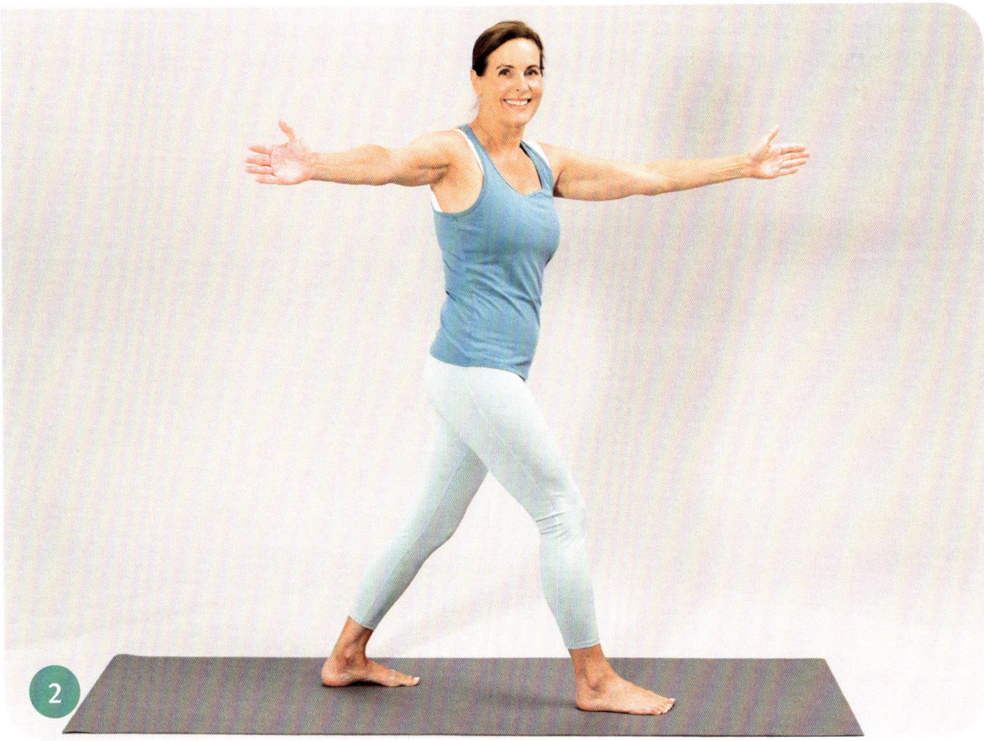
2

Drehen in Seitlage

Mit dieser Übung kann die Drehung sehr gut kontrolliert werden. Ausweichbewegungen können selbst wahrgenommen werden.

Ausgangsstellung: Sie liegen auf der rechten Seite. Hüfte und Knie sind ca. 90 Grad gebeugt. Die Arme liegen gestreckt nach vorn. Der Kopf kann auf einem Kissen ruhen. ❶

Ausführung: Sie heben den linken Arm ab und bewegen ihn so nach hinten, als wollten Sie sich wie ein Buch aufklappen. Dabei drehen Sie gleichzeitig den Kopf ebenfalls nach links. Der Brustkorb folgt und limitiert die Bewegung. Das Becken und die Beine bleiben ruhig liegen. ❷ Die Reichweite des linken Armes wird durch die Beweglichkeit des Rumpfes bestimmt. Haben Sie Ihre Grenze erreicht, drehen Sie mit Arm, Kopf und Brustkorb zurück und wiederholen die Bewegung dann mehrfach.

Nach einer kurzen Pause auf dem Rücken legen Sie sich auf die linke Seite und wiederholen die Übungen nach rechts.

Technikfehler

- Der Arm wird mehr als der Brustkorb bewegt. Sie können das an der Position des Brustbeines feststellen. Es sollte nicht zur Seite, sondern eher nach oben zur Zimmerdecke zeigen. Der Arm bildet dann die Verlängerung der Schulterachse, aber nicht darüber hinaus.
- Das Becken macht die Drehbewegung mit. Halten Sie die Knie aktiv parallel übereinander.

Variante

- Beginnend in der Grundposition können Sie den oben liegenden Arm auch wie beim Spannen eines Bogens (s. a. »Bogenschütze«) nach hinten ziehen.

Tipps

- Die Armbewegung hilft bei der Bewegung. Der Fokus liegt aber auf der Bewegung im Brustkorb. Eine Orientierung gibt das Brustbein. Am Ende der Drehbewegung zeigt es tendenziell zur Zimmerdecke.

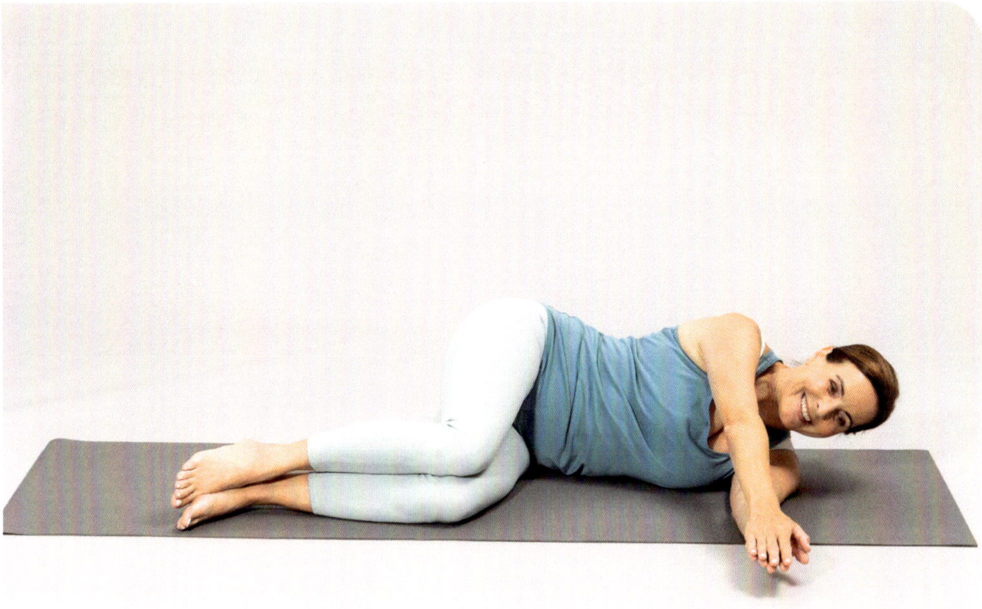

1

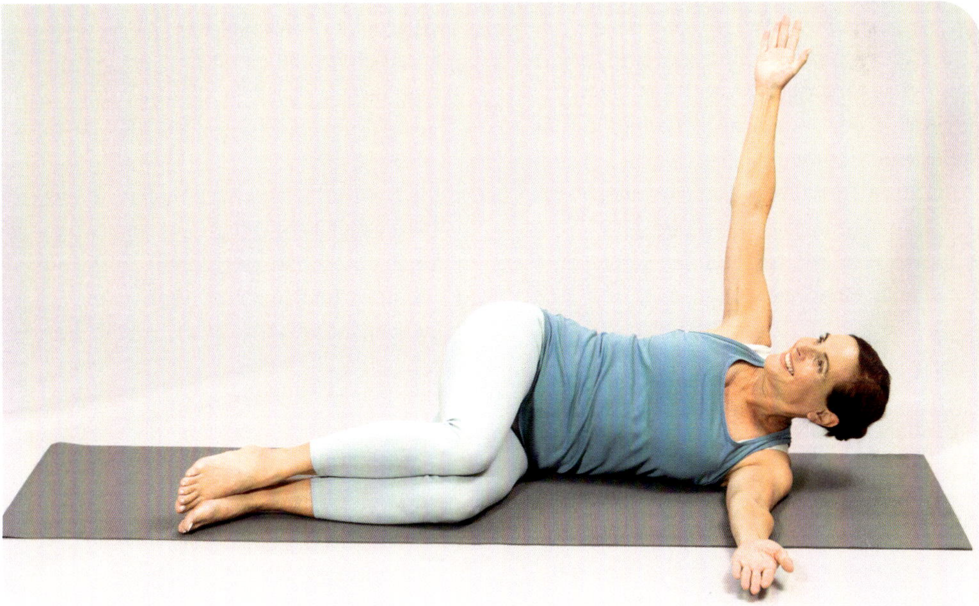

2

Locker und häufig – Beweglichkeit I (Mobilisation)

Machen Sie sich locker – Sie werden erstaunt sein, wie gut simple Mobilisation Ihnen tun kann.

Die Übungen im Abschnitt Beweglichkeit I sind als dynamische Mobilisation zu verstehen. Mit ihnen kann man den Körper ohne weitere Hilfsmittel zunächst einmal buchstäblich durchbewegen.

Wirkungen

- Der Stoffwechsel im Bindegewebe, in Gelenken und Muskulatur wird gesteigert.
- Die Muskelspannung wird reguliert und für Bewegung optimiert.
- Insgesamt führt dies zu einer verbesserten dynamischen Bewegungsfähigkeit.
- Daraus resultiert ein erhöhtes Selbstvertrauen bei Bewegungen.

Nebenwirkungen

- Bei der Durchführung kann an der Beweglichkeitsgrenze ein leichter Muskelzug spürbar sein.
- Bei Einschränkungen der Beweglichkeit von Nerven kann es zu einer Verstärkung von Schmerz oder Missempfindungen kommen. Die gezeigten Übungen sind dann nicht gleich falsch. Allerdings ist besondere Sorgfalt bei der Dosierung und Ausführung gefragt. Außerdem wären eventuell speziellere Übungen und somit eine therapeutische Anleitung notwendig.
- In seltenen Fällen kann es bei den Übungen mit Kopfbewegungen zu Schwindelsymptomen kommen.
- In manchen Körperabschnitten können Knackgeräusche auftreten.

Tipps für die Durchführung

- Die Bewegungsgeschwindigkeit ist langsam-dynamisch. Führen Sie die Übungen im Rhythmus der Atmung durch.
- Das Bewegungsausmaß bleibt unter der eigenen maximalen Beweglichkeitsgrenze, d. h., am Bewegungsende ist höchstens ein sehr leichter Zug zu spüren.
- Der Anstrengungsgrad liegt im moderaten Bereich (Borg 12, Seite 171).
- Die Wiederholungszahlen dürfen umfangreich sein: 15 bis 25 Wiederholungen dürfen Sie ruhig machen.
- Häufigkeit pro Woche: einmal erhält die Beweglichkeit, 2–4-mal verbessert die Beweglichkeit.

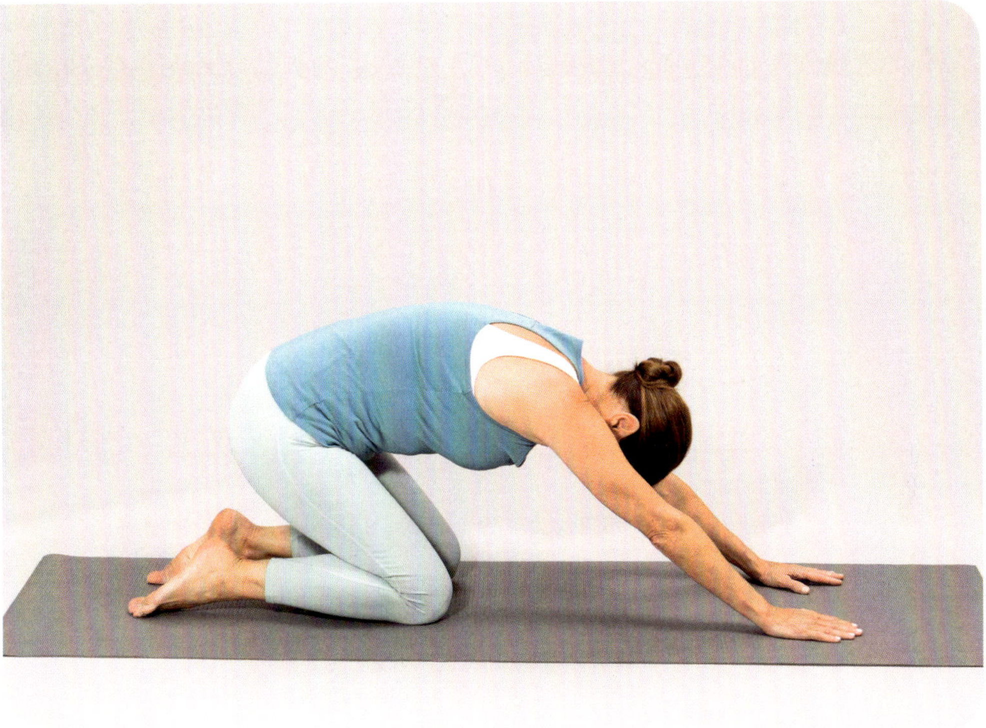

Die Rolle der Mobilisation beim Training:

Durch ihre aktivierende Wirkung findet die dynamische Mobilisation eine optimale Anwendung immer dann, wenn wir Energie, Wachheit und Agilität benötigen. Sie kann zum Beispiel als Frühsport oder bewegte Pause im Alltag zum Einsatz kommen, oder als Aufwärmprogramm vor allen Sportarten.

Ihr eigener Trainingsplan »Mobilisation«

Nachdem Sie den Bereich der Mobilisation kennengelernt haben, können Sie sich nun Übungen zusammenstellen, die Sie regelmäßig wiederholen und somit vertiefte Erfahrungen sammeln. Dazu benötigen Sie eine Auswahl von 3–4 Übungen. Achten Sie bei der Auswahl darauf, dass Übungen für alle Bewegungsrichtungen enthalten sind. Die folgende Auswahl ist für den Einstieg gut geeignet:

- Katzenbuckel
- Seitneigen
- Drehung im Stand
- Drehung in Seitlage

Schritt für Schritt:

Führen Sie die Übungen eine Woche lang an 2 bis 3 Tagen durch. Danach können Sie die Übungen für die Entlastung ausprobieren.

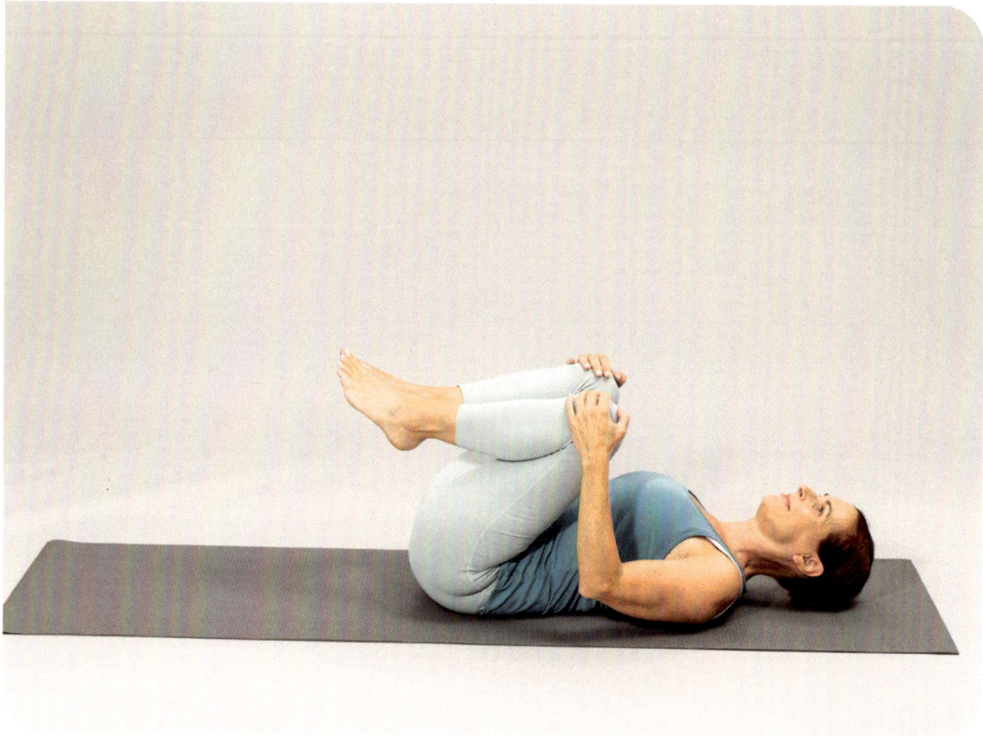

Päckchen

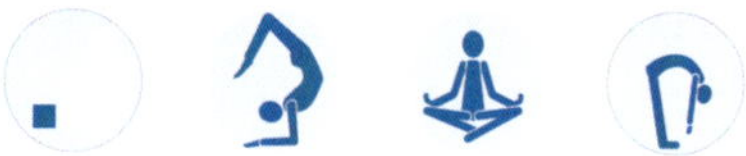

Diese klassische Entlastung holt Sie aus dem Hohlkreuz und beruhigt so die Lendenwirbelsäule.

Ausgangsposition: Sie liegen auf dem Rücken und die Füße sind aufgestellt. Der Kopf liegt so, dass die Halswirbelsäule lang gestreckt ist. Vielleicht ist dazu ein Kissen zur Unterlagerung notwendig.

Ausführung: Greifen Sie mit den Händen ein Knie nach dem anderen und ziehen Sie diese an den Rumpf heran. Dadurch wird die Lendenwirbelsäule flacher und berührt den Boden. Die Schulterblätter und die Halswirbelsäule bleiben in der Ausgangsposition. Umfassen Sie die angezogenen Knie mit den Händen und halten Sie diese Position einige Sekunden. Zum Beenden setzen Sie einen Fuß nach dem anderen wieder ab.

Technikfehler

- Die Schultern heben beim Ziehen vom Boden ab und die Halswirbelsäule überstreckt sich.

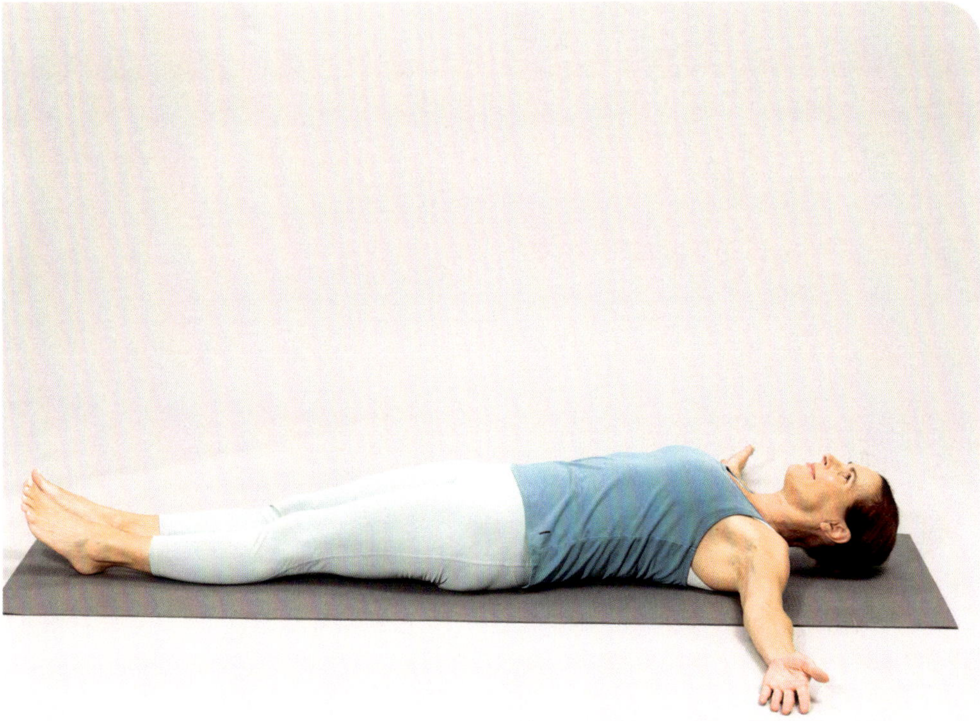

Strecken in Rückenlage

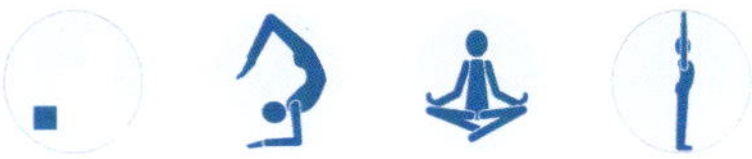

Diese Entlastung ist denkbar einfach. Lassen Sie die Schwerkraft für sich arbeiten.

Ausgangsposition: Sie liegen auf dem Rücken und die Füße sind aufgestellt. Der Kopf liegt so, dass die Halswirbelsäule lang gestreckt ist. Vielleicht ist dazu ein Kissen zur Unterlagerung notwendig.

Ausführung: Strecken Sie ein Bein nach dem anderen auf dem Boden aus. Spannen Sie dann den Unterbauch etwas an. Führen Sie die Arme über den Kopf oder zur Seite und legen Sie diese auch auf dem Boden ab. Halten Sie diese Position einige Sekunden.

Technikfehler

- Die Lendenwirbelsäule bildet ein übertriebenes Hohlkreuz. Richten Sie Ihr Becken etwas auf.
- Die Arme erreichen nicht den Boden in der Überkopf-Position. Bringen Sie die Arme in eine seitliche Position.

Tipps

- Die gestreckte Arm- und Beinposition kann unangenehm in der Lendenwirbelsäule sein. Versuchen Sie eine leichte Bauchspannung.
- Nach der Streckung kann das »Päckchen« als Ausgleich guttun.

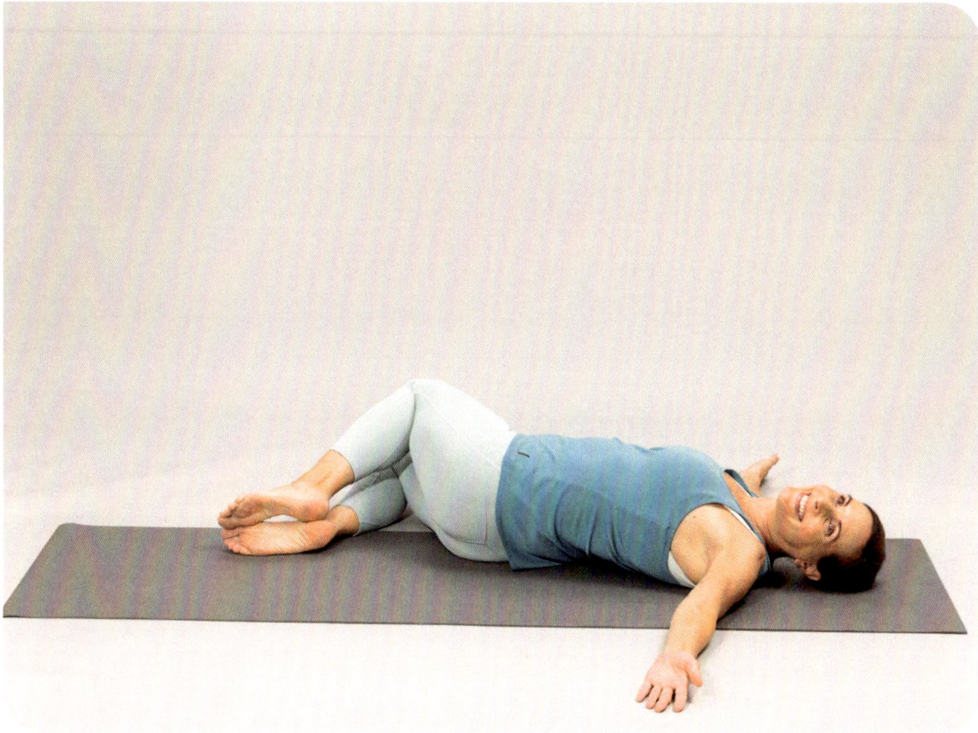

Dreh-dehn-Lage

Durch ihre verdrehte Lage kann diese Übung individuell im Seitenvergleich sehr unterschiedlich wirken.

Ausgangsstellung: Sie liegen auf dem Rücken. Die Füße stehen auf dem Boden und berühren sich. Die Knie sind ca. 90 Grad gebeugt und haben ebenfalls Kontakt zueinander. Die Arme liegen zur Seite abgespreizt auf dem Boden.

Ausführung: Sie kippen die Beine zur rechten Seite, Füße und Knie bleiben dabei zusammen. Dadurch lösen sich die linke Beckenseite und der linke Fuß vom Boden. Beine und Becken fallen nach rechts und nehmen den Rumpf von unten mit in die Drehung. Dann drehen Sie den Kopf zusätzlich nach links. Arme und Schulterachse bleiben am Boden. Halten Sie diese Position einige Sekunden und wechseln Sie dann die Seite.

Technikfehler

- Die Schulter in Blickrichtung hebt ab. Dann sind Sie für Ihre Rumpfbeweglichkeit mit den Beinen zu weit gedreht. Das unten liegende Knie muss nicht den Boden berühren.

Tipps

- Die Drehung kann einseitig ein Stauungsgefühl bewirken. Eine leichte Bauchspannung oder ein kleinerer Bewegungsumfang kann helfen.

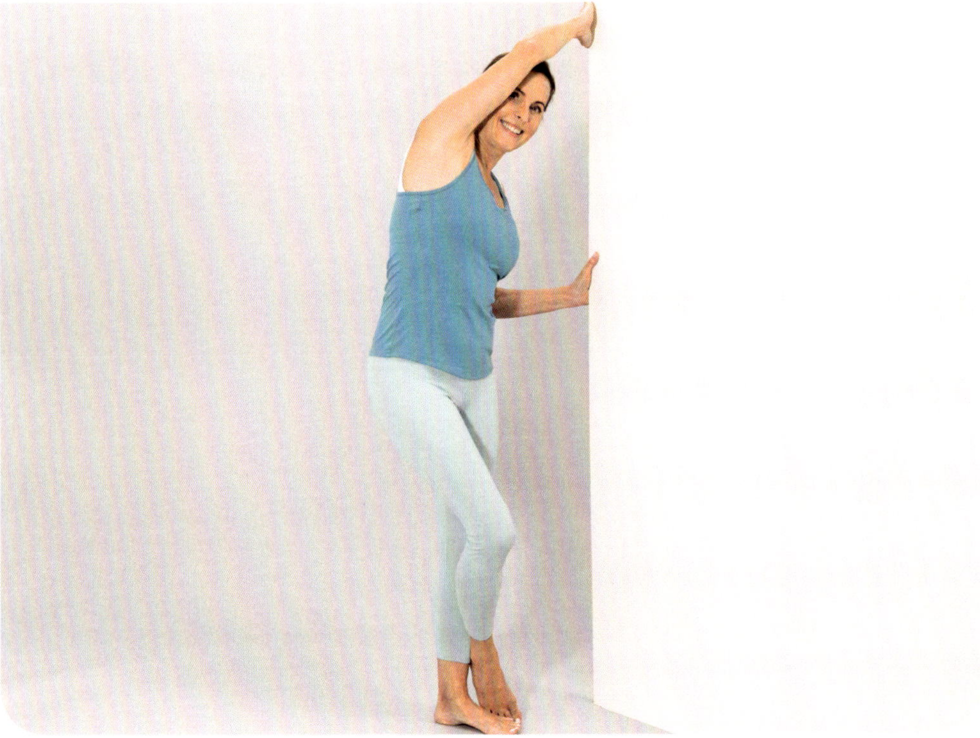

Banane

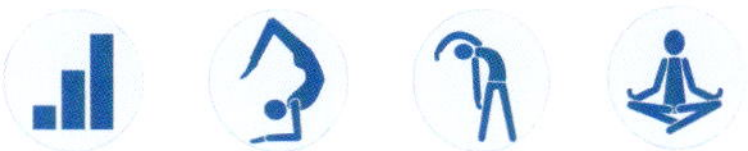

Die Übung kommt an einen schwer zugänglichen Muskel heran, ist aber kniffelig.

Ausgangsstellung: Sie stehen seitlich mit der rechten Körperseite nahe an einem Türrahmen. Die linke Hand greift den Rahmen auf Bauchhöhe, das rechte Bein kreuzt vor dem linken.

Ausführung: Nun greifen Sie mit dem rechten Arm seitlich über den Kopf zum Türrahmen. Gleichzeitig sinken Sie mit dem Becken weg von der Tür. Dadurch wird Ihre gesamte rechte Körperseite lang gestreckt. Sie halten Ihr Gewicht hauptsächlich mit dem linken Arm. Nach wenigen Sekunden wechseln Sie die Seite.

Technikfehler

- Der untere Arm arbeitet zu wenig. Dadurch kann die Zugspannung nicht kontrolliert werden.
- Die Füße stehen zu weit weg von der Tür und die Zugspannung bleibt aus.

Tipps

- Eine wirksame Dehnung braucht grundsätzlich nicht viel Spannung, sondern eher eine ungewohnte Haltung. Bei dieser Übung steht mit dem eigenen Körpergewicht viel Zugkraft zur Verfügung. Es ist deshalb auf eine vernünftige Dosierung zu achten.

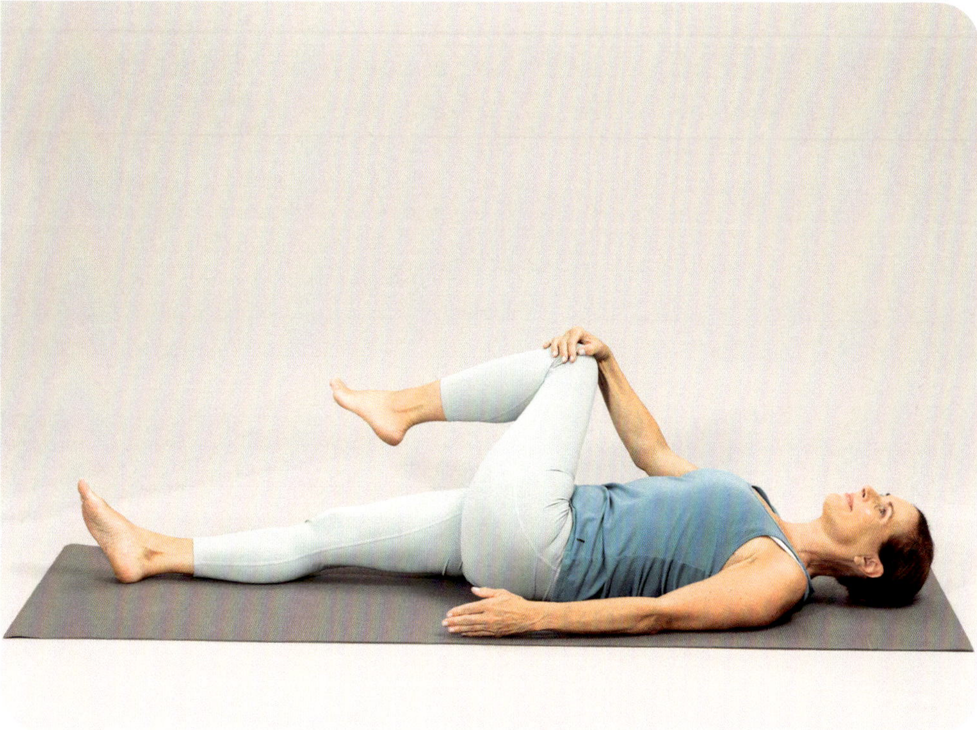

Gesäß I

Die Übungen »Gesäß I und II« entlasten die Hüftmuskeln, die häufig im Zusammenhang mit Rückenschmerzen stehen.

Ausgangsposition: Sie liegen auf dem Rücken. Das rechte Bein ist lang ausgestreckt, der linke Fuß ist aufgestellt. Die Arme sind etwas seitlich abgespreizt.

Ausführung: Heben Sie das linke Bein etwas an, so dass Sie mit der rechten Hand das Knie greifen können. Die linke Hüfte wird dadurch um ca. 90 Grad gebeugt. Der Oberkörper bleibt dabei am Boden. Nun ziehen Sie das Knie nach rechts, bis Sie einen leichten Zug in der linken Hüfte spüren. Das Becken hebt auf der linken Seite etwas ab und deutet eine Drehung im Rumpf an. Wiederholen Sie die Übung auf der anderen Seite.

Technikfehler

- Das Becken dreht sehr stark mit. Dadurch verliert der Muskel die Dehnung und die Übung bekommt den Charakter der »Drehdehn-Lage«.

Tipps

- Die Hüftmuskeln haben verschiedene Arbeitsrichtungen. Probieren Sie mehrere Hüftpositionen aus.

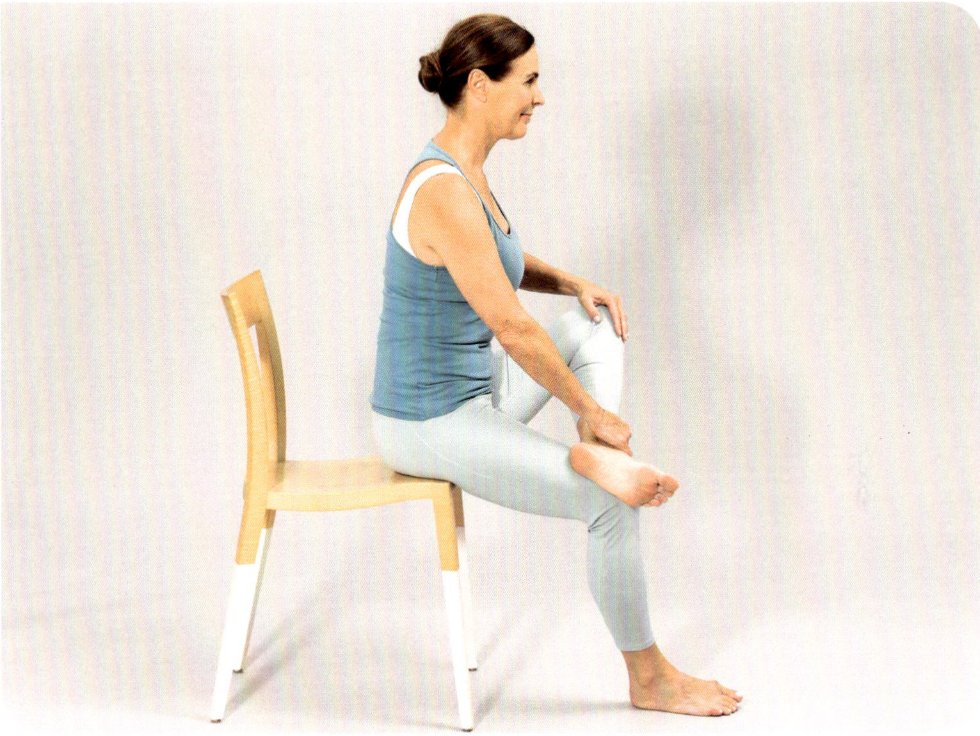

Gesäß II

Bestimmte Gesäßmuskeln sind schwierig zu dehnen. Mit dieser praktischen Variante kann es gelingen.

Ausgangsposition: Sie sitzen auf einem Stuhl und legen das linke Bein so auf das rechte, dass der Unterschenkel nahezu horizontal liegt und die Hüfte nach außen gedreht ist.

Ausführung: Die Grundposition kann bereits eine Dehnung in der linken Hüfte erzeugen. Zusätzlich können Sie noch mit der Hand das linke Knie Richtung Boden drücken und den Oberkörper nach vorne neigen.

Tipps

- Um die Beine leichter übereinanderlegen zu können, stellen Sie den Standfuß weiter nach vorn oder nutzen eine höhere Sitzgelegenheit.

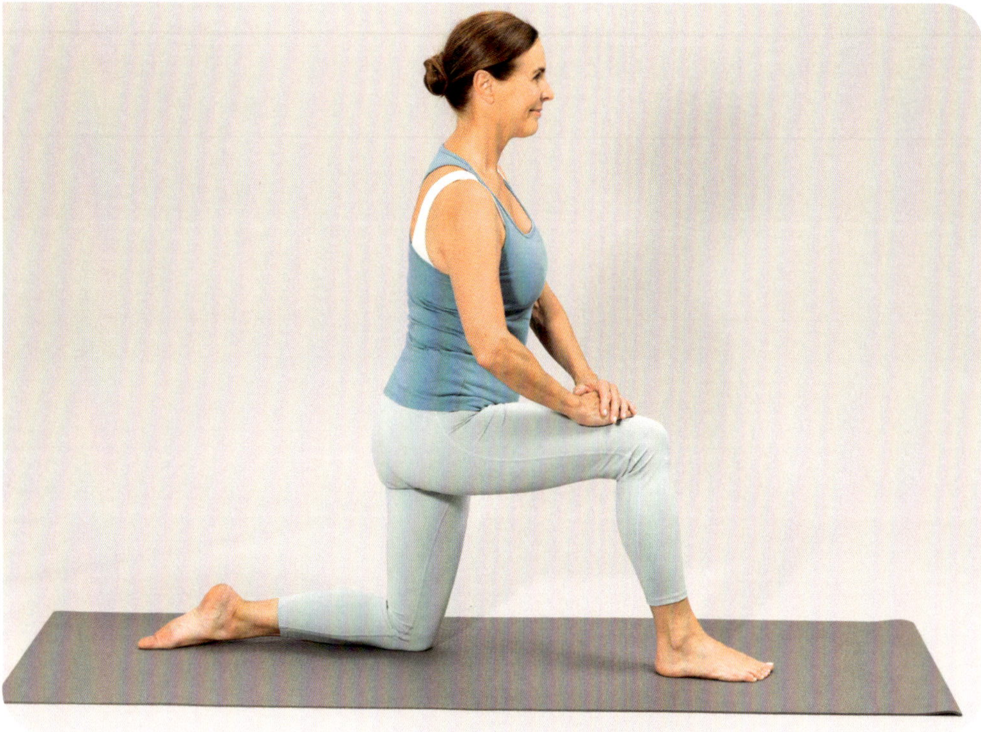

Hüftbeuger

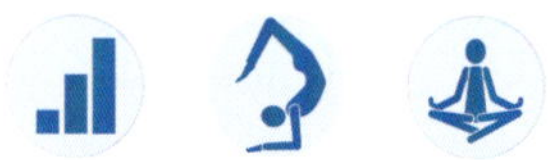

Der Hüftbeuger ist in Verbindung mit Rückenschmerzen häufig verspannt. Dessen Dehnung erfordert eine gute Beckenkontrolle.

Ausgangsposition: Sie befinden sich im Kniestand. Der rechte Fuß ist nach vorn aufgestellt und die rechte Hüfte ist um 90 Grad gebeugt. Knie und Unterschenkel des linken Beines liegen auf dem Boden. Der linke Oberschenkel und der Oberkörper bilden eine Linie. Der Rumpf ist aufrecht und der Blick geradeaus gerichtet.

Ausführung: Richten Sie das Becken auf und erhöhen Sie die Bauchspannung. Dadurch wird die linke Hüfte etwas gestreckt und eine leichte Dehnung baut sich auf. Der Oberkörper bleibt weiterhin aufrecht. Mit einem leichten Schub des Beckens nach vorn kann die Spannung erhöht werden.

Technikfehler

- Ein nach vorn gekippter Oberkörper, ein übertriebenes Hohlkreuz bei gleichzeitig stark gestreckter Hüfte oder eine fehlende Beckenkontrolle verhindern die Dehnung.

Tipps

- Versuchen Sie, die Dehnung betont über die Beckenaufrichtung auszulösen.

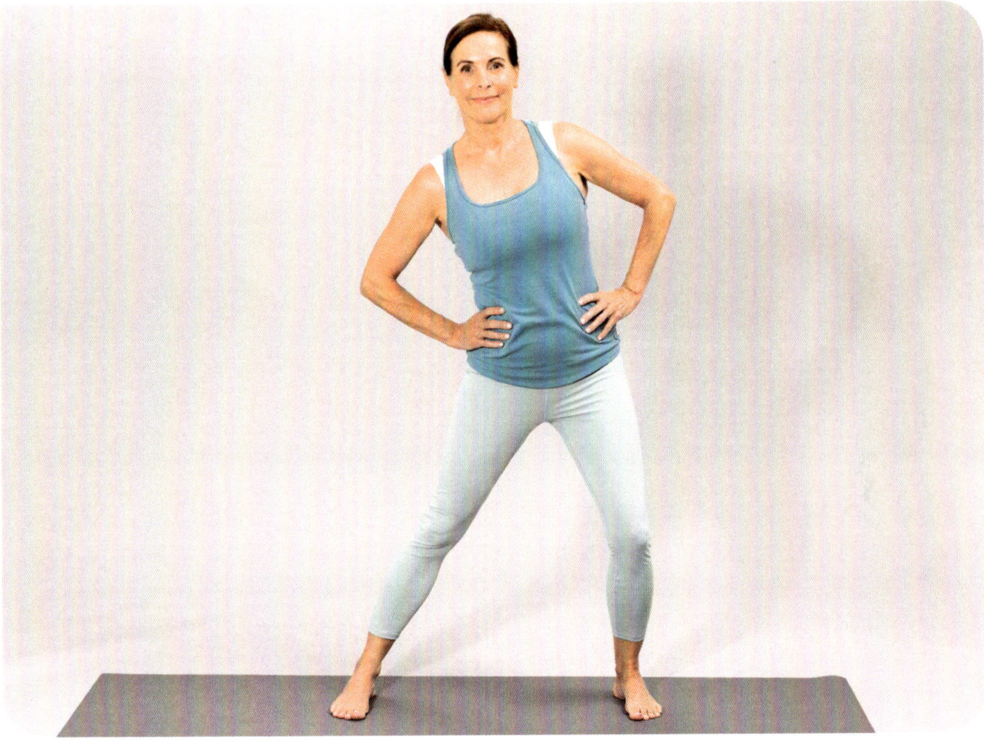

Oberschenkel innen

Die Übung unterstützt ebenfalls die Hüftbeweglichkeit. Freie Hüften reduzieren die Belastung für die Lendenwirbelsäule.

Ausgangsposition: Sie stehen aufrecht und die Füße sind etwas mehr als schulterbreit auseinander.

Ausführung: Schieben Sie betont das Becken nach links, kippen Sie den Oberkörper leicht nach rechts und beugen Sie das linke Bein etwas an. Dadurch baut sich eine Dehnung in der rechten inneren Oberschenkelseite auf. Wechseln Sie dann die Seite.

Technikfehler

- Die Beckenbewegung ist kleiner als die des Oberkörpers oder des Knies.

Tipps

- Die Dehnung lässt sich allein aus der Beckenbewegung steuern. Oberkörper- und Kniebewegungen sind nur eine Ergänzung. Auch wenn die Beckenbewegung klein ist, sind die anderen Bewegungen noch zurückhaltender.

Entspannt und geduldig – Beweglichkeit II (Entlastung)

Entspannung und Mobilisation ergänzen sich gegenseitig. Nutzen Sie die positiven Effekte beider Beweglichkeitstrainingsformen.

Das Muskeldehnen gehört wie die Mobilisation zum Beweglichkeitstraining. Jedoch führt die statische und ruhigere Durchführung zu einem anderen Wirkungsspektrum und findet somit andere Anwendungsbereiche.

Wirkung

- Muskeln besitzen sogenannte Muskelspindeln. Das sind Bewegungsmelder, die die Muskellänge messen. Sie helfen, die Grundspannung im Muskel, den Muskeltonus, zu regulieren und starten Schutzreflexe, zum Beispiel beim Stolpern. Wenn ein Muskel längere Zeit gedehnt wird, reduziert sich auch die Erregbarkeit der Muskelspindel.
- Jeder Muskel wird von Nervenfasern (Alpha-Motoneuronen) versorgt, die das Bewegungssignal vom Gehirn zum Muskel weiterleiten und den Muskel zum Anspannen bringen. Durch das Dehnen von mindestens 10 Sekunden wird die Erregbarkeit dieser Nervenfasern in reduziert.
- Insgesamt führen diese beiden Mechanismen zu einer geringeren Muskelspannung. Dadurch kann der Muskel besser durchblutet werden und er regeneriert sich. Subjektiv äußert sich dies in einem Entspannungsgefühl ähnlich wie bei der PME (Seite 114).
- Die Wirkung auf das Bindegewebe ist schwierig zu belegen, weil es sehr lange dauert, bis die Effekte messbar sind. Vielleicht ist das auch der Grund, warum Dehnen immer wieder kritisiert und missverstanden wird.

Nebenwirkungen

- Eine Muskeldehnung wird von einem leichten Schmerz begleitet, der meistens während der Übung nachlässt.
- Bei manchen Übungen kann sich mit abnehmender Muskelspannung der Dehnungsreiz auf passive Strukturen, wie die Gelenkkapseln oder Nerven, übertragen. Dies führt häufig zu einer verstärkten Schmerzprovokation, die erst mit Beenden der Übung nachlässt.

- Es ist nicht belegt, dass Dehnen vor dem Sport zu einem erhöhten Verletzungsrisiko führt. Nach dem Dehnen sind der Muskel, der Nerv und Ihre innere Bereitschaft allerdings eher auf eine Pause als auf eine intensive Aktivität ausgelegt.

Tipps für die Durchführung

- Nehmen Sie sich Zeit, die Muskeldehnung aufzubauen. Das darf 3–5 Sekunden dauern.
- Wenn Sie einen leichten Zug in der Zielmuskulatur spüren, halten Sie die Position 10–20 Sekunden lang. Auch wenn der Muskelzug während des Haltens nachlässt, bleiben Sie in dieser Position und genießen Sie die Entlastung. Erst wenn Sie die Wirkung dieser moderaten Gestaltung auf sich selbst kennen, können Sie die Dehnung etwas verstärken.
- Die Atmung ist während der Übung ruhig, gleichmäßig und unterstützt die Entlastung.
- Jede Übung kann mehrmals durchgeführt werden. 1–2 Durchgänge sind ein praktikabler und wirkungsvoller Umfang.
- Wie die Mobilisation kann die Entlastung 1- bis 4-mal pro Woche durchgeführt werden.
- Mit einer vorherigen Mobilisation wird die Muskulatur etwas erwärmt und der Dehnungsreiz ist besser tolerierbar.

Die Rolle der Entlastung beim Training

Das klassische Dehnen kann wie die Mobilisation als eigenständiges Training in den Alltag integriert werden. Im Zusammenspiel mit anderen Trainingsmethoden bildet die Entlastung aufgrund ihrer regenerativen Wirkung in der Regel den Abschluss einer Trainingseinheit. Wahlweise kann nach einem Kraft- oder Ausdauertraining auch die PME (Seite 114) durchgeführt werden. Die Entlastungsübungen können dann am nächsten Tag durchgeführt werden.

Ihr eigener Trainingsplan »Entlastung«

Suchen Sie sich nun 3 bis 4 Übungen aus dem Bereich Entlastung aus. Achten Sie wieder darauf, dass alle Bewegungsrichtungen der Wirbelsäule dabei sind. Im Folgenden eine Auswahl für den Einstieg.

- Päckchen
- Strecken
- Dreh-dehn-Lage
- Gesäß I

Schritt für Schritt

Sie können die Entlastungsübungen im Anschluss an die Mobilisationsübungen oder eigenständig an einem anderen Tag ausführen. Sammeln Sie auch damit eine Woche lang Erfahrungen.

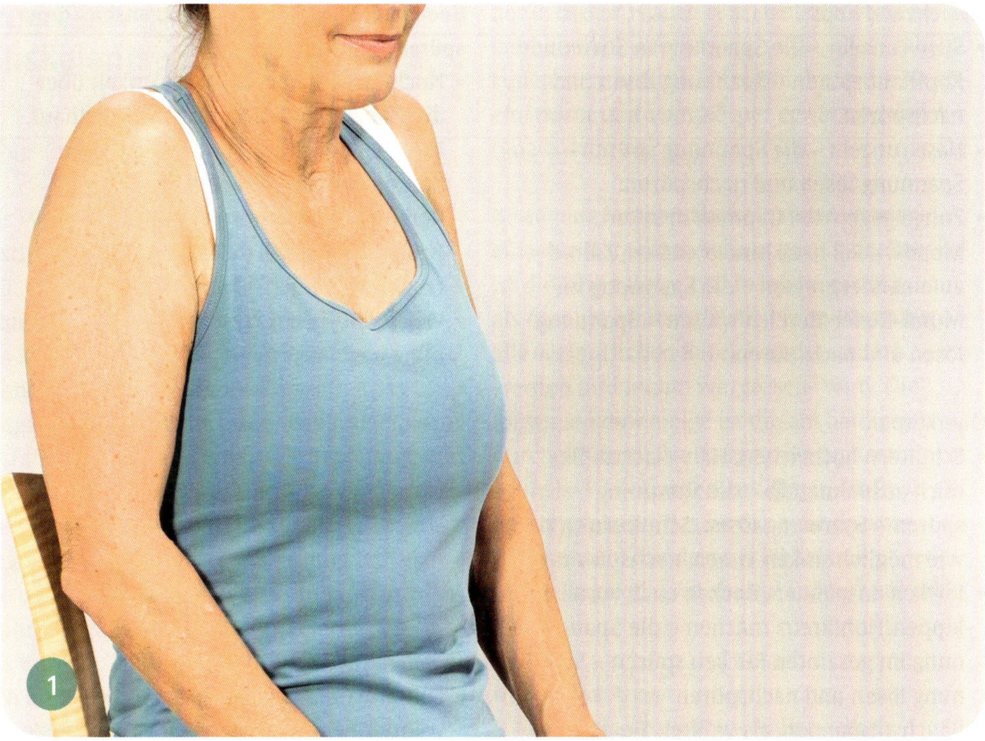

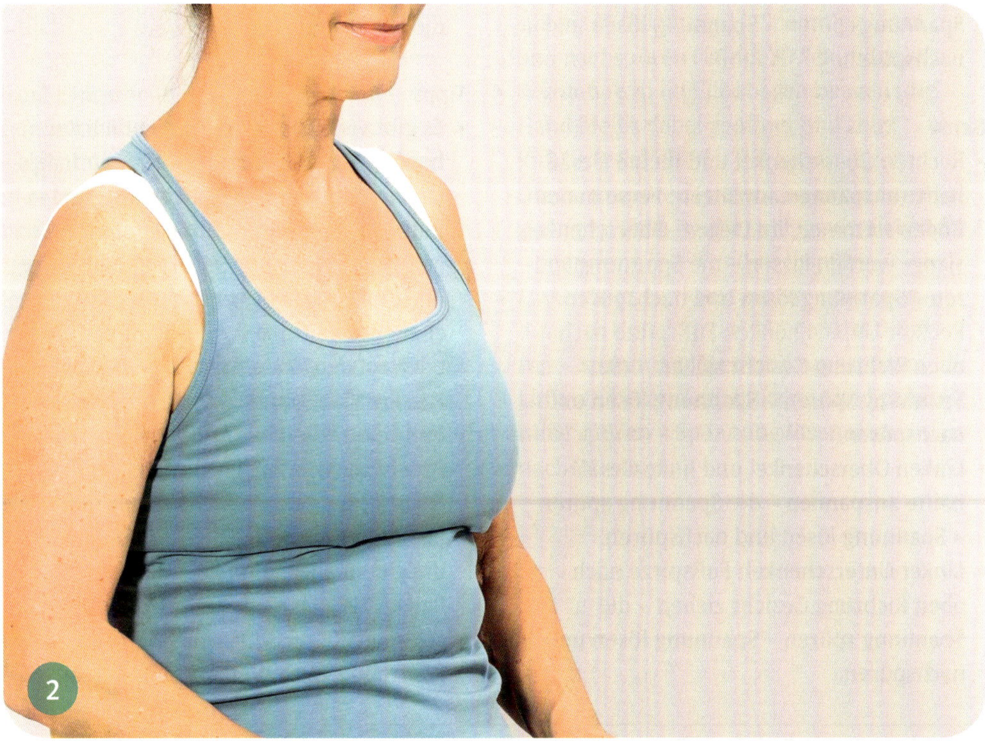

finden, wie sich Muskeln anfühlen, wenn sie angespannt sind, und wie es ist, wenn die Anspannung abnimmt. Entspannung fühlt sich nicht immer gleich an. Es kann ein Wärme- oder Schwereerleben entstehen, kann sich aber auch angenehm kühl oder leicht/schwerelos anfühlen. Körperteile können angenehm kribbeln. Auch sind wir nicht immer symmetrisch entspannt. Rechts kann es sich anders anfühlen als links. Vielleicht können Sie die Beine besser entspannen als die Arme oder umgekehrt. Manche Menschen berichten von einem leichten Schwindelerleben oder haben Muskelzuckungen wie kurz vor dem Einschlafen, auch das sind wichtige Entspannungssignale. Es muss nichts Bestimmtes passieren, Sie sollten nur mitbekommen, was passiert. Es sind oft feine Unterschiede und je häufiger Sie es machen, umso deutlicher werden Sie die Veränderungen spüren.

- Typische Störungen, vor allem in der Anfangsphase, sind gedankliche Störfeuer, unangenehme Körperempfindungen oder leichte Irritierbarkeit durch Außengeräusche. Gedankliche Störfeuer sind »wie lange dauert das noch ....«, »was muss ich noch alles einkaufen ....« oder auch Gedanken über ungelöste Probleme. Sie sind völlig normal. Wenn Sie sich dabei ertappen, holen Sie Ihre Aufmerksamkeit zurück zu der Muskelgruppe, die Sie zuletzt angespannt und gelöst haben. Gedanken kommen und gehen – lassen Sie sie ziehen wie Wolken am Himmel. Und wenn Sie innerlich nur noch überlegen, wann Sie endlich »durch« sind, hören Sie auf. Es ist auch in Ordnung, nur einen Teil zu machen. Der Weg ist das Ziel.
- Gleiches gilt für Außengeräusche. Eine ruhige Umgebung mit ausgeschaltetem Handy ist hilfreich, die völlige Abschirmung hingegen nicht nötig. Mit der Zeit lernen Sie, nach einer Störung rasch wieder in die Entspannung zurückzufinden. Mit der Zeit werden Außengeräusche Sie immer weniger stören.
- Bei der PME geht es um Körperwahrnehmung. Das bedeutet für viele auch, dass unangenehme Körpersignale in der Entspannung intensiver erlebt werden. Das können Ohrgeräusche, Unruhe oder Anspannung bis hin zu Verkrampfungen, die Ihnen vorher nicht so bewusst waren, sein. Schmerzen können deutlicher erlebt werden. Eine akzeptierende Haltung im Sinne »alles darf so sein, wie es gerade ist« kann entlastend sein und helfen, den Fokus von der Störstelle zu lösen.
- Es gibt wenig Einschränkungen für den Einsatz der PME. Während einer akuten Migräneattacke oder bei Restless-Legs-Symptomatik kann man sie ausprobieren, sollte aber nicht enttäuscht sein, wenn es nicht funktioniert.

Was sagt die Wissenschaft? In der Nationalen Versorgungsleitlinie für Kreuzschmerzen gibt es eine starke Empfehlung für die Anwendung von Progressiver Muskelentspannung bei chronischen Schmerzen (NVL, 2017). PME ist fester Bestandteil in der interdisziplinären multimodalen Behandlung von Rückenschmerzen. Für akute oder subakute Rückenschmerzen gibt es wenig Untersuchungen, das liegt aber auch daran, dass das Erlernen der Entspannungstechnik einige Zeit dauert und der akute Rückenschmerz dann oft von selbst bereits wieder abklingt. Progressive Muskelentspannung, erlernt im Vorfeld einer Operation, verringert schmerzbezogene Ängste. Insgesamt hat PME einen positiven Effekt auf die Regenerationsfähigkeit und Stressresistenz. Es lohnt sich also, sie zu erlernen.

Wie fülle ich den Akku auf? – Entspannung

Die tägliche Belastung in Kombination mit Schmerzerleben kann zermürben und Energie kosten. Dann ist es Zeit, den Akku wieder aufzuladen, durchzuatmen und zu entspannen.

Atmen ist Luft holen. Ohne Atmung nehmen wir keinen Sauerstoff auf und haben keine Energie. Der Atemvorgang wird über An- und Entspannung der Brustmuskulatur und des Zwerchfells gesteuert. Bei der Brustatmung hebt sich beim Einatmen der Brustkorb, sein Volumen wird vergrößert. Dies geschieht über die Anspannung, das Zusammenziehen der äußeren Brustmuskulatur. Bei der Bauchatmung zieht sich beim Einatmen das Zwerchfell zusammen, es entsteht zusätzlicher Platz für die Lunge nach unten und ein Unterdruck, so dass frische Luft einströmen kann. Die Atmung wird somit über An- und Entspannung geregelt. Über das Entspannen des Zwerchfells nimmt dieses wieder mehr Platz ein, die Luft wird wieder herausgepresst und es kommt zur Ausatmung.

Sie können die Wirkung von Entlastungs- und Dehnübungen über Ihre Atmung positiv beeinflussen. Wenn Sie über die Schmerzgrenze hinaus dehnen und sich quälen, werden Sie die Luft anhalten und noch mehr verspannen. Aber zu beobachten, wie sich der allenfalls leichte Schmerz abhängig von der Dauer der Dehnung entwickelt und Sie mit der Ausatmung vielleicht noch etwas mehr in die Dehnung kommen, hilft den Muskeln und schult die Körperwahrnehmung.

Bei Stress, aber auch bei Schmerzverstärkung kommt es bei vielen Menschen zu einer flacheren Atmung, die Brustmuskeln und vor allem der Zwerchfellmuskel sind verspannt. Diese Zusammenhänge können wir nutzen. Wir können unseren Atem und unsere Muskulatur beeinflussen und hierüber Stresserleben reduzieren.

Ausatmen ist mit Entspannung der Muskulatur im Brustbereich verbunden, diesen gelernten Zusammenhang können wir auf andere Muskelpartien übertragen. Genau das ist auch das Prinzip der Progressiven Muskelentspannung.

Bei Rückenschmerzen ist nicht nur die Fokussierung der Körperwahrnehmung auf Lösung und Entspannung, sondern auch die Lenkung der Aufmerksamkeit auf nicht schmerzende Körperregionen hilfreich.

Andere Entspannungsverfahren wie Autogenes Training, Meditationstechniken oder

Atemübungen sind genauso gut. Im Unterschied zur Progressiven Muskelentspannung, bei der die Körperwahrnehmung von Entspannung nach Anspannung wahrgenommen wird, ist das Autogene Training eine Selbsthypnose. Über die Vorstellung, dass Teile des Körpers schwer oder warm werden, entstehen diese Empfindungen. Yoga, Qi Gong oder auch Tai Chi sind ebenfalls gut geeignet, aber weniger schnell und unkompliziert erlernbar. Im Unterschied zu Autogenem Training und Meditation wird hier über die Konzentration auf eine bestimmte Haltung oder einen bestimmten Bewegungsablauf ein Entspannungserleben möglich. Selbstverständlich kann man auch am Strand oder in der Badewanne entspannen. Aber weder der Strand noch die Badewanne sind jederzeit verfügbar. Mithilfe einer Entspannungstechnik lernt man, sich in kurzer Zeit zu regenerieren. Diese Fertigkeit ist wie Autofahren oder Rumba-Tanzen. Selbst wenn Sie es längere Zeit nicht machen, die Entspannungserfahrung ist abgespeichert und abrufbar. Es lohnt sich also, diese Zeit zu investieren.

Wirkungen

- Aktivierung des vegetativen Nervensystems, und zwar des Parasympathikus, der für Regeneration zuständig ist.
- Fokussierung auf die Gegenwart, wodurch Grübeln unterbrochen wird.
- Förderung von Achtsamkeit für den Körper – Anspannung im Alltag wird wahrgenommen und die Körperposition kann verändert werden, anstatt irgendwann später wahrzunehmen, wo es überall weh tut.
- bessere Entspannungsfähigkeit und mehr Gelassenheit
- verbessert das Lernen von harmonischen, ökonomischen Bewegungen und die Beweglichkeit

Nebenwirkungen

- Keine

Anwendung

- nach dem Training
- nach der Arbeit
- nachts bei Schlafstörungen statt grübeln
- jederzeit

Tipps für die Durchführung

- Feste Tage mit gleicher Uhrzeit ermöglichen eine Routine. Das ist vor allem in der Lernphase hilfreich.
- Fester Ort mit angenehmer Raumtemperatur, geräuscharm und vorher gelüftet.
- Einschlafen während der Übung ist nicht schlimm. Nachts möchte man ja genau diesen Effekt haben. Tagsüber kann es sinnvoll sein, nur die Kurzvariante durchzuführen, um ein Wegdämmern zu vermeiden.
- Bei zunehmender Entspannungserfahrung allmählich auf eine Anleitung verzichten, Entspannungsmusik variieren oder auch ganz weglassen.

Schritt für Schritt

Vorherige körperliche Anstrengung fördert das Entspannungserleben. Sie sollten sie mindestens 2- bis 3-mal/Woche über einen Zeitraum von 6–8 Wochen durchführen. Wenn mit der Langform ein Entspannungserleben spürbar ist, kann zunehmend verkürzt werden. Dabei werden beispielsweise Unterarm und Oberarm gemeinsam angespannt, das Gesicht insgesamt, der gesamte Oberkörper sowie Unter- und Oberschenkel gemeinsam angespannt. Mit der Zeit erreichen Sie mit immer weniger Zeitaufwand einen Entspannungszustand.

Grundlage – Bauchspannung

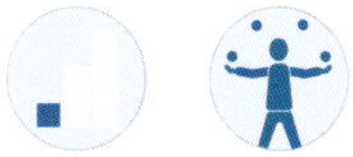

Die Übung zielt auf eine Anspannung des unteren Bauches. Dies ermöglicht eine differenzierte Aufrichtung und Kontrolle des Beckens, eine Grundlage für viele Übungen.

Ausgangsstellung: Sie stehen entspannt aufrecht. Eine Hand berührt den Bauch unterhalb des Bauchnabels, die andere Hand oberhalb. Versuchen Sie, den Bauch zu entspannen. Sie spüren in beiden Händen die Atembewegung. ❶

Ausführung: Ziehen Sie nun den Bauch unterhalb des Bauchnabels etwas ein, als wollten Sie den Bauch von der unteren Hand wegziehen. Dadurch spannen Sie die Muskeln an. Gleichzeitig versuchen Sie, den Bauch oberhalb des Bauchnabels weiterhin locker zu lassen. Sie spüren unter der oberen Hand weiterhin eine Atembewegung. Der Rumpf bleibt weitgehend unbewegt. ❷

Halten Sie die Spannung mehrere Atemzüge. Dann lösen Sie die Spannung wieder und lockern Arme und Beine. Wiederholen Sie dann die Übung.

Technikfehler

- Der gesamte Bauch spannt sich an. Das passiert häufig. Genau darin liegt die koordinative Herausforderung. Starten Sie immer wieder entspannt und versuchen Sie, nur den unteren Bauch anzuspannen. Es kann sein, dass es ein paar Versuche braucht, bis es gelingt.

Varianten

- Üben Sie in verschiedenen Ausgangsstellungen: im Sitzen, in der Rückenlage, in Seitlage oder im Vierfüßlerstand. Es gibt einfache und kniffelige Positionen. Diese Grundspannung integrieren Sie dann in alle Übungen, in denen eine Beckenaufrichtung gefordert ist.

Tipps

- Es ist keine Kraftübung. Der Muskel wird nur aktiviert. Sie erzeugen eine Anspannung, die sich problemlos länger halten lässt.
- Die Anspannung bewirkt hauptsächlich eine Verformung des Bauches. Es findet höchstens eine kleine unbewusste Haltungskorrektur in der Wirbelsäule statt. Haben Sie im lockeren Stand zum Beispiel ein ausgeprägtes Hohlkreuz, dann wird die Bauchspannung die Lendenwirbelsäule vielleicht etwas mehr in Streckung bringen. Dieser Impuls führt aber nicht zu einer Beugung.

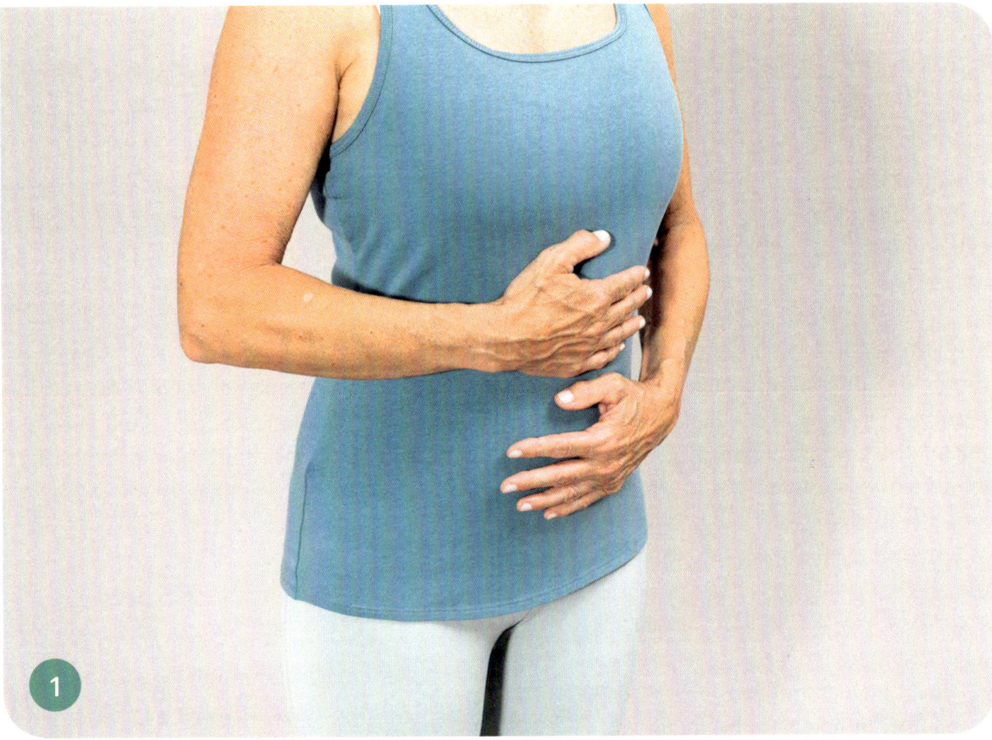
1

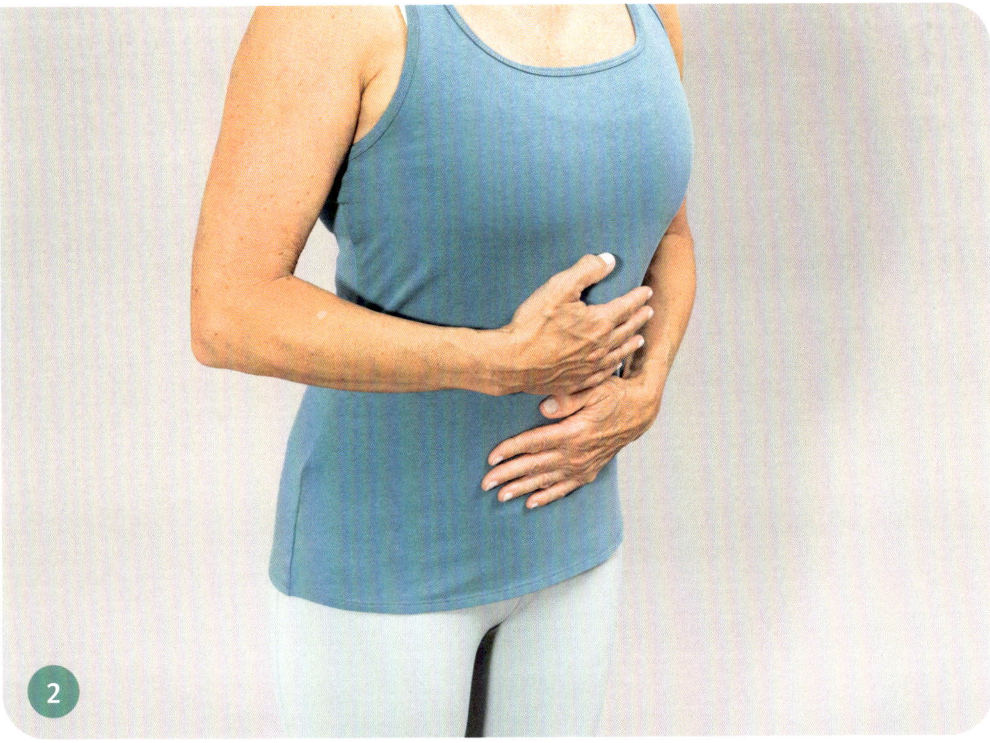
2

Haltungskontrolle Bauch I

Bei dieser Übung lernen Sie, eine statische Haltung über den Bauch zu kontrollieren. Sie bauen eine aktive muskuläre Stabilität auf und entlasten passive Strukturen im Rücken.

Ausgangsposition: Sie liegen auf dem Rücken mit aufgestellten Füßen. Die Arme liegen neben dem Körper. Ziehen Sie den Unterbauch ein. Dabei nähert sich die Lendenwirbelsäule etwas dem Boden an und berührt diesen vielleicht sogar. Weiterhin ziehen Sie das Kinn etwas Richtung Brustbein. Halten Sie diese aktive Spannung. (1)

Ausführung: Heben Sie nun beide Arme gleichzeitig an und führen Sie sie in einem Bogen über den Kopf Richtung Boden. (2) Dabei wird sich die Lendenwirbelsäule vom Boden lösen wollen. Versuchen Sie, dies zu verhindern. Sie werden spüren, wie sich die Grundspannung verstärkt und über den gesamten Bauch ausbreitet. Führen Sie die Arme nur so weit, wie es die Schulterbeweglichkeit zulässt.

Technikfehler

- Die Arme werden zu weit über den Kopf geführt und die Lendenwirbelsäule hebt vom Boden ab.

Variante:

- Es wird leichter, wenn Sie nur einen Arm bewegen, allerdings kommt dann auch ein kleiner Rotationsimpuls hinzu.
- Mit gestreckten Beinen wird die Übung deutlich schwerer.

Tipps

- Die Anspannung der Bauchmuskulatur erfolgt willkürlich in Abhängigkeit von der Armposition. Je größer der Hebel über dem Kopf wird, desto mehr muss der Bauch gegenhalten. Konzentrieren Sie sich auf die Positionskontrolle von Becken und Lendenwirbelsäule.

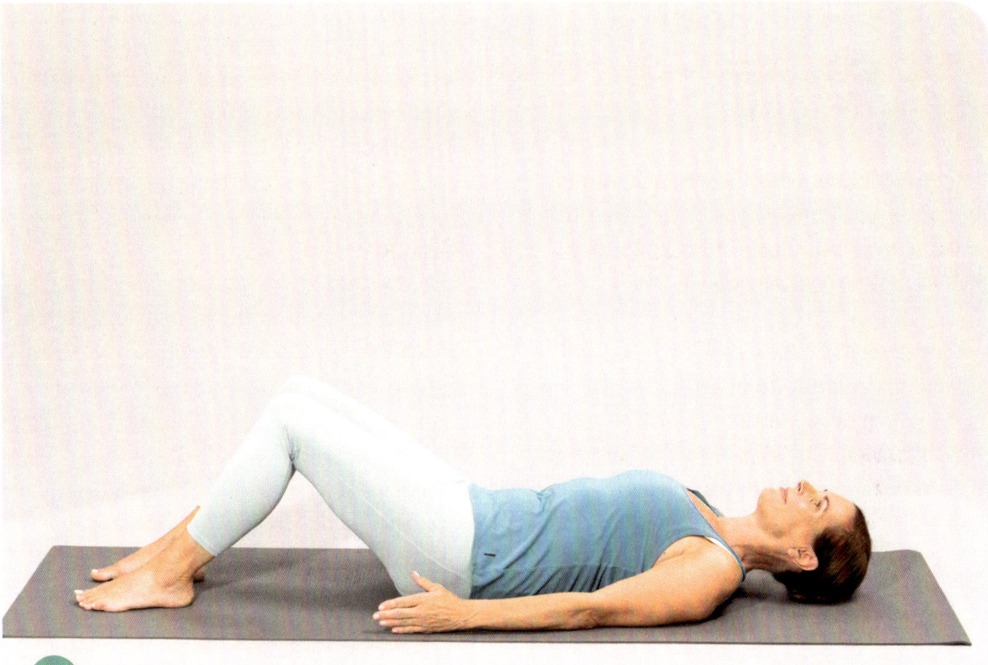

1

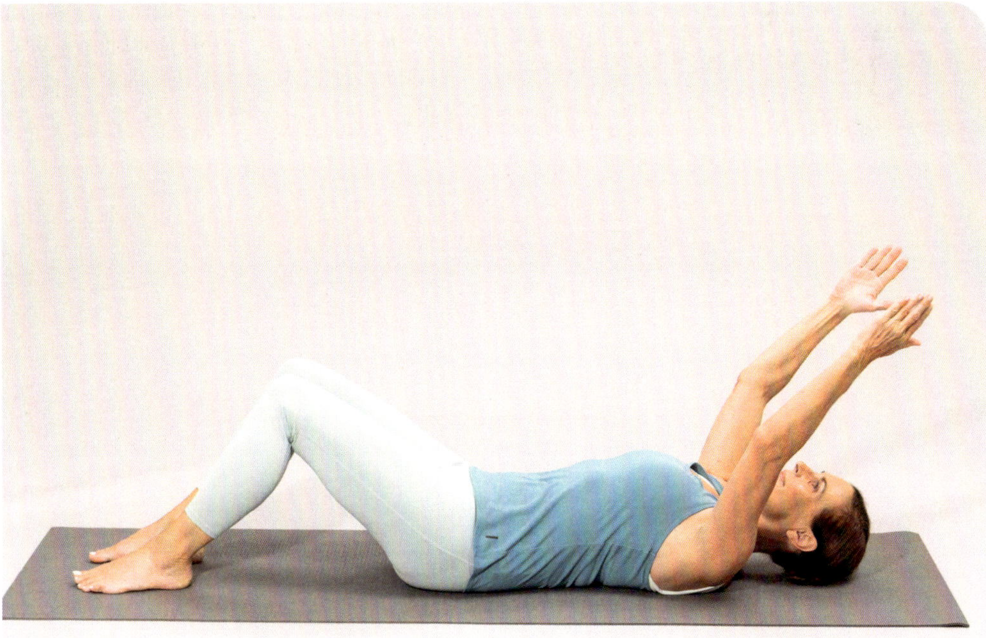

2

Haltungskontrolle Bauch II

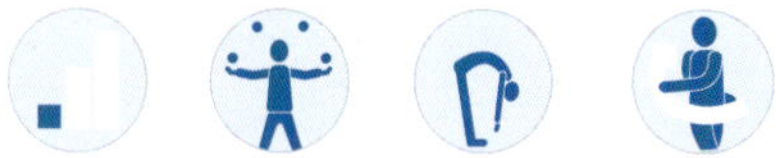

Bei dieser Übung wird die aktive Stabilität im Rumpf bei Beinaktivitäten gefördert. Dies brauchen wir im Alltag häufig, z. B. beim Stehen, Gehen oder Heben.

Ausgangsposition: Legen Sie sich auf den Rücken und stellen Sie die Füße auf. Die Arme liegen neben dem Körper. Spannen Sie den Unterbauch an und ziehen Sie das Kinn etwas Richtung Brustbein. Heben Sie langsam ein Bein vom Boden ab, bis Knie und Hüfte um ca. 90 Grad abgewinkelt sind. (1)

Ausführung: Nun beginnen Sie, das Bein gestreckt in Richtung Boden zu führen. Versuchen Sie, das Becken in der Ausgangsposition aktiv stillzuhalten. Auch die Lendenwirbelsäule bleibt ruhig. Die Bauchspannung steigt. (2)

Dann führen Sie das Bein wieder in die Ausgangsposition zurück und wiederholen die Übung auf dieser Seite mehrfach. Nach einer kurzen Pause können Sie die Seiten wechseln.

Technikfehler

- Das Becken dreht zur Seite oder die Lendenwirbelsäule entfernt sich vom Boden. Strecken Sie das Bein weniger oder versuchen Sie, mehr Spannung aufzubauen.

Tipps

- Ziehen Sie das Bein in der Ausgangsposition etwas weiter zum Bauch heran. Das hilft, das Becken in eine gute Position zu bringen.
- Sie können auch versuchen, die Lendenwirbelsäule während der Beinbewegung in Kontakt mit dem Boden zu halten.

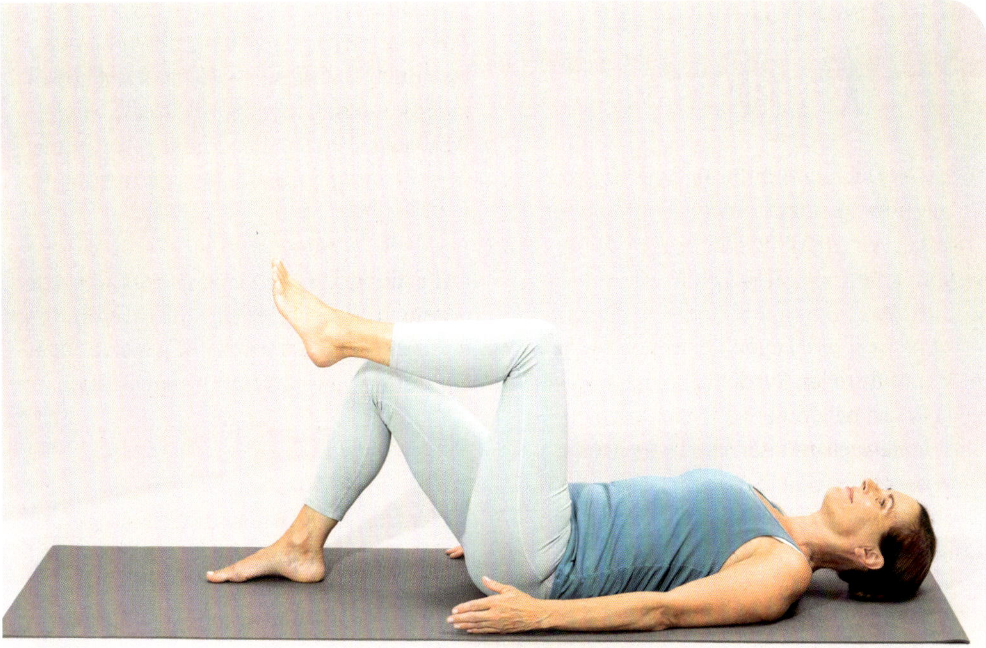

1

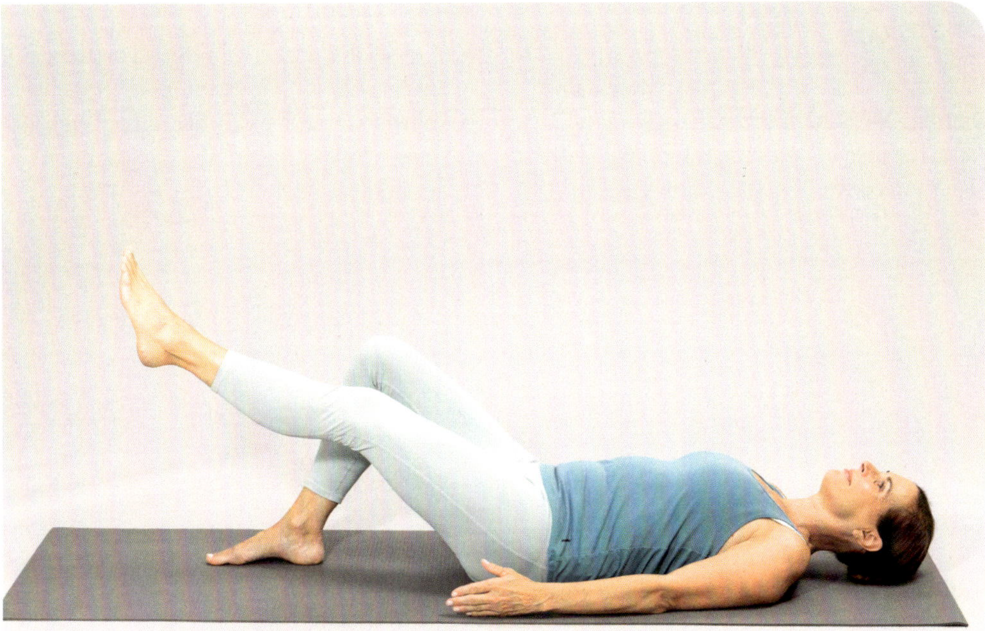

2

Haltungskontrolle Rücken I

Auch diese Übung fördert die aktive Stabilität, aber diesmal über die Rückenmuskeln.

Ausgangsposition: Sie sitzen frei bzw. nicht angelehnt auf einem Stuhl oder Hocker. Die Sitzhöhe ist so, dass die Knie mindestens im rechten Winkel sind. Der Rumpf ist aufrecht, die Lendenwirbelsäule ist leicht gestreckt. Eine Hand liegt auf dem Unterbauch, eine Hand berührt die Lendenwirbelsäule. (1)

Ausführung: Ziehen Sie den Unterbauch leicht ein. Sie spüren an der vorderen Hand die muskuläre Bauchaktivität. Gleichzeitig bewegen sich das Becken und die Lendenwirbelsäule nicht. An der hinteren Hand bemerken Sie also keine Bewegung, aber vielleicht ein Anspannen der Rückenstrecker neben der Wirbelsäule.

Nun strecken Sie ein Bein aus, halten dabei aber die Oberschenkel parallel (2). Irgendwann hat die Lendenwirbelsäule das Bestreben, rund zu werden. Das werden Sie auch an der hinteren Hand spüren. Versuchen Sie, dieses Ausweichen zu vermeiden. Der Rückenmuskel wird seine Spannung erhöhen und Sie stoppen die Kniestreckung an dem Punkt, an dem Sie die Rundungsbewegung in der Lendenwirbelsäule nicht mehr aufhalten können.

Dann beugen Sie das Knie wieder an, stellen den Fuß auf, kontrollieren die Grundposition und wechseln die Seiten. Wiederholen Sie die Übung mehrfach im Seitenwechsel.

Technikfehler

- Das streckende Knie bewegt sich gleichzeitig nach oben.
- Das Knie wird zu weit gestreckt und die Muskeln auf der Oberschenkelrückseite zwingen die Lendenwirbelsäule in die Beugung.

Tipps

- Wie bei der vorherigen Übung brauchen Sie sich nur auf die Positionskontrolle zu konzentrieren. Der Rückenmuskel steuert seine Anspannung in Abhängigkeit von der Beinposition.

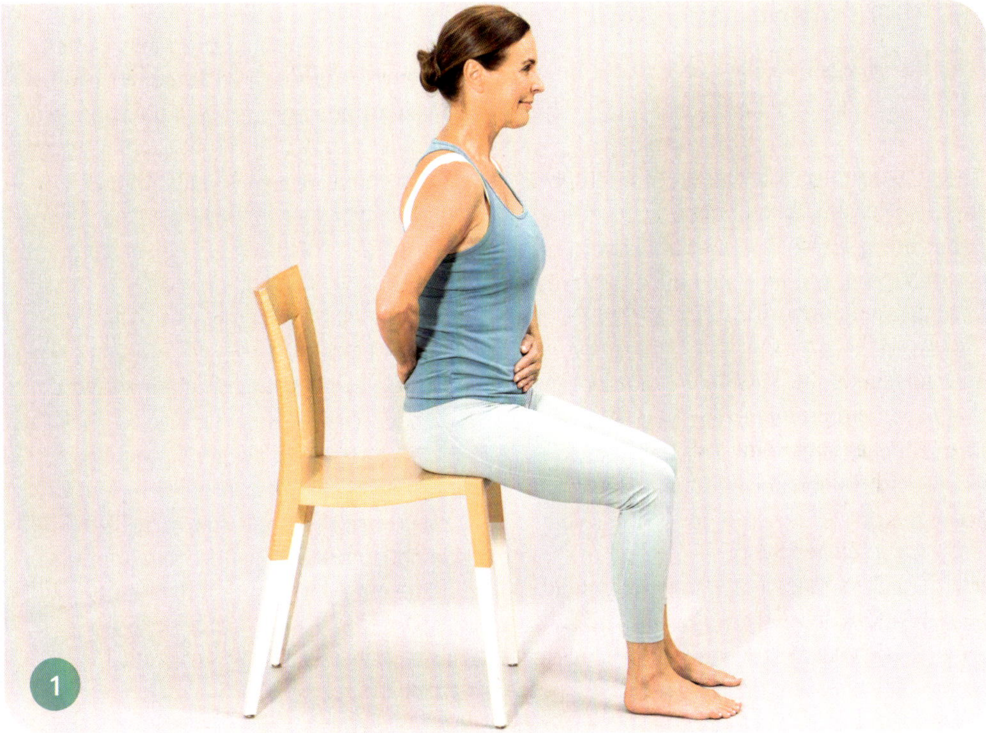
1

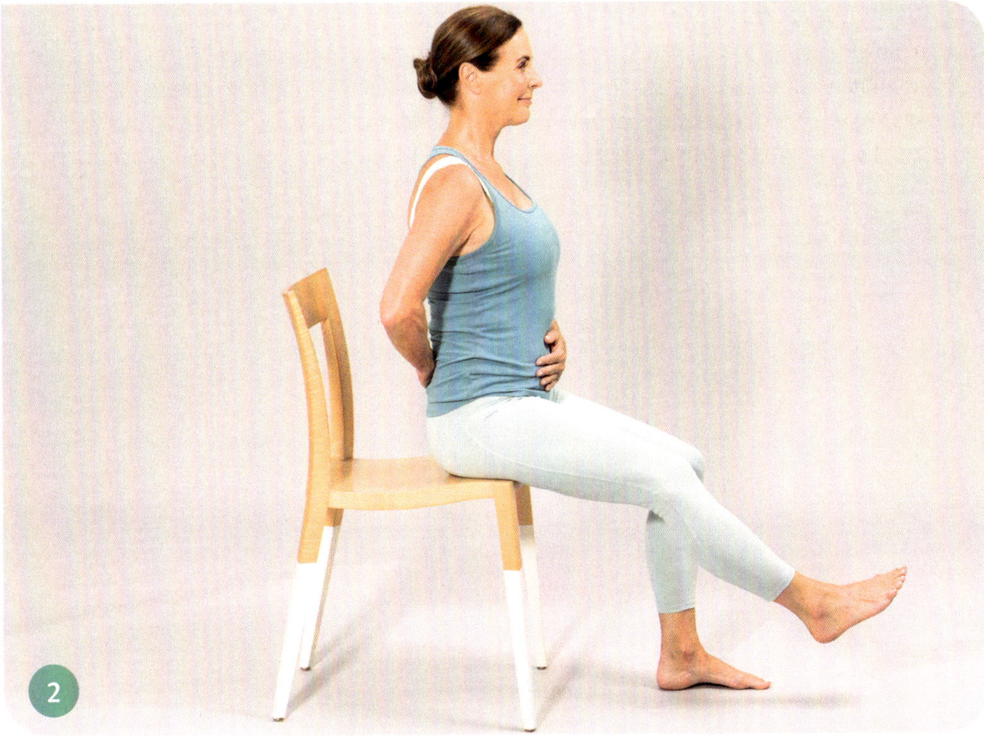
2

Haltungskontrolle Rücken II

Diese Übung fördert die aktive Stabilität bei geradem Rücken. Das Bewegungsmuster findet sich auch beim Heben von schweren Lasten wieder, somit ist sie eine gute Vorbereitung für den Alltag.

Ausgangsposition: Sie stehen aufrecht. Die Hände stützen seitlich in der Taille und tasten den Beckenkamm. Der Unterbauch ist angespannt und der Blick geradeaus gerichtet. (1)

Ausführung: Halten Sie den Rücken gerade und kippen Sie in der Hüfte nach vorn. Dadurch verlagert sich das Becken etwas nach hinten. Der Kopf bleibt in Verlängerung des geraden Rückens. So wandert der Blick mit nach unten. (2)

Ihre Herausforderung liegt darin, den gesamten Rücken gestreckt zu halten. Das wird Anspannung im Rückenmuskel fordern. Außerdem merken Sie irgendwann einen Zug hinten in den Oberschenkeln. Gehen Sie nicht weiter nach vorn, wenn Sie den Rücken nicht mehr gerade halten können.

Dann richten Sie sich wieder auf und wiederholen die Kippbewegung nach vorn mehrfach.

Technikfehler

- Während der Kippbewegung wird die Lendenwirbelsäule oder Brustwirbelsäule rund. Verringern Sie die Bewegung.
- Der Blick ist in der Vorneige weiterhin nach vorn gerichtet. Ziehen Sie das Kinn leicht an und bringen Sie den Kopf in Verlängerung der Wirbelsäule.

Tipps

- Die Kontrolle wird viel von der Beweglichkeit der hinteren Oberschenkel beeinflusst. Probieren Sie unterschiedliche Kniepositionen aus.
- Auch kleine Kippbewegungen sind bereits effektiv.

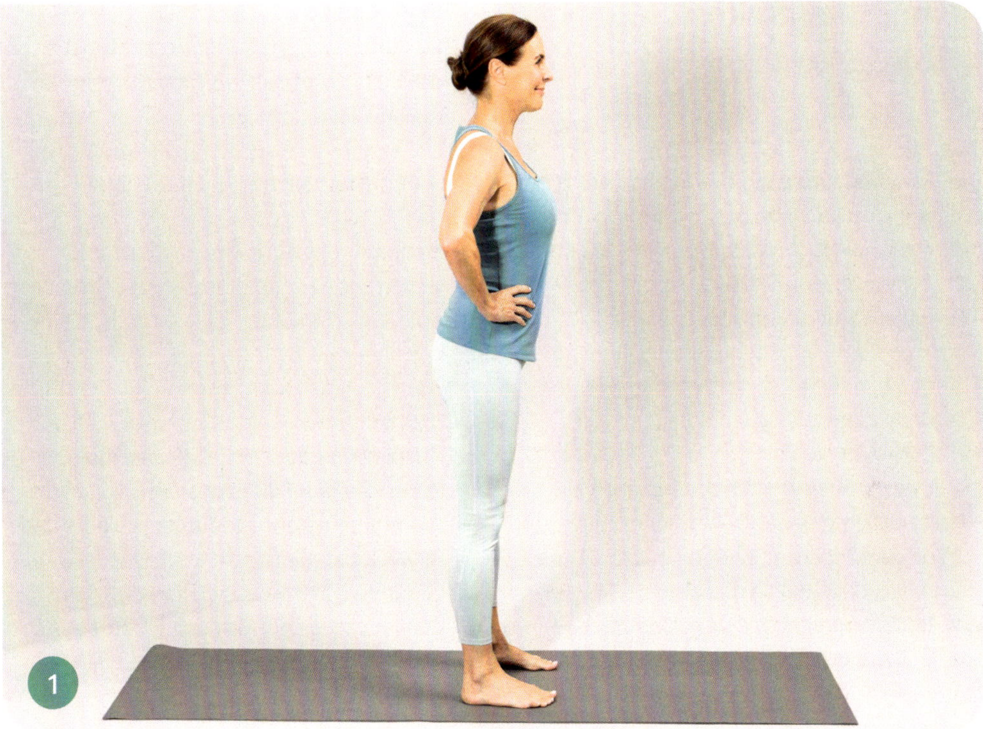
1

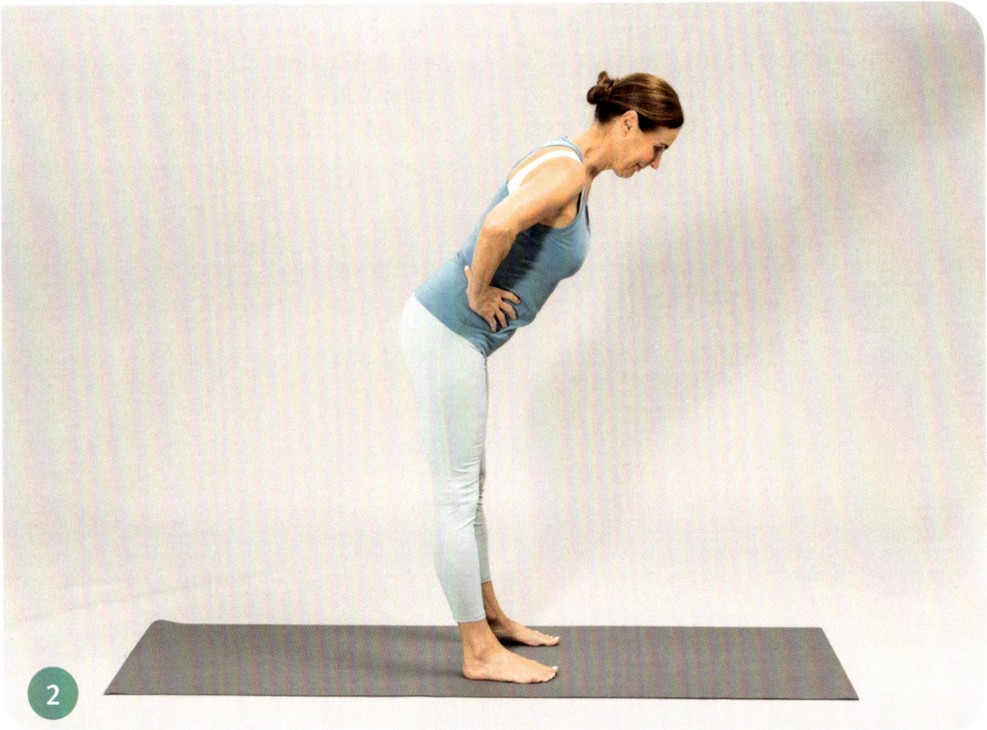
2

Haltungskontrolle Rotation

Die Rumpfkontrolle in Rotationsrichtung ist kniffelig, aber unverzichtbar für viele Anforderungen in Alltag und Sport.

Ausgangsposition: Sie liegen auf dem Rücken mit aufgestellten Füßen. Die Arme liegen neben dem Körper. Spannen Sie den Unterbauch an.

Ausführung: Bewegen Sie das linke Knie etwas zur Seite. Dadurch wird es von der Schwerkraft Richtung Boden gezogen. Dabei spüren Sie, dass auch die rechte Beckenseite vom Boden abheben möchte. Drehen Sie das Becken aktiv in die Gegenrichtung und halten Sie es so in der Mittelstellung. (1)

Bewegen Sie das linke Bein wieder zurück in die Ausgangsstellung und wiederholen Sie die Übung mehrfach im Seitenwechsel.

Technikfehler

- Das Becken dreht zur Seite. Führen Sie die Beinbewegung kleiner und langsamer durch.
- Die Lendenwirbelsäule hebt vom Boden ab. Erhöhen Sie die Spannung im Unterbauch.
- Das nicht bewegte Bein legt sich zur Gegenseite. Halten Sie es in der Grundposition.

Variante

- Anstatt ein Bein seitlich abzusenken, heben Sie den Fuß etwas vom Boden ab. (2) Dadurch entsteht ein Drehimpuls für das Becken und gleichzeitig der Drang für die Lendenwirbelsäule, sich einseitig vom Boden zu entfernen. Versuchen Sie, die Ausgangsposition zu halten. Setzen das Bein wieder ab und wechseln Sie die Seiten.

Tipps

- Wählen Sie eine relativ harte Unterlage. Dadurch spüren Sie die Ausweichbewegungen des Beckens besser.

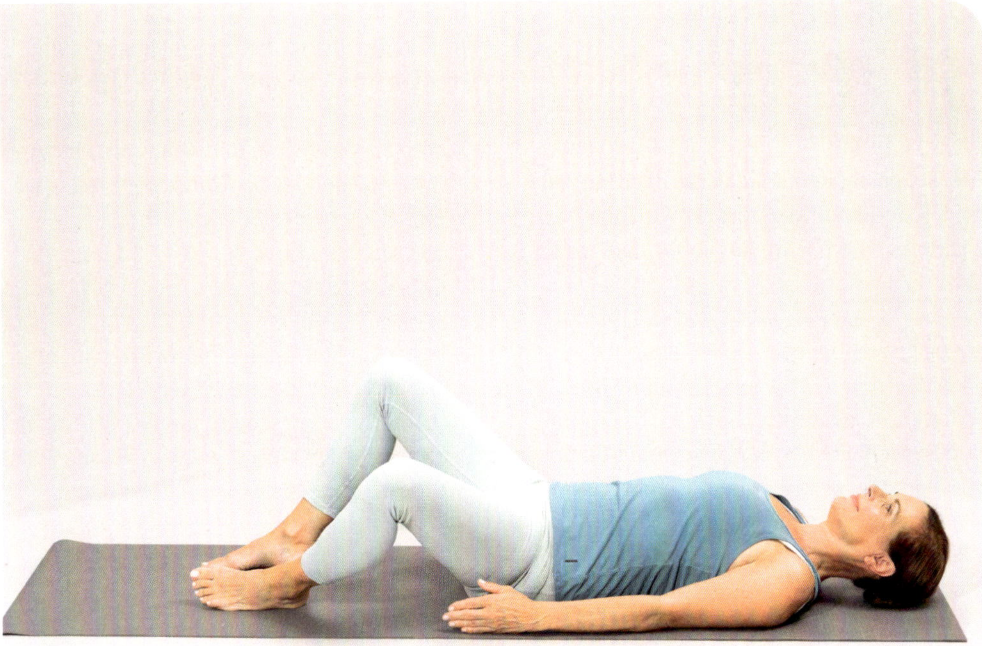

1

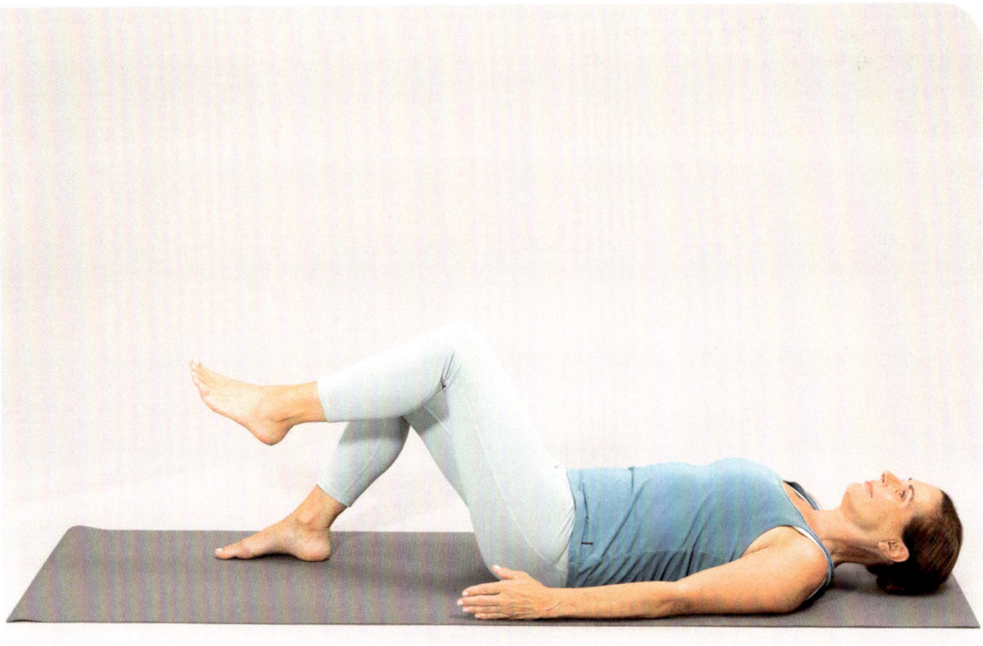

2

Kontrolle Gleichgewicht

Das Gehen auf der Stelle verbessert die seitliche Rumpfkontrolle, fördert das Gleichgewicht auf einem Bein und koordiniert den Gang.

Ausgangsposition: Sie stehen aufrecht, die Füße stehen etwas enger als hüftbreit. Spannen Sie den Unterbauch an. Die Hände sind in die Taille gestützt, die Finger tasten die vorderen Beckenkanten. Stellen Sie sich zwischen diesen Kanten eine horizontale Linie oder eine Wasserwaage vor. Die Herausforderung besteht darin, während der Übung die Beckenlinie horizontal zu halten – die Blase der Wasserwaage darf nicht verrutschen.

Ausführung: Verlagern Sie Ihr Gewicht leicht auf das rechte Bein. Während Sie das linke Bein langsam nach vorne abheben, wird die linke Beckenseite absinken wollen. Verhindern Sie dies und halten Sie das Becken horizontal ❶, ❷. Dadurch wird sich die muskuläre Spannung im Bauch und in der rechten Hüfte steigern.

Setzen Sie das rechte Bein langsam wieder ab und machen Sie die Übung mehrmals im Wechsel auf beiden Seiten.

Technikfehler

- Bevor ein Bein angehoben wird, schiebt das Becken stark zur Gegenseite. Versuchen Sie, weitgehend in der Mitte zu bleiben.
- Die Beckenseite des gehobenen Beines sinkt ab.

Variante

- Halten Sie die Position auf einem Bein einige Sekunden länger.

Tipps

- Mit einem Spiegel können Sie sehr gut allein die Beckenhorizontale kontrollieren.

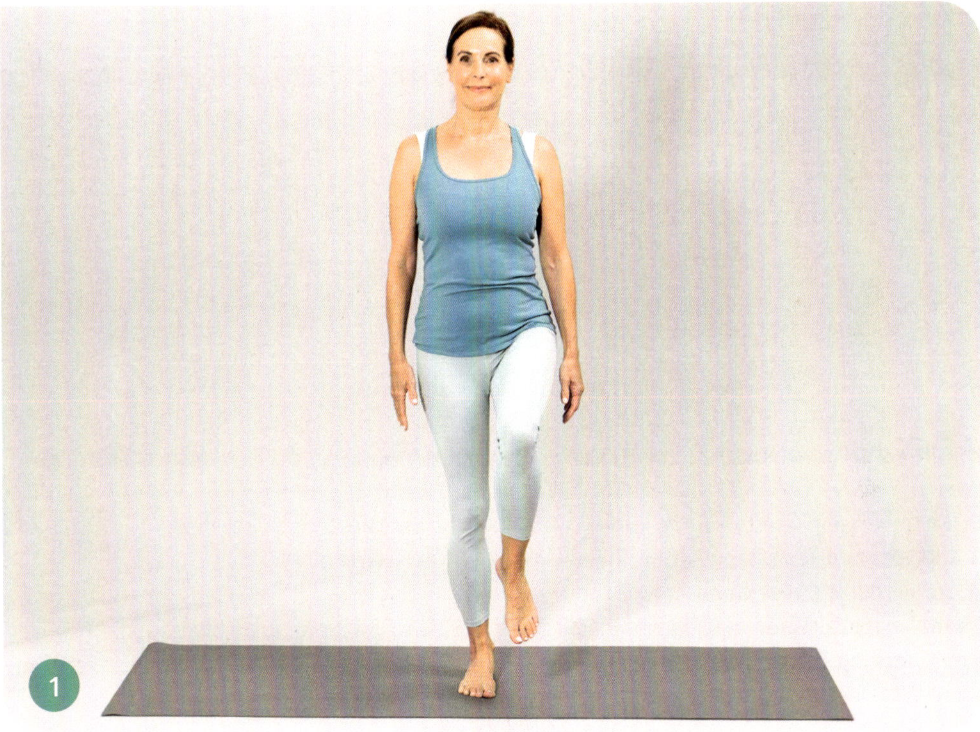

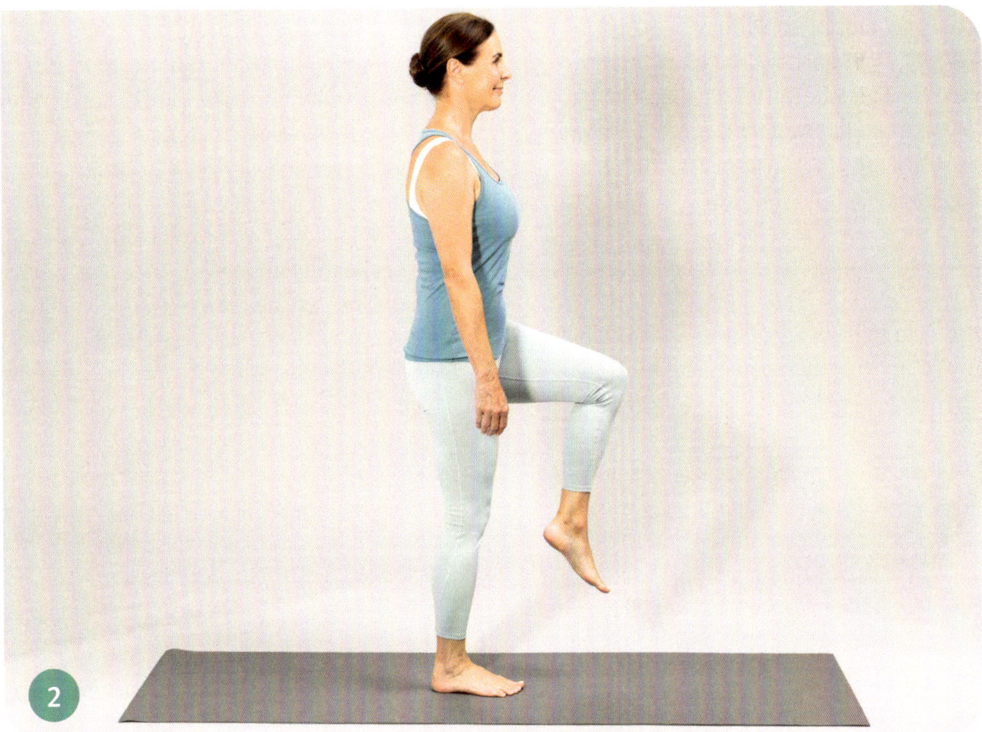

Kniffelig und genau – Koordination

Koordination fällt vielen Menschen schwer, besonders, wenn sie in der Jugend keine koordinativen Sportarten gemacht haben – lassen Sie sich nicht entmutigen.

Die hier gezeigten Übungen zum Thema Koordination verbessern die motorische Kontrolle des Rumpfes und seiner einzelnen Abschnitte in der Statik und in der Bewegung sowie das Gleichgewicht.

Die Herausforderung bei den statischen Übungen liegt im Stillhalten des Rumpfes bei gleichzeitiger Bewegung von Armen oder Beinen. Das Ziel ist die Kontrolle der Gesamtaufrichtung im Sinne einer aktiven Stabilisierung (Seite 19) in verschiedenen Positionen.

Bei den dynamischen Übungen besteht die Aufgabe darin, einzelne Abschnitte der Wirbelsäule zu bewegen. Die Herausforderung liegt hier in der genauen Ausführung ohne Ausweichbewegung.

Die Gleichgewichtsübungen verbessern das allgemeine Zusammenspiel von Rumpf und Beinen wie z. B. beim Stehen und Gehen.

Bei allen Übungen geht es darum, sie möglichst präzise und ermüdungsarm auszuführen.

Wirkung

- Schon beim Versuch, die Haltung oder Bewegung genau auszuführen oder zu kontrollieren, organisiert sich das muskuläre Zusammenspiel durch neue Verknüpfungen von Nervenzellen. Die Arbeitsmuskulatur spannt sich zum richtigen Zeitpunkt an und die nicht benötigte Muskulatur lernt, sich zu entspannen. Dadurch wird keine unnötige Energie verschwendet, Bewegungen und Haltungen können länger durchgehalten werden.
- Überbewegliche Körperabschnitte werden besser kontrolliert und zu steife Abschnitte mobilisiert. Es kommt zu einer gleichmäßigen Ausprägung der Beweglichkeit in der gesamten Wirbelsäule.
- Durch diese Harmonisierung wird schließlich die alltägliche Belastung auf allen passiven Strukturen gleichmäßig verteilt und vorher überlastete Bereiche können sich erholen. Das ist ein wesentlicher Punkt in der Prävention von Rückenschmerzen.

Nebenwirkung

- Aufgrund der komplizierten Aufgabe kann es zu Beginn eventuell zu reflektorischen Anspannungen und sehr selten zu einer Schmerzverstärkung kommen.

Tipps für die Durchführung

- Anders als bei Beweglichkeitsübungen spielt die Anzahl der Wiederholungen in einer koordinativen Übungseinheit eine geringe Rolle. Wichtiger ist ihre bewusste Durchführung und die Wiederholung im Sinne einer Körperjustierung im Alltag.
- Da die Übungen auf eine bessere Körperwahrnehmung zielen, ist die Anstrengung gering zu halten. Eine Borg-Zahl (Seite 171) von 11–13 ist optimal.

Die Rolle der Koordination beim Training

Das Koordinationstraining kann als alleinstehendes Thema absolviert werden. Allerdings verbessert eine vorhergehende Mobilisation die Wahrnehmung und erleichtert somit das Lösen der kniffeligen Aufgaben. Ungewollte Verspannungen durch das Training können durch Entlastung oder PME reduziert werden.

Da in den Übungen sowohl Mobilisations- als auch Kraftelemente enthalten sind, ist die Koordination gut zwischen diesen Themen positioniert.

Ihr eigener Trainingsplan »Koordination«

Suchen Sie sich 3 bis 4 Übungen für die Koordination aus. Hier unsere Empfehlungen für den Einstieg:

- Grundlage – Bauchspannung
- Haltungskontrolle Bauch I
- Haltungskontrolle Rücken I
- Haltungskontrolle Gleichgewicht

Schritt für Schritt

Allmählich wachsen Ihre Trainingsmöglichkeiten. Entsprechend vielfältig sind die Kombinationsmöglichkeiten, die wir noch aufzeigen werden. Vorerst versuchen Sie ab jetzt 2- bis 3-mal pro Woche folgende zusammenhängende Trainingseinheit: Mobilisation – Koordination – Entlastung/PME.

Käfer

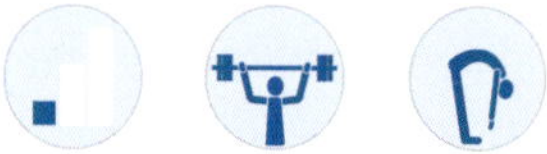

Die Übung überrascht mit ihrer Wirkung auf den Bauch. Aus der Basisübung lassen sich unzählige Varianten gestalten. Es gibt etwas Potenzial zum Schummeln, aber durch den Bodenkontakt merkt man das sofort.

Ausgangsstellung: Sie liegen auf dem Rücken, die Füße sind aufgestellt, der Blick ist Richtung Decke gerichtet und der Nacken lang gestreckt. Die Arme liegen neben dem Körper. Aktivieren Sie den Unterbauch, ziehen Sie das Kinn leicht zur Brust und halten Sie die Position. Dadurch baut sich eine Bauchspannung auf und der Hohlraum unter der Lendenwirbelsäule wird kleiner. Vielleicht erreicht sie auch den Boden. Allerdings bleibt der Nacken lang und die Schultern am Boden. Während Sie diese aktive statische Position im Rumpf halten, heben Sie ein Bein nach dem anderen an ❶, bis Hüften und Knie um ca. 90 Grad gebeugt sind.

Ausführung: Bereits die Grundposition mit angehobenen Beinen kann eine Herausforderung sein. Zusätzlich tippen Sie nun mit den Fersen abwechselnd kurz auf den Boden ❷ und heben das Bein dann wieder in die angewinkelte Position. Dies führen Sie mehrfach im Seitenwechsel aus.

Technikfehler

- Die Lendenwirbelsäule kippt ins Hohlkreuz oder der Nacken verspannt sich. Ziehen Sie die Knie etwas mehr zu sich oder tippen Sie mit der Ferse näher am Po auf. Das verringert den Hebel.

Variante

- Als Steigerung tippen Sie nicht mehr mit der Ferse auf den Boden, sondern strecken ein Bein in der Luft Richtung Zimmerwand aus.
- Zusätzlich zu der Beinbewegung heben Sie den Arm synchron (auf der gleichen Seite oder überkreuz), führen ihn über Kopf und zurück.

Tipps

- Der Fokus liegt auf der statischen Kontrolle des Rumpfes. Bewegungsausmaß und -geschwindigkeit ordnen sich unter.

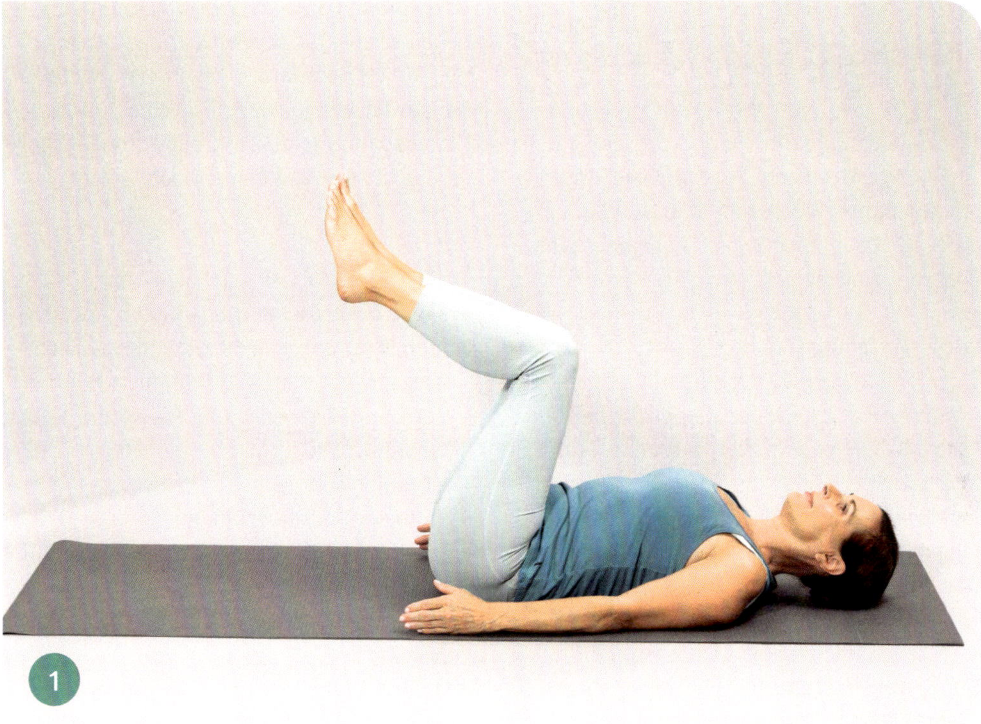

1

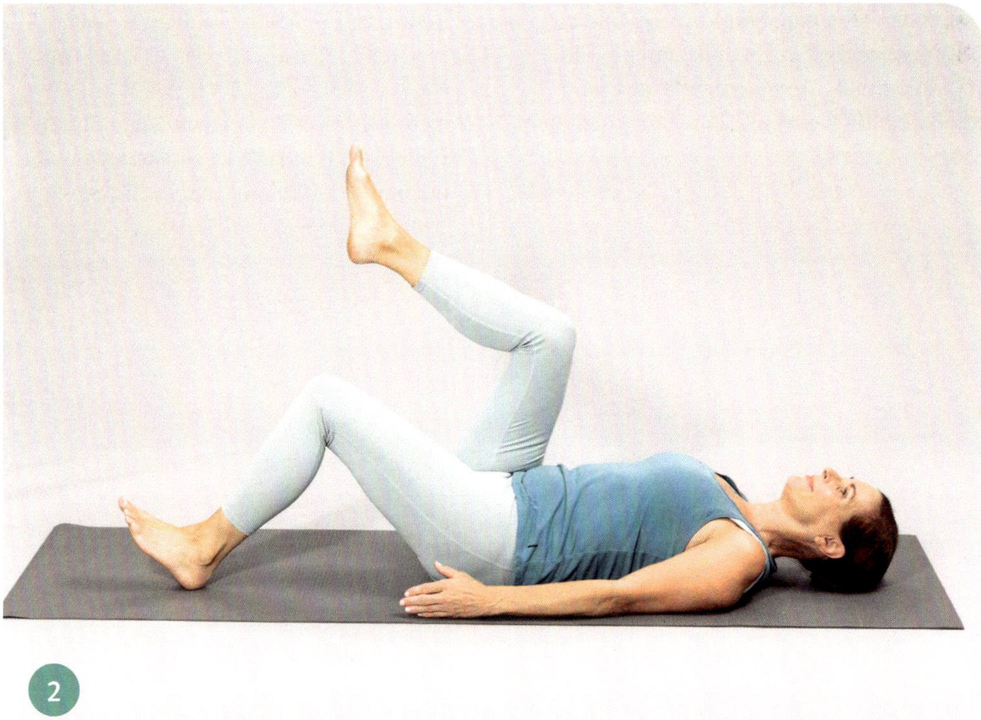

2

Crunch gerade

Die Übung ist zu Recht ein Klassiker für den geraden Bauch. Sie vereint alles, was für eine kraftvolle Beugung nötig ist. Allerdings gibt es einiges zu beachten.

Ausgangsstellung: Sie liegen auf dem Rücken mit aufgestellten Beinen. Die Arme liegen seitlich am Körper. Ziehen Sie den Unterbauch leicht ein. Der Nacken ist lang.

Ausführung: Sie beginnen die Aufrollbewegung mit einer leichten Nickbewegung: Das Kinn zieht Richtung Hals. In dieser Position heben Sie nun den Kopf vom Boden an, die Halswirbelsäule beginnt sich zu runden.
Es folgt die Brustwirbelsäule, die Schulterblätter heben ab und die Arme rutschen Richtung Füße. Sie ziehen schließlich noch betont das Brustbein Richtung Bauchnabel. Die gesamte Vorderseite des Rumpfes ist angespannt. Die Lendenwirbelsäule hat zum Ende der Bewegung einen deutlichen Bodenkontakt ①.

Dann drehen Sie die Bewegung um und rollen Wirbel für Wirbel wieder ab, bis Sie wieder auf dem Boden liegen. Halten Sie dabei das Becken in der Aufrichtung und eine Grundspannung im Unterbauch. Wiederholen Sie die Bewegung mehrfach.

Technikfehler

- Sie verlieren die Beckenaufrichtung. Nehmen Sie immer wieder aktiv die Aufrichtungsposition ein. Das hilft auch, falls bei der Rückwärtsbewegung ein Hohlkreuz entsteht.
- Wird der Kopf nicht zur Brust gezogen, kann der Nacken verspannen.
- Der Kopf wird bei der Einrollbewegung betont nach vorn geschoben. Legen Sie einen Schwerpunkt auf die Bewegung des Brustbeins.

Tipps

- Wenn die Kopfkontrolle Schwierigkeiten macht, können Sie mit den Händen im Nacken die Belastung auf den Hals reduzieren ②. Allerdings vergrößert das den Hebel und somit die Herausforderung für die Bauchmuskulatur und die Beckenkontrolle.

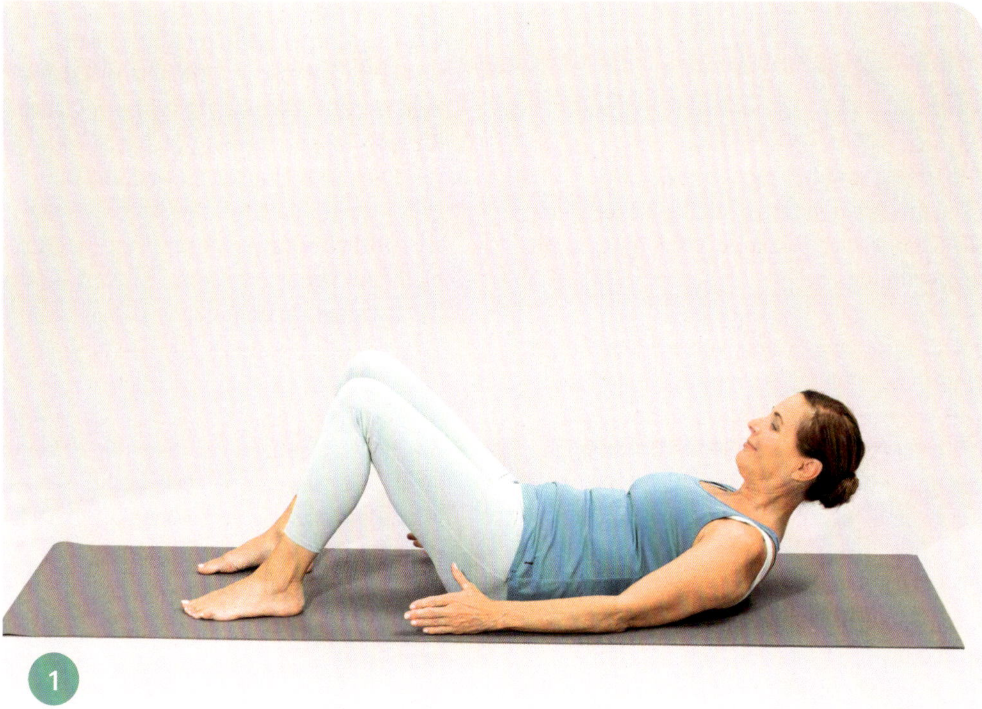

1

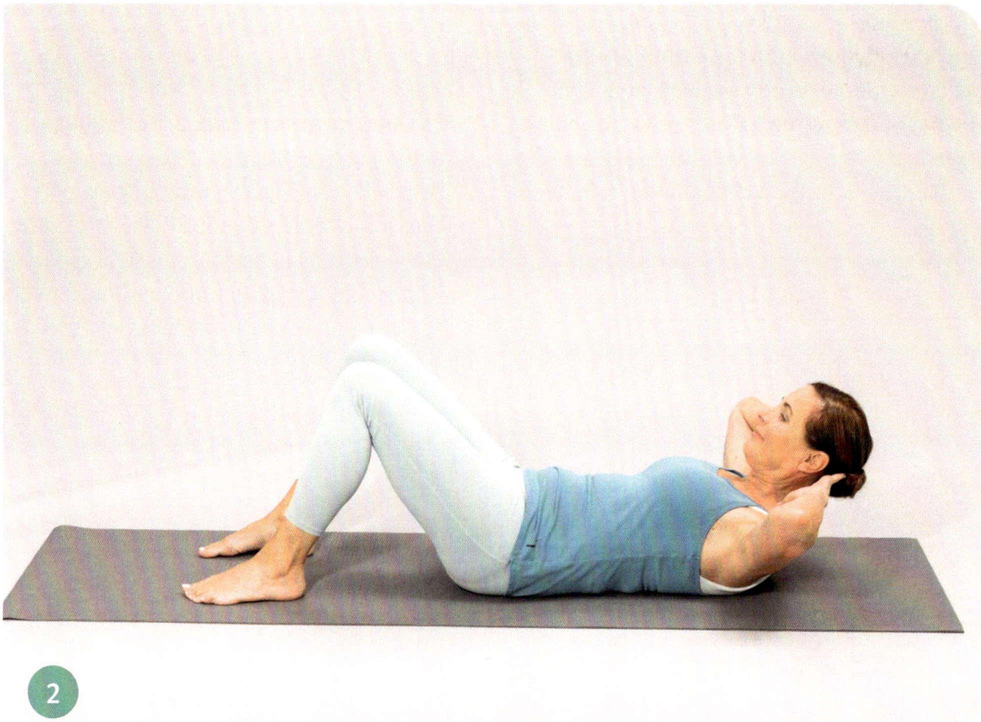

2

Schwimmer

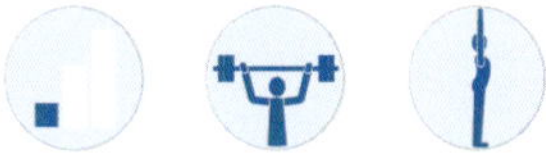

Die Übung trainiert nicht nur den Rückenstrecker, sondern auch das Gesäß und die Schulterblattmuskeln. Sie ist eine Ganzkörperübung.

Ausgangsstellung: Sie liegen auf dem Bauch. Unterlagern Sie die Stirn mit einem Kissen. Die Arme liegen seitlich in einer angewinkelten U-Form. Ziehen Sie den Unterbauch ein und beginnen Sie langsam, den Brustkorb vom Boden abzuheben. Dabei erhöht sich der Druck auf das Schambein, das Brustbein hebt sich vom Boden ab. Der Kopf bleibt in Verlängerung der Brustwirbelsäule und hebt sich aus dem Kissen heraus. Schließlich heben Sie noch die Arme parallel zum Boden an. Die gesamte Körperrückseite ist unter Spannung ❶.

Ausführung: Sie halten die Grundposition während der gesamten Übungsdauer. Für die Basisübung strecken Sie zusätzlich einen Arm kopfwärts aus, führen ihn zurück und führen dasselbe auf der anderen Seite aus. ❷

Technikfehler

- Der Oberkörper oder der Kopf sinken während der Übung zu Boden. Das ist ein Zeichen von gewollter Ermüdung. Machen Sie eine Pause.
- Der Blick geht Richtung Wand und die Halswirbelsäule wird überstreckt. Ziehen Sie deutlicher das Kinn zur Brust, der Blick bleibt am Boden, und kontrollieren Sie, ob das Brustbein angehoben ist.

Varianten

- Zur Steigerung bewegen Sie beide Arme gleichzeitig vor und zurück. Dadurch erhöht sich der Hebel und damit die Belastung auf die Rückenmuskeln. ❸
- Weiterhin können Sie die Arme auch gestreckt parallel zum Boden fächerförmig hin und her bewegen.
- Zusätzlich können bei allen Armvarianten auch die Beine leicht vom Boden angehoben werden.

Tipps

- Es kann angenehm sein, in der Übungspause die Bauchlage zu verlassen und zum Beispiel in die Päckchenhaltung zu gehen.
- Die Übung zielt auf eine Rückenstreckung. Eine leichte Bauchspannung stellt eine Balance im Rumpf her und verhindert Verspannungen in der Lendenwirbelsäule.

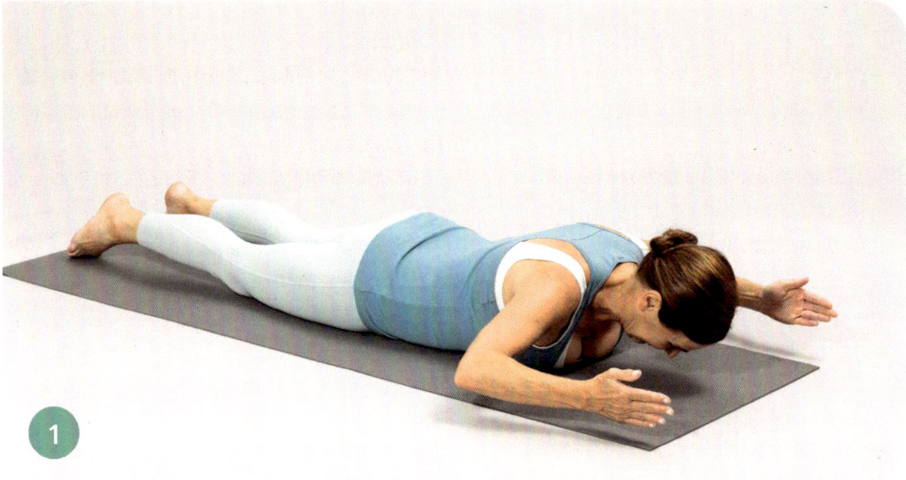
1

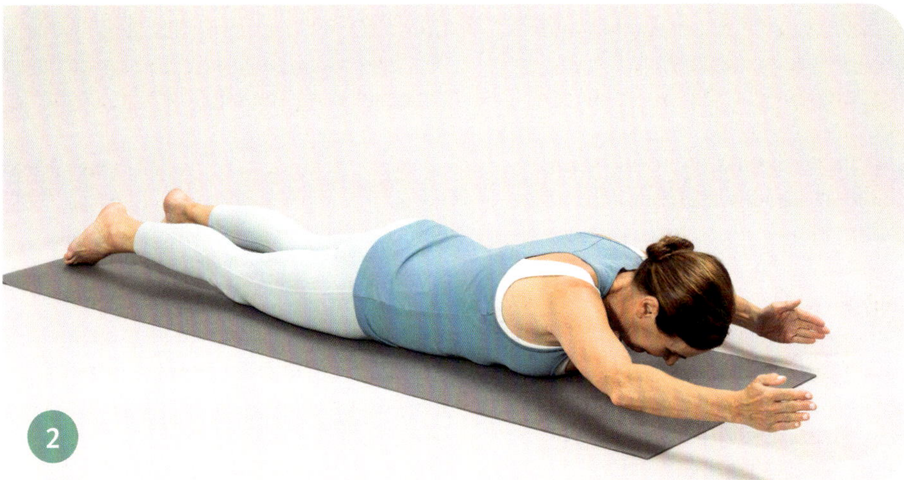
2

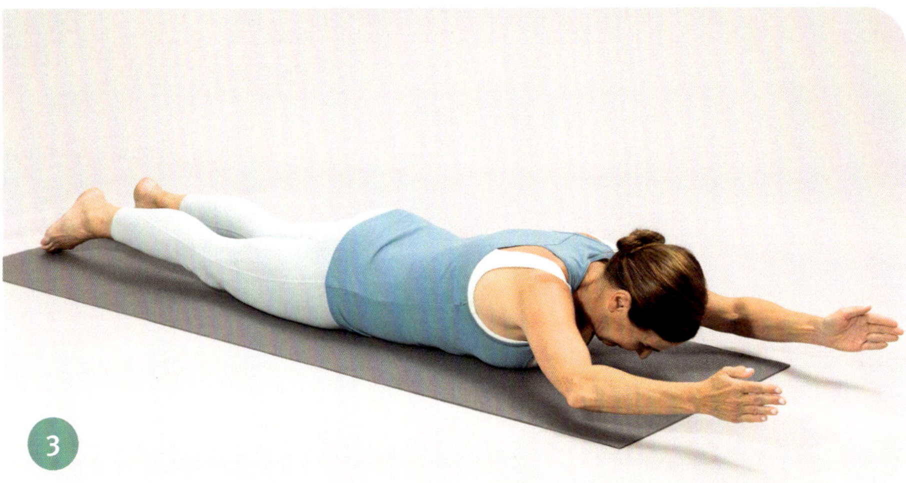
3

Kraft

Rückenstrecken

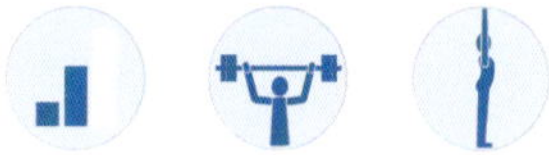

Dies ist eine äußerst effektive Übung für die dynamische Rückenkraft ohne Hilfsmittel. Ihre Grundposition lässt nur wenige Fehler zu. Weiterhin schafft sie sehr gute Grundlagen für alltägliche Anforderung wie Heben und Arbeiten in Oberkörpervorneige.

Ausgangsstellung: Stellen Sie sich eine gute Fußlänge entfernt rückwärts vor eine Wand. Beugen Sie leicht die Beine und lehnen Sie sich mit dem Po an. Neigen Sie den Oberkörper gestreckt ca. 45 Grad nach vorn und überkreuzen Sie die Arme vor dem Brustkorb. ①

Ausführung: Die Beugebewegung läuft von oben nach unten. Sie beginnen mit dem Kopf eine Einrollbewegung, die sich durch die gesamte Wirbelsäule nach unten fortpflanzt, bis Sie in einer runden, gebeugten Oberkörpervorneige ankommen. Das Becken bleibt in der Grundposition. ②

Dann drehen Sie die Bewegung um. Heben Sie dazu zunächst den Brustkorb an. Das Brustbein dreht nach oben. Die Lendenwirbelsäule und Halswirbelsäule folgen fast selbstständig in die Streckung. Am Ende ist der gesamte Rumpf wieder gestreckt in der Vorneige von ca. 45 Grad.

Technikfehler

- Die Vorneige in der Ausgangsposition ist zu klein oder der Rumpf ist am Ende der Streckung nahe an der Wand. Das entspricht einer Schonhaltung und es wird kein Kraftreiz auf den Rücken gesetzt.
- Die Einrollbewegung ist zu groß und nimmt das Becken mit in die Beugung. Die Kontrolle wird schwerer.
- Die Streckung beginnt in der Lendenwirbel- oder Halswirbelsäule und ermöglicht dort eine Verspannung.

Tipps

- Ein Partner kann Ihnen einen Stock als Orientierung für den oberen Punkt an den Rücken halten.
- Mit der Wiederholungszahl kann ein Muskelbrennen in der Lendenwirbelsäule spürbar sein. Das ist ein Zeichen für einen positiven Trainingsreiz.

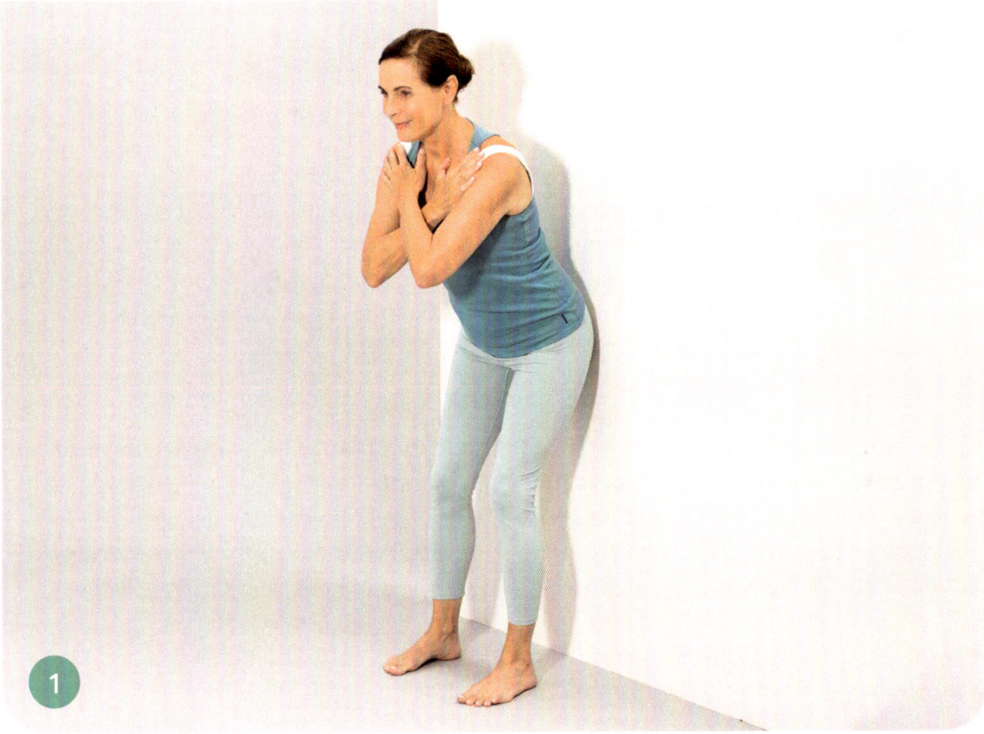
1

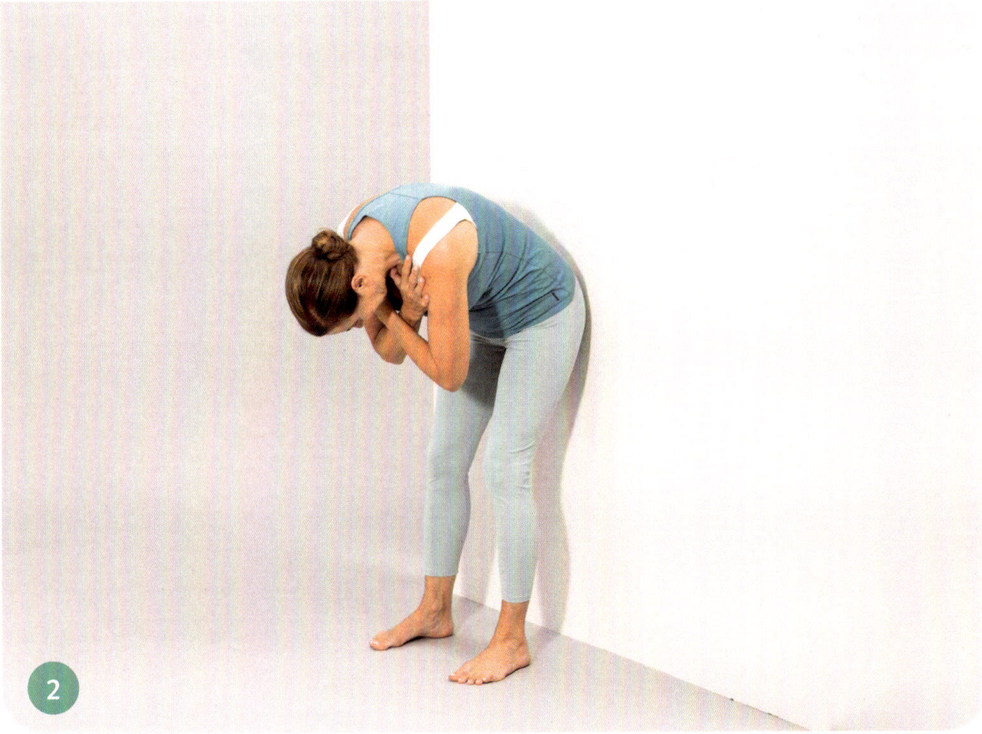
2

Seitstütz

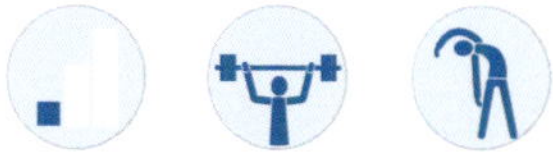

Die Übung trainiert nicht nur den seitlichen Rumpf, sondern auch Schulterblatt- und Gesäßmuskeln. Es sind mehrere Varianten möglich.

Ausgangsstellung: Begeben Sie sich in einen liegenden Seitstütz. Dazu legen Sie sich seitlich auf einen Oberschenkel und stützen sich auf den unteren Unterarm. Die Knie sind um 90 Grad nach hinten angebeugt, Oberschenkel und Rumpf bilden eine Linie. Der Blick ist nach vorn gerichtet. Der Ellenbogen befindet sich unter der Schulter. ❶

Ausführung: Drücken Sie Ihr Becken nach oben und strecken Sie gleichzeitig die Hüften. Dadurch bilden nun die Oberschenkel, der Rumpf und der Kopf eine Linie. Der Auflagedruck ist auf dem Ellenbogen und dem unten liegende Knie verteilt. Halten Sie diese Position bis zu Ermüdung. Dann machen Sie in einer beliebigen Position eine Pause und wechseln dann die Seite. ❷

Technikfehler

- Der Ellenbogen steht zu weit kopfwärts. Das erhöht unnötig die Anstrengung in der Schulter.
- Die Hüften werden nicht gestreckt.

Variante

- Heben Sie den oben liegenden Arm ab und strecken Sie ihn zur Zimmerdecke.
- Strecken Sie das Knie des oberen Beins. Den Fuß können Sie auf den Boden stellen oder zur Steigerung anheben. ❸

Tipps

- Die Übung trainiert mehrere Bereiche und führt Ihnen Ihre Schwachstellen vor Augen. Es kann sein, dass die Schulterbelastung im Vordergrund steht.

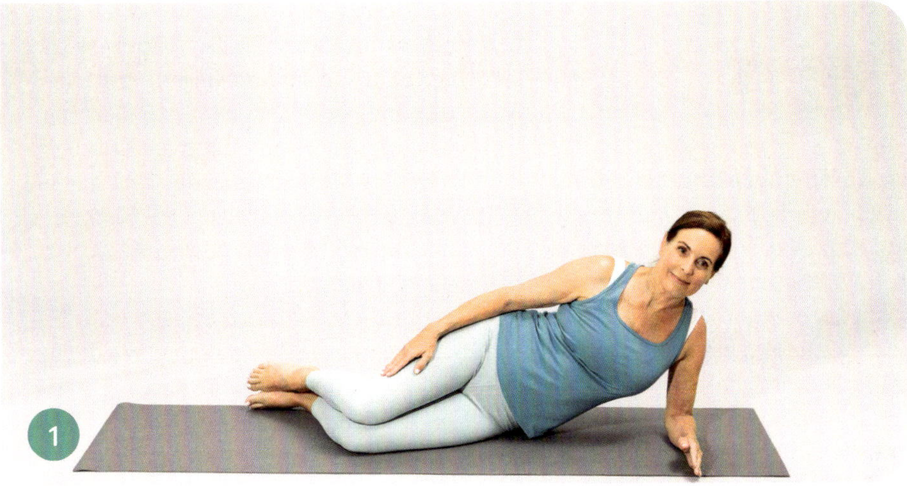
1

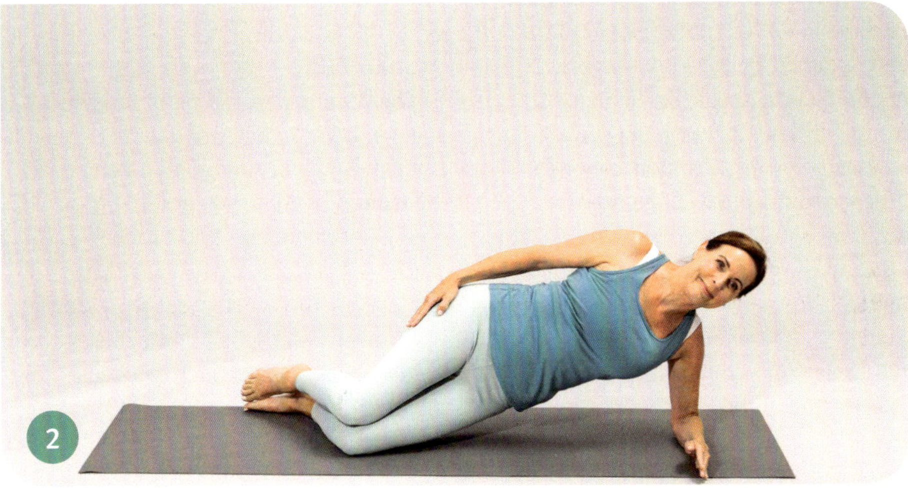
2

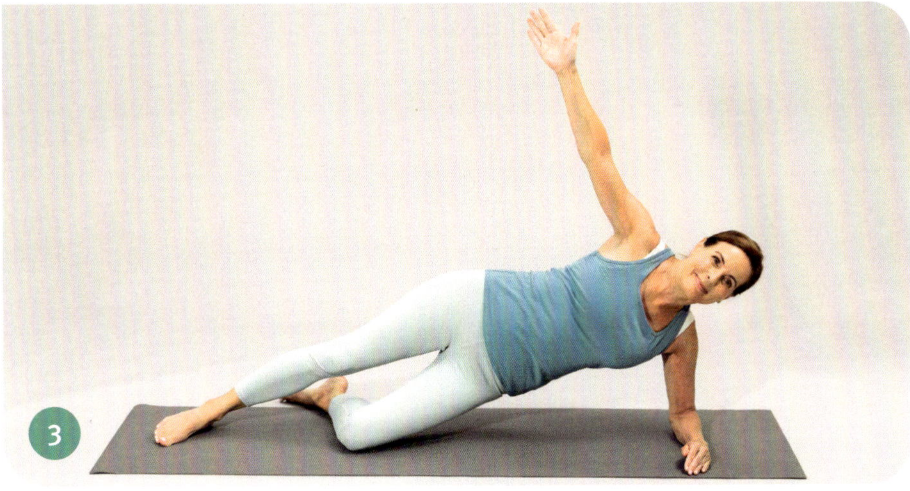
3

Seitneigen in Seitlage

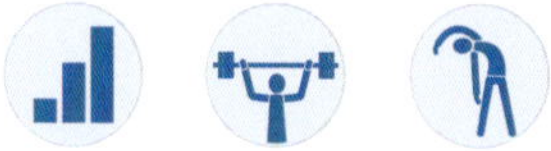

Die Übung ist recht unbekannt und auch etwas ungewöhnlich. Dabei kann sie äußerst gezielt und effektiv den seitlichen Rumpf kräftigen. Im Alltag brauchen wir diese Muskulatur zum Beispiel beim Gehen oder einseitigen Tragen. Das Anstrengungspotenzial ist grundsätzlich hoch, aber dosierbar.

Ausgangsstellung: Sie liegen ausgestreckt auf der Seite, der untere Arm liegt nach vorn ausgestreckt am Boden, der andere Arm auf dem Rumpf. Den Kopf halten Sie horizontal zum Boden in der Luft und den Blick geradeaus gerichtet. Dann heben Sie die Beine so an, dass nur noch der untere Oberschenkel leicht den Boden berührt. Dadurch erhöhen sich die Anspannung in der Taille und der Auflagedruck an der unteren Hüfte. (1)

Ausführung: Die Seitneigung erfolgt im ganzen Körper vom Kopf bis zu den Füßen. Sie beginnt in der Körpermitte und breitet sich nach oben und unten aus. Ziehen Sie den Beckenkamm und die unteren Rippen zueinander. Das beugt den Rumpf seitlich. Die Beine und der Kopf folgen der Bewegung und entfernen sich vom Boden. Die oben liegende Hand rutscht auf dem Bein Richtung Knie. Die Bewegung geht nur so weit, dass die unten liegende Schulter noch Bodenkontakt hat. Die Bewegung ist also relativ klein. (2)

Dann kehren Sie die Bewegung wieder um und sinken langsam in die Ausgangsposition mit Grundspannung zurück. Nach einer Pause in beliebiger Position wechseln Sie die Seite.

Technikfehler

- Die Bewegung beginnt in der Halswirbelsäule und die Schulter hebt vom Boden ab.
- Die Bewegung beginnt in den Beinen und die Hüften werden gebeugt.

Tipp

- Als Entlastung empfiehlt sich eine Position in Rückenlage, damit auch der Nacken und die Schultern Erholung finden.

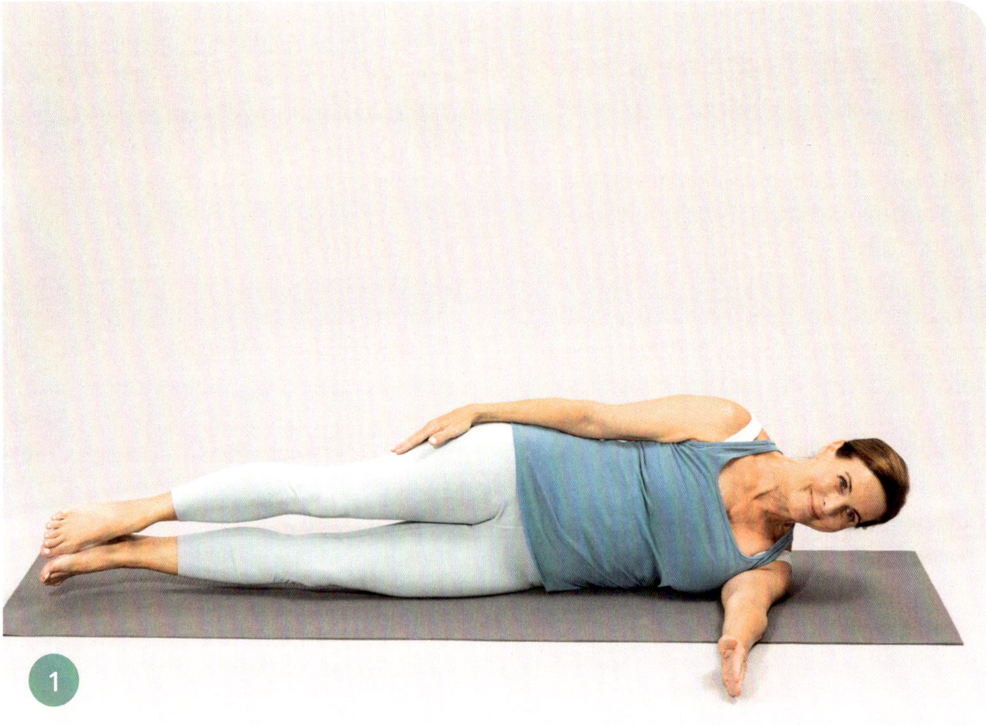

1

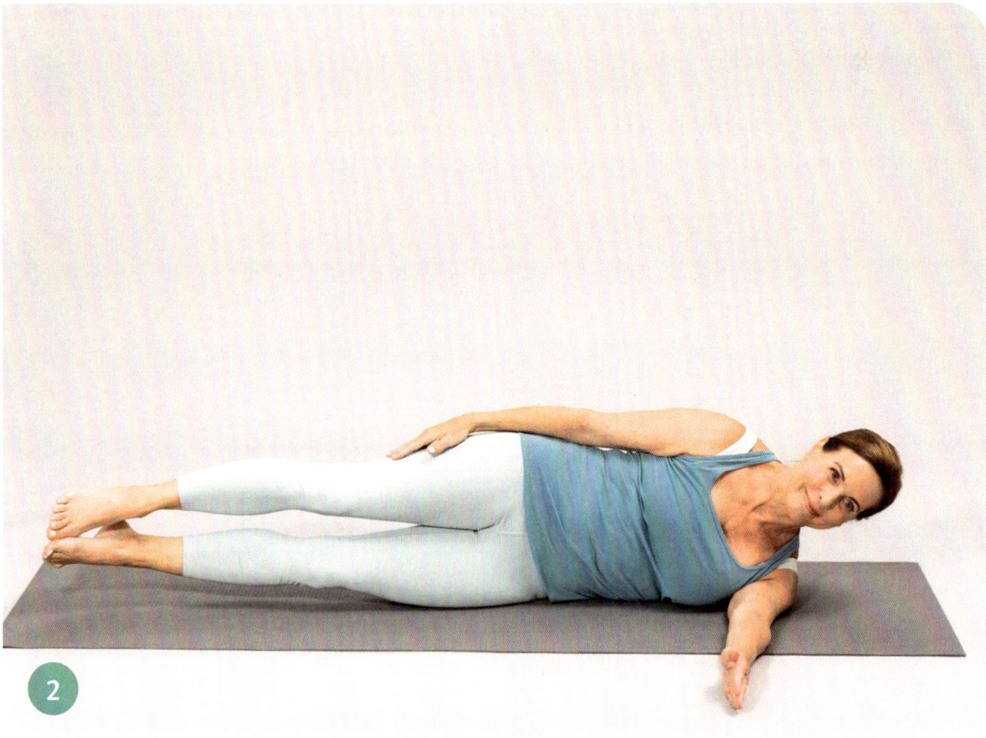

2

Bauchdiagonale

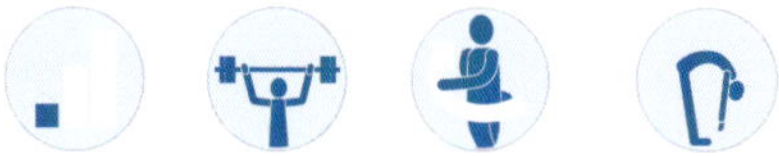

Die Übung ist statisch und hat den hohen Anspruch, den schrägen Bauch zu wecken und zu kräftigen.

Ausgangsstellung: Sie liegen auf dem Rücken mit angestellten Beinen. Ziehen Sie den Unterbauch leicht ein und das Kinn Richtung Brust. Nun beugen Sie das linke Bein in der Hüfte an, bis die rechte Hand das linke Knie gut berühren kann. Das rechte Bein liegt locker auf dem Boden. Der Bauch hat eine Grundspannung.

Ausführung: Nun drücken sie das linke Knie und die rechte Hand gegeneinander ❶. Schulter und Kopf bleiben liegen. Im Bauch bauen Sie Spannung auf, ohne eine nennenswerte Bewegung auszulösen. Halten Sie die Spannung einige Sekunden. Dann wechseln Sie die Seiten ❷.

Technikfehler

- Es fehlt die vorbereitende Beckenaufrichtung.
- Die drückende Schulter oder der Kopf hebt ab.

Tipps

- Die Übung erzeugt eine diagonale Spannung im Bauch. Das kann auch eine Muskelaktivität in der Taille bedeuten. Auf der Körperrückseite können Sie das auch spüren. Ein Schulterblatt und die Beckenschaufel der Gegenseite drücken gleichzeitig auf den Boden.
- Beim Drücken hilft die Vorstellung, dass sich die seitliche Beckenkante und die diagonal gegenüberliegenden Rippen zusammenziehen.

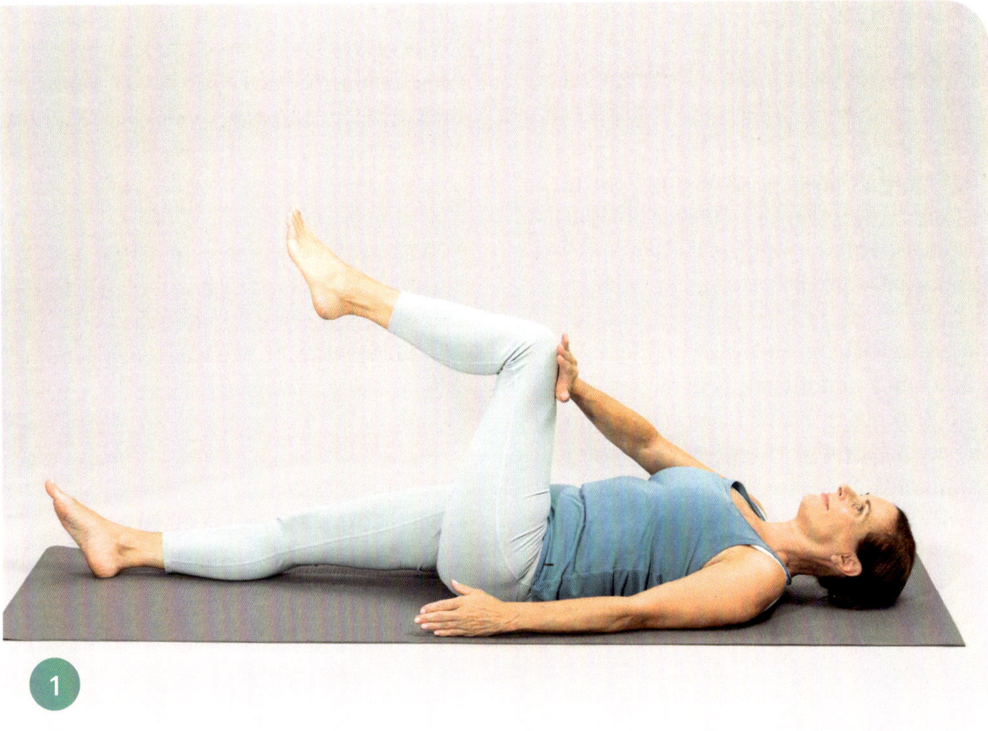

1

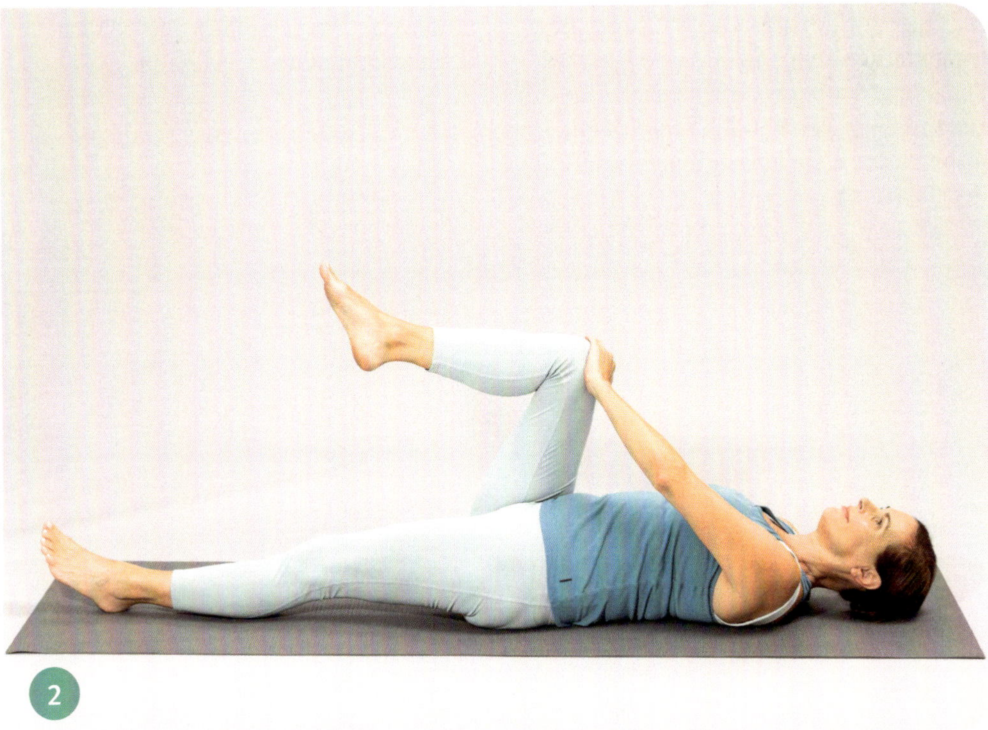

2

Crunch schräg

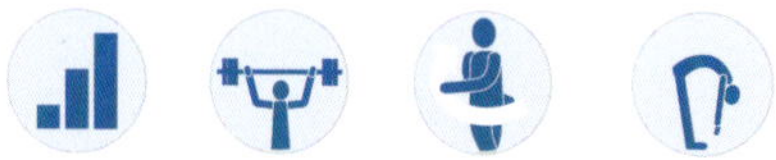

Die Übung ist anspruchsvoll und braucht Routine. Sie birgt einige Ausweichmöglichkeiten, ist aber zur Kräftigung für den schrägen Bauch ohne Hilfsmittel sehr effektiv.

Ausgangsstellung: Sie liegen auf dem Rücken mit angestellten Beinen. Der linke Arm liegt neben dem Körper auf dem Boden. Die rechte Hand wird seitlich an den Kopf genommen. Der Unterbauch ist aktiv. ❶

Ausführung: Sie starten wie beim geraden Crunch mit einem leichten Ziehen des Kinns Richtung Brust und dem Abheben des Kopfes. Zusammen mit der Aktivierung des Unterbauches bewirkt dies eine Spannung im gesamten Bauch. Nun bewegen Sie die rechte Schulter in einem diagonalen Bogen zur gegenüberliegenden Beckenkante. Diese kommt der Bewegung etwas entgegen. Der Rumpf und der Kopf machen eine leichte Linksdrehung. Das Brustbein zeigt dann mehr zur Seite. Die linke Schulter bleibt auf dem Boden. ❷

Dann kommen Sie wieder in die Ausgangsstellung zurück und wiederholen die Bewegung mehrfach. Nach einer kurzen Pause wechseln Sie Armposition und Drehrichtung.

Technikfehler

- Die Aufrollbewegung wird betont und die Drehung vernachlässigt. Zum Beispiel heben dann beide Schultern ab.
- Das Becken dreht sich weg. Auch dann bleibt die Rotation aus.

Tipps

- Die Herausforderung liegt darin, eine Drehung durchzuführen. Wie bei der »Bauchdiagonale« spüren Sie einen diagonalen Druck auf der Körperrückseite als Feedback.
- Die Bewegung ist bei dieser Übung relativ klein. Das verlockt zum Übertreiben und bewirkt Ausweichbewegungen. Zielen Sie mehr auf eine diagonale oder seitliche Bauchspannung.

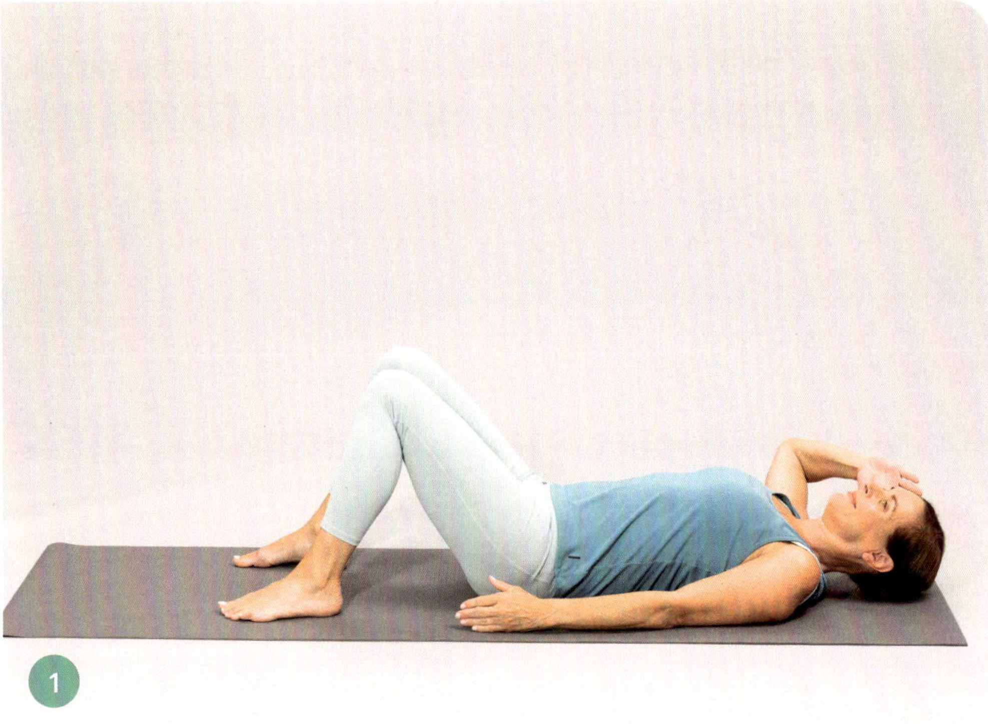

1

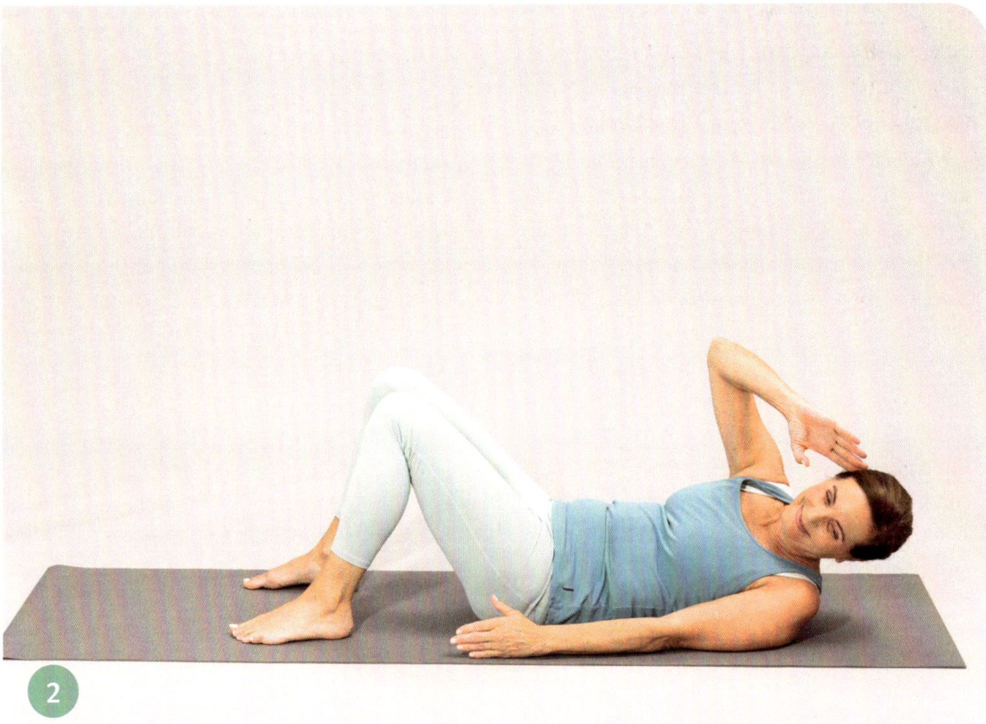

2

Kurz und knackig – Kraft

Vielleicht haben Sie beim Wort »Krafttraining« innerlich abgewinkt, denn dieses macht vielen Menschen keinen Spaß. Hoffentlich haben Sie an den vorgestellten Übungen Gefallen gefunden.

Bei den hier vorgestellten Kraftübungen handelt es sich um eine jederzeit und überall durchführbare Trainingsform mit dem eigenen Körpergewicht und guter gesundheitsfördernder Wirkung.

Wirkungen

- Die ersten Wirkungen sind unsichtbar, aber spürbar. Zunächst werden alle an der Übung beteiligten Muskeln aufeinander abgestimmt. Bestimmte Muskeln lernen, sich zum richtigen Zeitpunkt anzuspannen, und andere Muskeln lernen, locker zu lassen. Die Bewegung wird ökonomischer. Auch die einzelnen Muskelfasern eines Muskels lernen, sich gleichzeitig anzuspannen.
- Weiterhin wird die Erregbarkeit des Nervs verbessert, der den Muskel zum Anspannen bringt. Das ist vergleichbar mit den Qualitäten des Mobilfunknetzes. Je besser das Netz, desto mehr Funktionen sind mit ein und demselben Smartphone nutzbar. Entsprechend: Je stärker der Impuls über den Nerv, desto stärker kann sich ein Muskel anspannen und somit mehr Kraft erzeugen.
- Jede Kontraktion braucht Energie. Die entsprechenden Energiespeicher in der Muskelzelle werden durch Krafttraining erweitert.
- Schließlich kommt es auch zu einem Muskelwachstum. Sicherlich nicht wie beim Bodybuilding, aber das ist auch gar nicht notwendig, denn bereits die unsichtbaren Wirkungen reduzieren Rückenschmerzen.

Nebenwirkungen

- Krafttraining wirkt zunächst ermüdend. Das kann sich kurzfristig in Form von Trägheit, erhöhtem Muskeltonus oder leichter Schmerzverstärkung äußern. Diese trainingsbedingten Nebenwirkungen sind vorübergehend und werden mit zunehmender Routine seltener.

Tipps für die Durchführung

- Ein Aufwärmen mit den Ihnen bereits bekannten Mobilisationsübungen ist eine gute Vorbereitung für die intensiven Kraftübungen.
- Die Bewegungsgeschwindigkeit orientiert sich am – ruhigen – Atemrhythmus.

- Positive Effekte erzielen Sie nur dann, wenn sich die Übung am Ende der Durchführung »anstrengend« angefühlt hat. Beginnen Sie mit einer Borg-Zahl (Seite 171) im Bereich von 13 und steigern Sie sich allmählich auf 15–17.
- Der Umfang liegt bei 10–25 Wiederholungen oder einer Haltedauer von 10–30 Sekunden bei statischen Positionen. Sie werden feststellen, dass Sie bei jeder Übung eine andere Anzahl schaffen. Deshalb richten Sie sich nach der Borg-Zahl. Sie machen zu Beginn so viele Wiederholungen, bis Sie eine Anstrengung von 13 spüren, und mit zunehmender Routine steigern Sie die Wiederholungszahl oder die Haltedauer, bis Sie eine Borg-Zahl 15–17 wahrnehmen. Falls Sie mehr als 40 Wiederholungen schaffen oder länger als 2 Minuten eine Kraftübung halten können, dann überprüfen Sie die technische Ausführung. Vielleicht machen Sie Ausweichbewegungen oder die Übung ist zu einfach für Sie. Das Zertifikat »Level« hilft Ihnen bei der Suche nach einer Alternative.
- Führen Sie jede Übung 1- bis 3-mal durch (zum Beispiel 2-mal 10 Wiederholungen). Dabei gilt: je höher die Borg-Zahl desto weniger Durchgänge. Dazwischen können Sie eine erholende Pause von 30–60 Sekunden machen.
- Aufgrund der hohen Intensität sollte nach einem Krafttraining mindestens ein Tag Pause eingelegt werden. Somit sollten Sie Kraft 1- bis maximal 3-mal in der Woche trainieren. Wie beim Beweglichkeitstraining gilt: einmal erhält die Kraft, 2- bis 3-mal verbessert sie.
- Die Nebenwirkungen können durch Entlastungsübungen oder leichtes Ausdauertraining reduziert werden.

Die Rolle der Kraft beim Training

Krafttraining ist anspruchsvoll. Die Herausforderung liegt in einer sauberen technischen Ausführung bei gleichzeitig hoher Anstrengung. Dies erfordert zum einen gutes Aufwärmen durch Mobilisation. Weiterhin können Übungen aus der Koordination die Kraftübungen vorbereiten und verbessern so die Ausführungsqualität. Die hohen Belastungen können im Anschluss durch Entlastungen kompensiert werden.

Ihr eigener Trainingsplan »Kraft«

Stellen Sie sich nun 4 bis 6 Kraftübungen zusammen, die alle Bewegungsrichtungen der Wirbelsäule abdecken. Ein Beispiel für den Einstieg:

- Käfer
- Schwimmer
- Seitstütz
- Bauchdiagonale

Schritt für Schritt

Mit dem Krafttraining wird die klassische Trainingseinheit vollständig. Die Reihenfolge ist: Mobilisation – Koordination – Kraft – Entlastung. Wem das auf einmal zu umfangreich ist, der kann Entlastung oder Koordination auch an einem anderen Tag durchführen. In den Kapiteln zu Trainingseinheiten (Seite 158) und Wochenplan (Seite 160) erfahren Sie die Variationsmöglichkeiten der Trainingsthemen. Doch zuvor schauen wir uns noch das Ausdauertraining an.

Walken, Fahrradfahren und Co.

Für das Training der Ausdauer benötigen wir Bewegungen, die wir über einen längeren Zeitraum mit einer geringen Intensität durchführen können. Die häufig gut funktionierenden Klassiker sind Walken, Fahrradfahren und Schwimmen. Das Joggen ist ebenfalls weit verbreitet, aber anspruchsvoller. Spielsportarten oder Tanzen sind Geschmackssache, trainieren aber die Ausdauer ganz nebenbei. Wichtig ist, dass Sie sich eine Ausdauersportart aussuchen, die Ihnen Freude macht. Joggen Sie nicht, wenn Ihnen das zuwider ist. Probieren Sie aus, was Ihnen liegt.

Ausführung: Wählen Sie eine Trainingsform, von der Sie wissen, dass Sie ein paar Minuten ohne Einschränkungen trainieren können. Es muss nicht gleich die Lieblingssportart sein, wenn diese Probleme bereitet.

Wärmen Sie sich mit Ihrem Mobilisationsprogramm (Seite 102) auf.

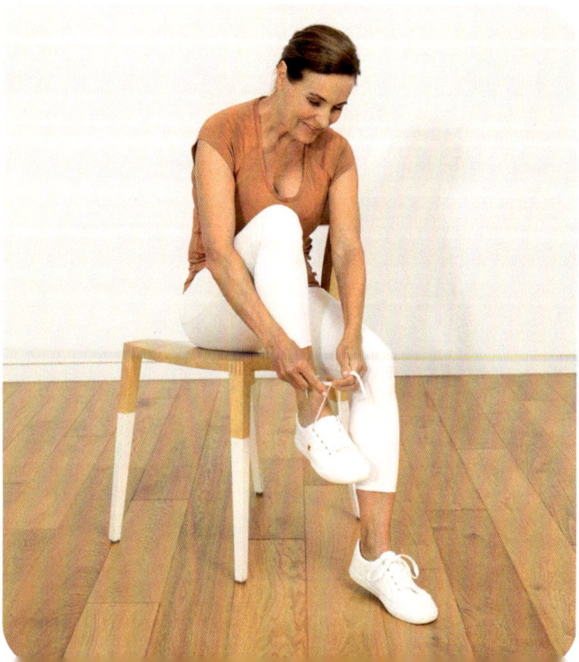

Legen Sie sich eine Strecke oder Dauer fest, die Sie sich locker zutrauen, zum Beispiel eine Bahn Schwimmen, 5 Minuten Walken oder 10 Minuten Fahrradfahren. Wenn Sie das absolviert haben, machen Sie eine kleine Pause und führen eine zweite Runde durch. Dann wieder eine Pause einlegen, die dritte Runde absolvieren, usw. Entscheiden Sie nach Ihrem Befinden, wie viele Intervalle ausreichen. Je nach Trainingsform reicht zu Beginn eine aufsummierte Dauer von 15–20 Minuten. Die Steigerungen kommen mit der Zeit.

Die Pausen können Sie beliebig gestalten. Ziel ist es, sich etwas zu erholen und eventuell Zwangshaltungen wie das Sitzen beim Fahrradfahren oder die überstreckte Haltung beim Schwimmen kurz auszugleichen. Das kann zum Beispiel durch kurze Entlastungspositionen oder auch wieder durch Mobilisationsübungen erfolgen.

Nach dem Training gönnen Sie sich Ihr Entlastungsprogramm (Seite 112) oder eine Entspannungsübung (Seite 118).

Varianten

- Ergometer: Das Schöne am Ausdauersport ist, dass er in den meisten Fällen im Freien stattfinden kann. Bewegung unter freiem Himmel an frischer Luft ist in jeder Hinsicht gesundheitsfördernd. Aber auch Indoor kann Ausdauer trainiert werden. Ergometer sind fester Bestandteil in der Trainingstherapie oder im Fitnessstudio, es gibt auch Geräte für die Heimnutzung. Die Tabelle (Seite 155) gibt Ihnen einen Überblick.

Ergometer für das Ausdauertraining

Ergometer	Vorteile	Nachteile
Fahrrad	in der Regel Vorerfahrung gegeben breite Dosierbarkeit sehr gute Tolerierbarkeit	Rumpf und obere Extremität statisch selten Problembezug limitiert, wenn man nicht lange sitzen kann
Laufband	breite Dosierbarkeit hoher Alltagsbezug sehr gut verträgliche Vorbereitung für das Laufen draußen	Gleichgewicht überraschend anspruchsvoll
Crosstrainer	Ganzkörperaktivität mit Betonung der Rumpfdrehung unterstützt Entlastung im Halswirbelsäulen-Bereich	hohe Einstiegsbelastung häufig schmerzprovozierend bei Iliosakralgelenkbeschwerden
Ruderergometer	Ganzkörperaktivität mit Betonung der Rumpfflexion und -extension symmetrische Beinbelastung	die Bewegungstechnik braucht etwas Anleitung und Übung Verspannungspotenzial bei Halswirbelsäule-Beschwerden

- Saisonsport: Wandern, Paddeln, Rudern oder Skilanglauf können eine reizvolle saisonale Abwechslung sein.
- Anstatt der Einteilung in Intervalle kann man das Training auch an einem Stück absolvieren. Die Voraussetzung dafür ist, dass man es locker durchhält und keine Verspannungen auftreten. Auch dabei wäre eine maximale Dauer von 15–20 Minuten zu Beginn ausreichend.

Tipps

- Beim Ausdauersport, der leicht ein wenig monoton sein kann, kann es sich lohnen, sich einen Trainingspartner zu suchen. Gemeinsames Radeln, Joggen oder Walken macht gleich mehr Spaß. Außerdem sorgt eine regelmäßige Verabredung zum Sport für eine gewisse Verbindlichkeit – es ist weniger leicht, sich vom gemütlichen Sofa zum Zuhausebleiben verleiten zu lassen!
- Ausdaueraktivität lässt sich auch im Alltag integrieren. Wenn Sie zum Beispiel den Arbeitsweg von mindestens 15 Minuten zu Fuß oder mit dem Fahrrad zurücklegen gilt das schon als gesundheitswirksam im Sinne von Ausdauer. Sicherlich macht das keine Marathonfitness, aber es ist tatsächlich eine ausreichende Grundlage und sehr praktikabel.

Lang und leicht – Ausdauer

Sie müssen nicht zum Marathonläufer werden, aber regelmäßiges Ausdauertraining mit leichter Intensität leistet einen wichtigen Beitrag zur Rückengesundheit.

Ausdauersportarten können häufig trotz Rückenschmerzen gut ausgeführt werden. Das kann daran liegen, dass bei diesen Trainingsformen die Wirbelsäule nicht mit ihrer vollen Reichweite bewegt wird und somit bewegungsabhängige Schmerzen nicht provoziert werden. Als alleinige therapeutische Maßnahme reicht Ausdauertraining nicht aus. Aber in Ergänzung mit Beweglichkeit, Kraft und Koordination sind die Wirkungen von Ausdauertraining unverzichtbar. Insbesondere die schwingenden Rumpfbewegungen mobilisieren die Wirbelgelenke und Rippen, fördern die Ernährung der Bandscheibe und Durchblutung der Muskulatur.

Wirkungen

Ausdauertraining bewirkt eine Vielzahl von Anpassungen in allen Körpersystemen:

- In der Muskulatur werden die grundlegenden Energiespeicher und die Fähigkeit zur Sauerstoffverarbeitung vergrößert.
- Das Zusammenspiel der an einer Bewegung beteiligten Muskelgruppen wird besser.
- Die Sauerstofftransportfunktion des Blutes wird verbessert.

Alle diese Anpassungen zielen darauf ab, die für Bewegung notwendige Energie in größerem Umfang mit geringerem Aufwand zu produzieren und somit über einen längeren Zeitraum zur Verfügung zu stellen. Dies überträgt sich dann auch auf alltägliche körperliche Belastungen: Man ermüdet später und erholt sich besser.

Nebenwirkungen

- Bei zyklischen Bewegungsmustern wie Fahrradfahren oder Laufen wird der Rumpf in seinen Bewegungspotenzialen relativ wenig genutzt. Teilweise ist sogar eine eher statische Haltung gefordert. Diese Grundbedingung führt zu einer funktionellen Anpassung im Sinne einer reduzierten Beweglichkeit. Mobilisations- (Seite 102) und Entlastungsübungen (Seite 112) sind der geeignete Ausgleich.
- Häufig wird die Bewegung mit einer Schonhaltung oder schmerzbedingten Schutzspannung ausgeführt. Dies führt dann zu einer verstärkten Verspannung. Auch hier helfen Entlastungsübungen, ein lockeres Herangehen oder das Dosieren in Intervalle.

- Schließlich bewirken Schonhaltungen und die damit einhergehenden muskulären Dysbalancen auch Technikfehler, die ebenfalls eine Ursache für Beschwerden sein können. Durch das Training von Beweglichkeit und Kraft können viele Dysbalancen abgebaut werden. Dadurch wird indirekt die Technik wieder besser. Auch die schon erwähnte lockere Ausführung sorgt für eine gute Grundlage. Bei einem leistungsorientierten Herangehen ist eine umfangreichere Beratung durch einen Trainer sinnvoll.

Tipps für die Durchführung

- Die Intensität ist im moderaten bis mittleren Bereich zu gestalten. Das bedeutet eine Borg-Zahl von 11–13. Zu Beginn fühlt sich Ausdauertraining vielleicht unterfordernd oder langweilig an. Im Verlauf steigt die Anstrengung von allein in den moderaten Bereich. Diese Intensität lässt sich dann gut über eine längere Zeit beibehalten.
- Beim Training draußen wird die Intensität über die Geschwindigkeit gestaltet. Beim Indoor-Training auf Ergometern erfolgt dies zusätzlich über den Widerstand.
- Der optimale wöchentliche Umfang für Ausdauertraining liegt bei 90 Minuten und kann beliebig aufgeteilt werden. So sind täglich 15 min, 3-mal wöchentlich 30 Minuten oder 2-mal 45 Minuten möglich.
- Es gibt zwei grundsätzliche Methoden. Bei der Dauermethode versucht man, eine konstante Intensität über die gesamte Trainingseinheit zu halten. Bei der Intervallmethode findet ein Wechsel der Belastungsphasen (z. B. 2–5 Minuten) und erholsamen Pausen (z. B. 2 Minuten) statt. Die Belastung der kurzen Intervalle summiert sich auf und verhilft insbesondere Untrainierten zu einem wirkungsvollen Trainingsreiz.
- So locker, wie man beginnt, hört man auch wieder auf, indem man die Geschwindigkeit für die letzten Minuten wieder reduziert.

Die Rolle der Ausdauer beim Training:

Selbstverständlich kann man bei ausreichend Zeit und Energie das Ausdauertraining im Anschluss an das Krafttraining durchführen. So wird es oft im Fitnessstudio organisiert und diese Reihenfolge ist dort sehr praktikabel.

Alternativ lässt sich das Ausdauertraining auch separat absolvieren. Da die meisten Ausdauerformen wie Fahrradfahren oder Walken natürliche Bewegungsmuster abrufen und die Intensität deutlich unter der beim Krafttraining liegt, kann man theoretisch ohne Aufwärmen beginnen. Die ersten Minuten sind dann das Aufwärmen. Man beginnt in langsamem Tempo und auch die maximale Intensität in der Trainingseinheit ist niedrig zu halten.

Mobilisation direkt vor dem Training macht die Bewegung ökonomischer. Entlastung nach dem Training verbessert die Regeneration. Das Beweglichkeitstraining kann aber auch an anderen Tagen erfolgen.

Schritt für Schritt

Führen Sie das Training in den nächsten 2–3 Wochen jeweils 2- bis 3-mal durch. Danach können Sie entscheiden, ob Sie die Einheiten verlängern oder die Anzahl pro Woche steigern.

Schritt 2 – Trainingseinheiten zusammenstellen

Sie haben jetzt alle Komponenten Ihres Rückentrainings kennengelernt – aber wie kombiniert man diese sinnvoll zu Trainingseinheiten?

Sie haben die verschiedenen Trainingselemente in einer Reihenfolge kennengelernt, die zum Einstieg sinnvoll ist. Wenn Sie nun alle Elemente kennen und diese beliebig kombinieren möchten, gilt nun grundsätzlich die leicht veränderte Reihenfolge aus der Tabelle in der linken Spalte. Konkret verschieben sich Entlastung und Entspannung ans Ende.

Natürlich kann man alle Elemente in einer Trainingseinheit hintereinander absolvieren, praktisch ist das aber für eine Einheit meistens zu umfangreich – wenige Menschen haben genügend Freiraum, um sich pro Tag mehrere Stunden Zeit zum Training zu nehmen. Das ist aber auch gar nicht notwendig.

Grundsätzlich kann man bis auf die Kraft alle Komponenten einzeln trainieren und über die Woche verteilen. Allerdings sorgt die Kombination für eine bessere Wirkung der einzelnen Bereiche.

In der Tabelle finden Sie die Kombinationsregeln der Trainingselemente. Letztendlich sollten alle Elemente innerhalb der Woche verplant sein.

Sehr praktikable Beispiele für kombinierte Trainingseinheiten sind:

- Mobilisation – Kraft – Entspannung
- Ausdauer – Entlastung
- Mobilisation – Koordination – Kraft

Sie benötigen also verschiedene Trainingseinheiten, die unterschiedliche Themen, Übungen und Methoden enthalten. Die Zusammenstellung richtet sich nach der Zielsetzung. Je nachdem, was Sie erreichen wollen, gestaltet sich auch die Trainingseinheit unterschiedlich hinsichtlich Umfang, Übungsauswahl und Häufigkeit pro Woche.

Die eigene Übungssammlung

Thema	Kombinationsregeln	eigene Übungsauswahl
Mobilisation	uneingeschränkt allein durchführbar; Aufwärmprogramm für alle anderen Themen	☐ Katzenbuckel ☐ Bücken und Strecken ☐ Päckchen – Kobra ☐ Seitneigen ☐ Drehung im Stand ☐ Bogenschütze ☐ Drehen in Schrittstellung ☐ Drehen in Seitlage
Koordination	vorherige Mobilisation oder Entspannung verbessern die Wahrnehmung für eine gute Übungsumsetzung; kann Krafttraining gut einleiten	☐ Grundlage – Bauchspannung ☐ Haltungskontrolle Bauch I ☐ Haltungskontrolle Bauch II ☐ Haltungskontrolle Rücken I ☐ Haltungskontrolle Rücken II ☐ Haltungskontrolle Rotation ☐ Kontrolle Gleichgewicht
Kraft	benötigt Aufwärmen durch Mobilisation oder Koordination und Cool-down durch Entlastung oder Entspannung	☐ Käfer ☐ Crunch gerade ☐ Schwimmer ☐ Rückenstrecken ☐ Seitstütz ☐ Seitneigen in Seitlage ☐ Bauchdiagonale ☐ Crunch schräg
Ausdauer	Mobilisation ökonomisiert die Bewegung; Entlastung verbessert die Erholung	☐ Ausdauersport nach Belieben
Entlastung	wird durch vorherige Mobilisation angenehmer; Cool-down für alle anderen Themen	☐ Päckchen ☐ Strecken in Rückenlage ☐ Dreh-dehn-Lage ☐ Banane ☐ Gesäß I ☐ Gesäß II ☐ Hüftbeuger ☐ Oberschenkel innen
Entspannung	Abschluss für alle Themen; uneingeschränkt allein durchführbar	☐ Progressive Muskelentspannung

Schritt 3 – einen eigenen Wochenplan gestalten

Die nächste Frage folgt auf dem Fuß: Wie verteilt man die Trainingseinheiten sinnvoll auf die Woche?

Regelmäßigkeit ist beim Rückentraining der Schlüssel. Wenn Sie nur sporadisch trainieren, wird ein langfristiger Effekt ausbleiben. Stellen Sie sich also ein konkretes Wochenprogramm zusammen – bleiben Sie aber realistisch. Wenn Sie sich Ziele setzen, die Sie nicht erreichen können oder sehr wahrscheinlich nicht erreichen werden, ist die Motivation schnell dahin.

Checkliste Trainingsplan

- Es darf Spaß machen. Suchen Sie sich also immer Übungen oder Trainingsmöglichkeiten, die Ihnen sympathisch sind. Oft kommt der Spaß allerdings erst mit der Routine – also dranbleiben. Zu Beginn sollten Sie zumindest das Gefühl haben, dass die Übungen Ihnen helfen können.
- Der Trainingsumfang sollte im Durchschnitt mindestens 2 Stunden pro Woche betragen. Der richtige Umfang für Sie hängt davon ab, wie groß Ihr Aktivitätspotenzial in Alltag und Beruf ist. Wenn Sie beruflich viel sitzen, dann sind mindestens 4 Stunden Sport in der Woche sinnvoll.
- Alles muss rein: Beweglichkeit, Koordination, Kraft, Ausdauer, Entspannung. Aber der Schwerpunkt ist individuell. Auch hier entscheidet Ihr sonstiges Aktivitätsverhalten. Jemand mit kraftfordernden Aufgaben (Heben, Tragen, Halten) im Beruf kann im Sport eher mobilisieren oder die Ausdauer fördern.
- Planen Sie viele kleine (10–20 Minuten) und wenige große (45–90 Minuten) Zeitfenster für Ihr Training ein. So werden Sie den verschiedenen Ansprüchen der Trainingsthemen gerecht und organisieren Ihren Plan realistisch.
- Zusammenfassend gibt es drei grundlegende Faktoren für ein gutes Gesundheitstraining: dosierter Umfang, kurzfristig Routine und langfristig Abwechslung.

Beispiele für Trainingspläne

Die Tabelle zeigt verschiedene Beispiele für das wöchentliche Gesundheitstraining bei unterschiedlichen Bedingungen und Ansprüchen. Außerdem zeigen wir einen Kompromiss bei sehr wenig Zeit zum Training.

Exemplarische Trainingspläne

Plan	Montag	Dienstag	Mittwoch	Donnerstag	Freitag	Samstag	Sonntag
Grundversorgung 2,5 Stunden		Mobilisation und Kraft 45 min	Walken und Entlasten 30 min		Mobilisation und Kraft 45 min	Walken und Entlasten 30 min	
für Sitzberufe 4,5 Stunden	Gymnastik mit Schwerpunkt Kraft 60 min	Mobilisation und Walken 45 min	PME oder Entlastung 15 min	Gymnastik mit Schwerpunkt Kraft 60 min	Mobilisation und Walken 45 min	PME oder Entlastung 15 min	Walken 30 min
für körperlich dominierte Berufe 2,5 Stunden	Mobilisation oder Entlastung 15 min	Gymnastik mit Schwerpunkt Kraft 45 min	Ausdauer 30 min	Mobilisation oder Entlastung 15 min	Mobilisation oder Entlastung 15 min	Ausdauer 30 min	
bei wenig Zeit 1 Stunde	Mobilisation oder Entlastung 5 min	PME 5 min	Mobilisation oder Entlastung 5 min	PME 5 min	Mobilisation oder Entlastung 5 min	PME 5 min	Spazieren gehen 30 min

Nägel mit Köpfen – der eigene Plan!

Jetzt sind Sie dran. Zur Gestaltung Ihres eignen Trainingsplans stellen Sie sich bitte folgende Fragen:

- Wann haben Sie 10–20 Minuten Zeit und einen kleinen Raum zur Verfügung? Das sind die Zeitfenster für Mobilisation, Koordination, Entlastung oder Entspannung.
- Wann haben Sie 45–90 Minuten Zeit? Das sind die Zeitfenster für Kraft oder Ausdauer.
- Haben Sie direkt vor und nach den Trainingszeiten wichtige Verpflichtungen oder sorgen die Trainingszeiten für zusätzlichen Terminstress? Planen Sie etwas zeitlichen Puffer ein. Also lieber ein paar Übungen weniger machen und dafür Stress vermeiden.

Vom Planen zum Handeln – motivationale Hürden

Wenn Sie schon einige Übungen ausprobiert, einen Plan ausgearbeitet haben und sich sicher sind, dass Sie alles gut umsetzen werden, können Sie diesen Abschnitt überspringen.

Regelmäßig mehr Bewegung und sogar gezielte Trainingseinheiten in die Woche zu integrieren ist für die meisten von uns eine enorme Verhaltensänderung. Es ist meist weniger eine Zeitfrage als vielmehr eine Frage unserer Energie, bisherige Routinen zu verändern. Es geht darum, Sporttreiben als regelmäßiges Verhalten zu etablieren.

Psychologisch betrachtet beginnt nach der Absichtsbildung die Vorbereitungsphase oder Ausführungsplanung, die Sie idealerweise bereits durch die bisherige Lektüre durchlaufen haben. Jetzt kommt die Phase der Verhaltensausführung und der Verhaltenskontrolle. Hilfreich ist es dabei, die konkrete Situation klar vor Augen zu haben, in der man künftig etwas anders machen möchte. Statt »ich muss jeden Tag meine Übungen machen« ist es viel hilfreicher, sich zu sagen »wenn ich nach Hause komme, ziehe ich meine Schuhe aus, gehe ins Wohnzimmer und mobilisiere meinen Rücken. Danach mache ich …«. Selbst wenn wir diese konkrete Absicht für uns formuliert haben, gibt es noch Alltagsroutinen und Gewohnheiten, die uns »sabotieren«. Uns so zu verhalten, wie wir es normalerweise tun, ist ressourcenschonend. Jede Verhaltensänderung braucht Aufmerksamkeit und Bereitschaft zum Ausprobieren. Wir nehmen dabei oft eigene Defizite wahr und müssen die damit verbundenen unangenehmen Gefühle wie Frust und Ungeduld aushalten.

Nach einer Bewegungseinheit geht es uns in der Regel anders als vorher und meist besser. Wer am Anfang diese Veränderung noch nicht wahrnehmen kann, sollte sich für den Akt der Überwindung und die Durchführung belohnen. Belohnung kann ein Selbstlob, eine Blume oder ein gekühltes Getränk sein. Damit bekommt die Tatsache, dass Sie die Übungen gemacht haben, Bedeutung und einen Wert, anstatt nur eine Pflicht von vielen zu sein, die »halt gemacht werden müssen«. Die Selbstüberwindung macht froh, sogar stolz. Wir haben die Erfahrung gemacht, dass wir unsere Absicht umsetzen können. Das ist Selbstwirksamkeit.

Vor dem Stolz steht die Überwindung oder umgangssprachlich: der innere Schweinehund. Kritische Situationen/Barrieren vorwegzunehmen und zu überlegen, wie man damit umgeht, sind deshalb zentrale Strategien der Verhaltenskontrolle. Gelingt es, das Sportverhalten von ablenkenden Aktivitäten abzuschirmen, dann nimmt die Selbstwirksamkeit, d. h. die Überzeugung, eine Sportaktivität regelmäßig, auch bei widrigen Umständen, durchführen zu können, zu.

Je häufiger das gewünschte Verhalten ausgeführt wird, desto automatisierter und selbstverständlicher wird es. Es haben sich neue Gewohnheiten/Routinen ausgebildet, denen Sie folgen, ohne groß darüber nachzudenken.

Auf diesem Weg gibt es gefährliche Hürden auf der Ebene unserer persönlichen Einstellungs- und Bewertungsmuster. Dazu gehören die »Ganz-oder-gar-nicht«-Falle und der schwierige Umgang mit Rückfällen. »Entweder mache ich Sport richtig (damit es etwas bringt) oder ich kann es ganz bleiben lassen.« Streichen Sie diese Sätze ersatzlos. Unser Körper braucht Bewegung und ein bisschen ist immer besser als nichts. Wissenschaftliche Studien, die positive Effekte von Bewegung auf die Gesundheit belegen, gibt es reichlich.[16] Dabei muss der ausgeübte Sport nicht immer anstrengend sein. Auch ein geringes Intensitätsausmaß hilft. Jedes »mehr« an Bewegung lohnt sich. Gerade Anfänger neigen dazu, zu schnell zu viel zu wollen. Sie überfordern sich, bekommen Beschwerden und Muskelkater. Sport bedeutet dann »sich quälen müssen«, die Überwindung wird dadurch schwerer und die Motivation weniger statt mehr. Das eigene Training sollte so gestaltet sein, dass Bewegungsfreude entstehen kann.

Neben unserer inneren Haltung zu Sport, unserem Selbstvertrauen in der Umsetzung und unserer körperlichen Verfassung bestimmen die mit Sport und Bewegung assoziierten Gefühle entscheidend, ob Sport dauerhaft in den Alltag integriert wird. Als Kinder haben wir alle Bewegungsfreude verspürt. Kinder werden bei Misserfolgen getröstet, sie werden ermutigt und bekommen Unterstützung. Sie üben unermüdlich, um es irgendwann zu können. Erwachsene denken oft, dass sie es schon können müssen, und sind frustriert, wenn es nicht gleich klappt. Erwachsene bekommen naturgemäß weniger Unterstützung, es fällt ihnen schwerer, Hilfe anzunehmen. Schmerzpatientinnen und -patienten sind zusätzlich verunsichert und haben Angst, etwas Falsches zu machen (Seite 165). Diese unangenehmen Gefühle lassen sich nicht wegzaubern. Sie dürfen als innere Begleiter anwesend sein, sie sollen aber nicht das Verhalten bestimmen. Sport darf, vor allem am Anfang, auch unangenehm, angst- oder schambesetzt sein. Ermutigung und Unterstützung durch andere, aber auch ein schlichtes, stoisches Dennoch-Machen wird diese Gefühle minimieren. Bewegungsfreude und Erfolgserlebnisse (bei realistischer Zielsetzung) werden zunehmen. Gelingt all das, werden sich Selbstwirksamkeitserleben und Sportmotivation erhöhen und die sportliche Aktivität wird beibehalten werden.

Kritische Situationen und Strategien für die Durchführung des Trainings/ des Sportplans

Situation	innere Stimme	kurzfristig	kurze Zeit später
stressiger Arbeitstag, müde	»Du bist für Sport zu müde, das wird heute nichts.«	Erleichterung, auf der Couch zu sitzen	Abgeschlagen unzufrieden: »War ja klar, dass ich es nicht schaffe. Ich bekomme das nicht hin.«

Regel: Wenn ich nach der Arbeit müde bin und es unwahrscheinlich ist, dass ich an diesem Tag meine Übungen mache, dann mache ich einen Spaziergang und bin an der frischen Luft.
Erfahrung (die wir alle haben): Danach wird es mir sehr wahrscheinlich besser gehen.

Fortsetzung Seite 164

<table>
<tr><th>Situation</th><th>innere Stimme</th><th>kurzfristig</th><th>kurze Zeit später</th></tr>
<tr><td>Ein netter Mensch kommt vorbei und will mit Ihnen ins Kino in den neuen James-Bond-Film gehen (den Sie auch unbedingt sehen wollen).</td><td>Super, dann fällt das Training heute aus.</td><td>Freude über den Film</td><td>Freude über einen netten Abend, gleichzeitig Enttäuschung, das Trainingsprogramm nicht eingehalten zu haben.</td></tr>
<tr><td colspan="4">Regel: Muss das sofort/heute sein? Denn heute haben Sie Sport oder müssen Ihr Training machen. Wenn der/die andere auch morgen oder eine Stunde später kann, prima. Allein das Stellen dieser Frage gibt Ihrem Sportvorhaben, unabhängig von der Antwort und Ihrer dann anschließenden Entscheidung, eine Bedeutung.</td></tr>
<tr><td>Sie waren stark erkältet und haben in den vergangenen beiden Wochen die geplanten Einheiten nicht durchführen können.</td><td>Jetzt fängst du wieder von vorne an. Das ist so mühevoll und wird frustrierend. In zwei Wochen fährst du in den Urlaub, das lohnt jetzt auch nicht mehr. Nach dem Urlaub fängst du wieder richtig an.</td><td>Entlastung durch Sportbefreiung</td><td>Bestätigung, dass regelmäßiger Sport schwierig ist, dass man dafür unglaublich viel Disziplin braucht und man einfach nicht diszipliniert genug ist.</td></tr>
<tr><td colspan="4">Regel: Wenn ich pausieren musste, dann gestalte ich die erste Trainingseinheit nach der Zwangspause so, dass sie mich nicht überfordert. Ich mache Übungen, die mir Freude machen oder die mir leichtfallen. Innerlich ermutige ich mich, dass ich es schon mal geschafft habe. Ich mache mir klar, dass jede Trainingseinheit mit dem ersten Schritt (Anziehen der Laufschuhe) oder der ersten Übung beginnt. Ich erwarte von mir nicht, dass ich meine Einheit jetzt perfekt oder wie gewohnt durchziehen kann.
Erfahrung (die wir alle haben): Die Wahrscheinlichkeit, die erste Übung zu machen, ist geringer als die Wahrscheinlichkeit, nach der ersten Übung eine zweite zu machen. Und die eine erste Übung kriegt man doch gut hin.</td></tr>
<tr><td>Am Rechner sitzend, die Aufgabe »muss« beendet werden. Gleichzeitig fühlt man sich müde und kann sich nicht mehr konzentrieren.</td><td>Reiß dich zusammen, du hast gleich Schluss. Dann lässt du die Gymnastik heute Abend weg.</td><td>Verspannung</td><td>Unzufrieden, weil es ewig gedauert hat. Schmerzen vom langen Sitzen</td></tr>
<tr><td colspan="4">Regel: Wenn ich mich nicht mehr konzentrieren kann, stehe ich auf und mobilisiere mich in alle Bewegungsrichtungen. Die Mobilisation dauert 3 Minuten und ich bin wieder lockerer.
Erfahrung: Durch Bewegung werden nicht nur Muskeln, sondern auch innere Organe und Gehirn besser durchblutet. Selbst eine kleine Übung kann die Konzentration verbessern.</td></tr>
<tr><td>Sie sind im Schulter-Nacken-Bereich verspannt und haben leichte Erkältungssymptome.</td><td>Quäl dich jetzt nicht, Sport macht das Ganze schlimmer.</td><td>Entlastungserleben durch das Liegen auf der Couch</td><td>Wieder kein Sport gemacht. Das Schniefen wird mehr. Die Verspannung ist unverändert da.</td></tr>
<tr><td colspan="4">Regel: Ich mobilisiere mich und mache Übungen zur Lockerung. Danach lege ich mich auf die Couch.</td></tr>
</table>

Sport und Schmerz

Sport ist Mord, heißt es oft nur halb scherzhaft. Sport ist anstrengend und kann wehtun – aber das ist kein Grund, ihn nicht zu betreiben. Die positiven Effekte sind zu offensichtlich.

Bewegung und Sport helfen, gesund zu bleiben. Erkrankungen wie Bluthochdruck, Altersdiabetes und Übergewicht treten bei körperlich aktiven Menschen seltener auf als bei Menschen mit einem wenig aktiven Lebensstil. Regelmäßige Bewegung und Sport schützen auch vor depressiven oder Angsterkrankungen.

Körperliche Aktivität beeinflusst unsere körpereigene Schmerzregulation positiv[17]. Sport verbessert die Balance zwischen den Botenstoffen GABA und Glutamat. Während Glutamat die Reizerregung verstärkt, wird diese durch GABA gehemmt. Bei körperlicher Aktivierung werden Serotonin und körpereigene Opioide ausgeschüttet, die direkt schmerzhemmend sind oder indirekt über eine Stimmungsaufhellung den Schmerz erträglicher machen. Sport wirkt auch auf der Ebene der Neurotransmitter und des Immunsystems der Entstehung von Schmerzen entgegen und bei vorhandenen Schmerzen mittel- und langfristig schmerzlindernd.

Das Gehirn braucht die Informationen aus unserem Bewegungsverhalten. Über die Rückmeldung durch Bewegung, Belastung, Gleichgewicht und Koordination bekommt es Informationen für die einzelnen motorischen, sensorischen, kognitiven und emotionalen Areale und deren gegenseitige Vernetzung. Daraus schließt das Gehirn, dass alles in Ordnung ist. Fehlen diese Signale durch Ruhe und Schonung, fängt das Gehirn an, die Empfindlichkeit für eintreffende Reize zu erhöhen. Das passiert nicht nur, wenn ein Körperteil eingegipst wird, sondern auch, wenn wir stundenlang im Auto oder auf dem Bürostuhl sitzen.[18] Wir bekommen Schmerzen.

Bei Rückenschmerzen sind deshalb Sport, Bewegung und gezielte Übungen, aber auch Entlastungs- und Entspannungsübungen zentral für eine effektive Behandlung. Dies gilt vor allem für Schmerzen, die länger als 6 Wochen bestehen. Sport kann aber auch Schmerzen hervorrufen oder verstärken. Wie kann etwas gut sein, das Schmerzen verursacht oder bestehende Schmerzen verstärkt?

Erinnern wir uns: Schmerzen können akut sein, d. h. eine Gewebeschädigung anzeigen. Sie können aber auch chronisch sein. Letzteres ist der Fall, wenn der Schmerz bereits länger als 3 Monate besteht oder in dieser Zeit gehäuft aufgetreten ist. Im Zusammenhang mit Sport gibt es eine weitere Art von Schmerz, das ist der Anpassungsschmerz an Belastung. Klassisches Beispiel dafür ist der Muskelkater. Alle drei Schmerzarten können sich ziemlich gleich anfühlen. Mit zunehmender Bewegungs- und Schmerzerfahrung lernen die meisten Menschen, das besser zu unterscheiden.

Wenn Schmerzen beim Sport und in der Bewegung als »akut« eingeschätzt werden und wir vermuten, dass damit eine Gewebeschädigung verbunden ist, dann werden wir uns schonen. Wir wollen ja nichts kaputt machen. Gleichzeitig wissen wir, dass wir uns bewegen sollen – ein Dilemma.

Ob der bei den Übungen auftretende Schmerz tatsächlich akut (d. h. mit einer Gewebeschädigung verbunden ist), ein Anpassungsschmerz und/oder der anhaltende Schmerz ist, den ich schon seit Längerem immer wieder, oder bei bestimmten Bewegungen habe, erfahre ich nur, wenn ich mich weiterbewege. Nur wenn ich mich belaste, bekomme ich über den weiteren Verlauf Klarheit über die Schmerzart. Handelt es sich tatsächlich um einen akuten Schmerz, dann wird sich der Rückenschmerz verstärken oder andere zusätzliche Symptome treten auf. Dann ist es sinnvoll, sich für eine gewisse Zeit zu schonen und Hilfe zu suchen.

Aus unserer langjährigen Erfahrung mit Rückenschmerzpatientinnen und -patienten ist es äußerst unwahrscheinlich, dass die in diesem Buch vorgeschlagenen Übungen und Sportaktivitäten durch die damit einhergehende Belastung zu einer Verstärkung der bereits vorhandenen morphologischen Veränderungen/Schädigungen führen. Häufig beobachten wir natürlicherweise eine Schmerzverstärkung im Rahmen einer Anpassungsreaktion auf die ungewohnte sportliche Belastung. Da Training mit Schmerzen anstrengender und limitierender ist als ein Training ohne Schmerzen, ist es hilfreich, mit niedrigschwellenden Trainingsreizen zu beginnen und diese kleinschrittig zu erhöhen. Bei diesem Vorgehen dürfen auch Schmerzen auftreten, es kann auch zu einer kurzzeitigen Schmerzverstärkung kommen. Sport darf wehtun, das gilt auch für Rückenschmerzpatientinnen und -patienten. Im Unterschied zum ambitionierten Sportler orientiert sich das Training aber nicht an der Leistung der Konkurrenten und Mitstreiter, sondern an dem, was aktuell an Leistungskapazität/Bewegungsspielraum vorhanden ist. Die Anforderung wird um kleine Schritte erweitert, damit das Vertrauen in den Körper trotz Schmerzen wachsen kann. Quälen Sie sich also »mit Maß«, um Erfolgserlebnisse zu ermöglichen. Es ist hilfreich, den Schmerz als »Begleiter« zu akzeptieren und Trainingspensum und -intensität weniger vom Schmerz bestimmen zu lassen, sondern, so weit wie möglich, schmerzunabhängig zu gestalten.

Warum und wie funktioniert Training?

Sie wollen etwas mehr darüber wissen, wie Training eigentlich auf den Körper wirkt? Dann lesen Sie hier weiter.

Unser Körper als biologisches System passt sich seiner Umwelt an, indem er auf Reize, Anforderungen oder Belastungen reagiert. Je nachdem, wie hoch oder häufig diese Einflüsse wirken, kommt es im Körper zu verschiedenen Anpassungen (Seite 24). Training ist ebenfalls eine Form von Belastung.

Das Modell der Superkompensation

Schauen wir uns einmal genauer an, was passiert, wenn der Trainingsreiz in optimaler Intensität und Häufigkeit wirkt (Abb. Seite 168).

Wenn wir uns in Ruhe befinden, sind alle Körperfunktionen im Gleichgewicht ①. Die Herz- und Atemfrequenz, der Blutzuckerspiegel, der Stoffwechsel usw. befinden sich auf einem ökonomischen Niveau. So reicht die Energie sehr lange.

Nun setzen wir uns auf ein Fahrrad. Das Training beginnt ②. Mit dem ersten Tritt in die Pedale wird mehr Energie als in Ruhe verbraucht und mit zunehmender Dauer werden unsere Energiespeicher geleert. Wir werden müde. Training ist Ermüdung ③. Das klingt vielleicht verwirrend, aber unsere Fähigkeiten werden durch Training zunächst schlechter. Dies ist der entscheidende Trainingsreiz. Der Ermüdungszustand veranlasst den Körper, Prozesse in Gang zu setzen, um den Zustand vor dem Training wiederherzustellen. Die Energiespeicher werden wiedergefüllt ④. Wir erholen uns. Eigentlich macht der Körper das für uns, wir geben ihm nur die Zeit dafür.

Damit ist der Prozess noch nicht zu Ende. Der Trainingsreiz und die damit einhergehende Ermüdung lösen neben der Erholung auch eine Verbesserung der ermüdeten Funktionen aus. Die Energiespeicher werden nicht nur wieder gefüllt, sondern erweitert. Diese Phase wird als »überschießende Wiederherstellung« oder als »Superkompensation« bezeichnet 5. Zusammenfassend sorgt Training für einen Ermüdungsreiz, der den Körper in der Erholungsphase zu Anpassungen anregt, die die Funktionen verbessern.

Auf dem neuen verbesserten Niveau der körperlichen Leistungsfähigkeit kann ein zweites Training beginnen 6. Auch dies wird wieder zu Ermüdung, Erholung und Verbesserung führen 7. Dadurch wird Schritt für Schritt die Funktion gesteigert. Die Anpassung ist dabei immer speziell auf die trainierte Funktion zugeschnitten. Deshalb ist Training meistens spezifisch und braucht Abwechslung, um viele Aspekte der Leistungsfähigkeit zu fördern.

So sieht der Idealfall aus. Es gibt zwei theoretische Abweichungen, bei denen nicht der gewünschte Effekt durch Training eintritt.

Übertraining

Was passiert, wenn wir noch während der Erholungsphase ein nächstes Training durchführen (Abb. Seite 169)? Da in der unvollständigen Erholung 1 die Energiespeicher noch nicht wiederhergestellt sind, führt ein weiterer Trainingsreiz 2 zu einer Verstärkung der Ermüdung. Wenn dieser frühzeitige Reiz wiederholt vorkommt, spricht man von einem Übertraining oder einer Überforderung. Dabei überwiegen die Belastungsphasen gegenüber den Erholungspausen. Leistungssportler nutzen dies, um einen sehr hohen aufsummierten Trainingsreiz zu setzen und eine sehr wirkungsvolle Anpas-

Das Modell der Superkompensation

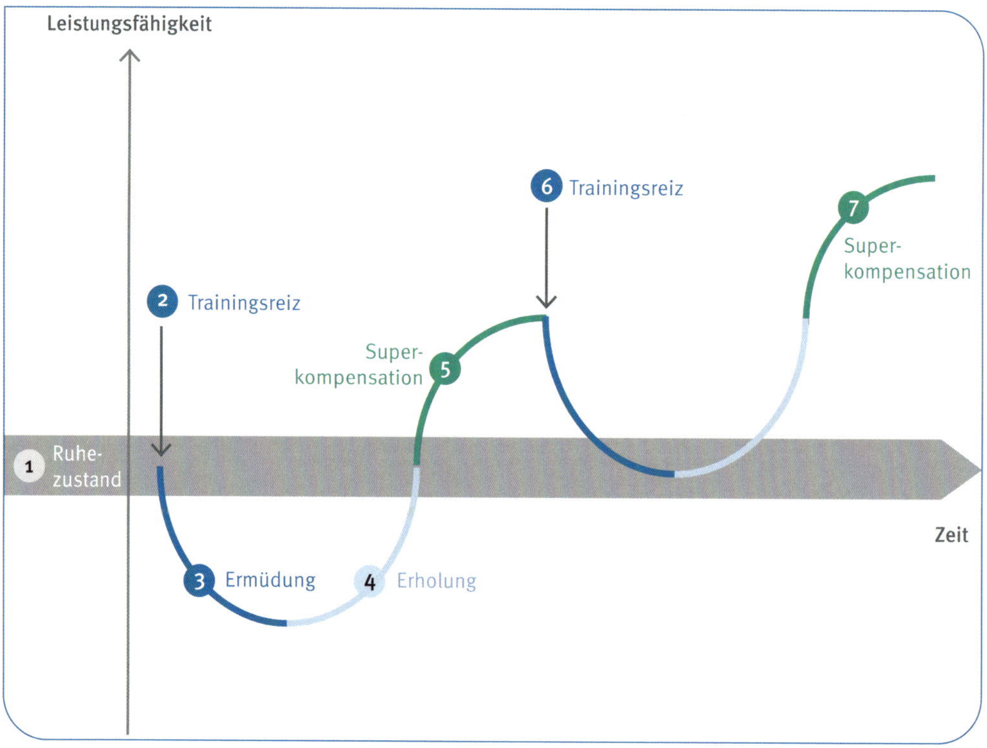

sung ③ auszulösen. Parallel dazu bedarf es aber einer entsprechenden Regeneration. Bleibt diese aus, wird das Training keinen positiven Effekt haben. Es ist im Grunde das Gleiche wie bei hoher mentaler und körperlicher Belastung bzw. Stress. Die Konsequenz bleibt gleich: Wir brauchen nach solchen Phasen Erholung.

Alibitraining

Was passiert, wenn wir sehr selten trainieren (Abb. Seite 170)? Nach einem Training und der entsprechenden Erholung befindet sich die trainierte Funktion auf einem höheren Niveau. Dies ist mit einem höheren Energieaufwand verbunden. Wenn die Funktion nicht mehr genutzt wird, baut der Körper die Anpassung zurück, um Energie zu sparen. Genau das geschieht, wenn zwischen zwei Trainingseinheiten (❶ und ❷) zu viel Zeit liegt.

Das Modell der Superkompensation hilft zu verstehen, wie Training wirkt. Je nach Körperfunktion und Strukturen unterscheiden sich die zeitlichen Verhältnisse. So erholen sich zum Beispiel die Zuckerspeicher in den Muskelzellen schneller als die Muskeleiweiße. In der Praxis ist dies nicht immer eindeutig erkennbar und kann zu Unsicherheiten führen. Deshalb bedarf es konkreter Hinweise für die Trainingspraxis.

Wie wird Training wirksam? Allgemeine Trainingsprinzipien

Es gibt viele Trainingsprinzipien; je höher der betriebene Sportumfang ist, umso mehr

Leistungskurve bei Übertraining

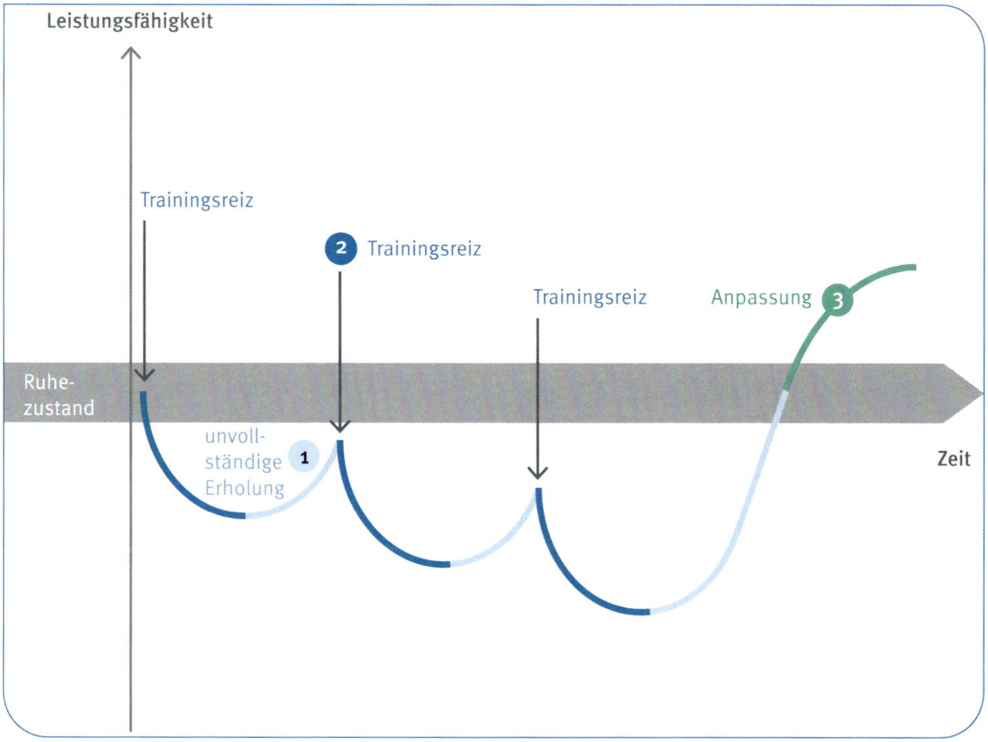

Prinzipien gilt es zu beachten. Die von uns empfohlenen Inhalte für das Gesundheitstraining lassen sich mit relativ wenigen Verhaltensregeln wirkungsvoller gestalten.

- Vom Leichten zum Schweren: während beim Anfänger bereits geringe Belastungen zu einer Wirkung führen, benötigt der Fortgeschrittene höhere und häufigere Reize. Das gilt auch nach längeren Trainingspausen. Man fängt nicht auf dem Niveau an, auf dem man aufgehört hat.
- Der Trainingsreiz braucht eine bestimmte Schwelle, damit er Anpassungen auslösen kann. Allgemein ist das alles Ungewohnte. Entweder ist die Belastung ungewohnt schwer, lange oder auch ungewohnt technisch anspruchsvoll.
- Wie die Mechanismen Übertraining und Alibitraining zeigen, ist das Verhältnis von Belastung und Erholung sehr relevant. Eine hohe Trainingsintensität fordert eine längere Pause und umgekehrt.
- Die Reihenfolge der Trainingsinhalte einer Einheit hat einen Einfluss. Weitere Hinweise dazu finden Sie im Kapitel »Schritt 2 – Trainingseinheiten zusammenstellen« (Seite 158).
- Zu Beginn sorgen Regelmäßigkeit und Routine im Training für Fortschritte. Mit steigender Erfahrung braucht es Abwechslung und Variation, um Stagnation und Überlastung zu verhindern. Die Möglichkeiten dazu sind zum Beispiel ein Abwechseln der Übungen, Ausprobieren neuer Trainingsmethoden oder Nutzen saisonaler Sportarten.

Diese allgemeinen Trainingsprinzipien geben Ihnen zunächst nur einen groben Rahmen. Darüber hinaus ist Training sehr

Leistungskurve bei Alibitraining

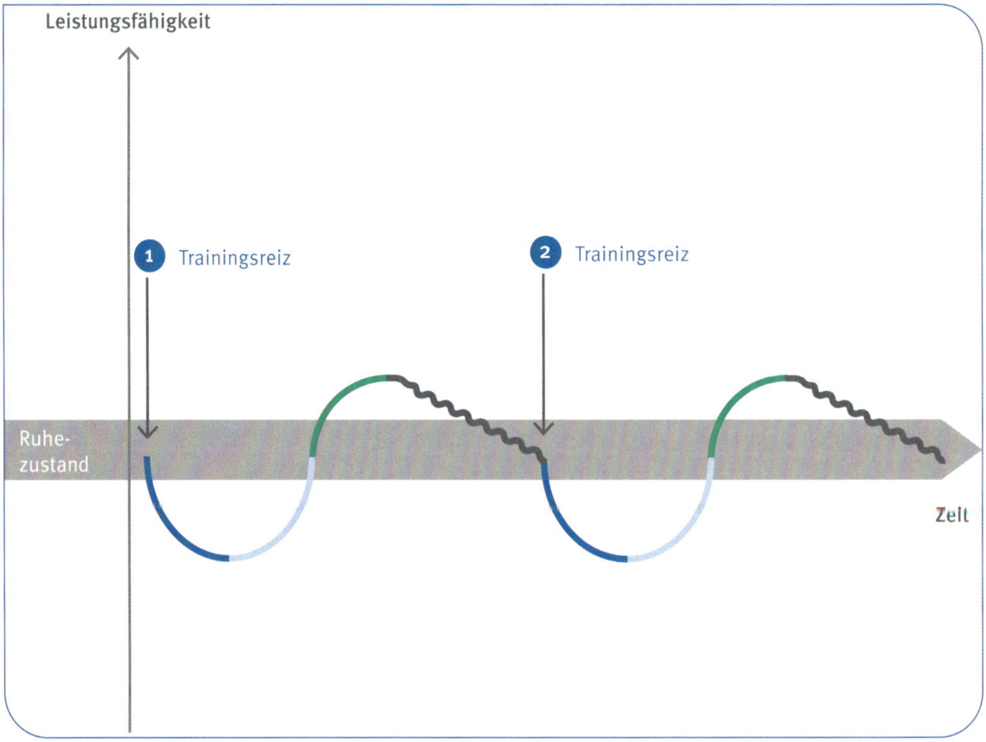

individuell. Innerhalb der Regeln dürfen und müssen Sie Ihren eigenen Stil finden. Die Grundlage dafür ist der bewusste und vernünftige Umgang mit den Übungen und Trainingsmethoden. Ihre Ausgestaltung des Trainings hängt dann auch von Ihren physischen und psychischen Ausgangsbedingungen ab. Während manche Menschen eine Übungsroutine schätzen, die durch ihre Gleichförmigkeit entspannend wirkt, wird anderen vielleicht langweilig und sie wollen Abwechslung. Wiederum andere sind sehr leistungsorientiert und wollen schnell Fortschritte sehen. Sich in dieser Hinsicht zu kennen, hilft, ein auf sich passendes Programm zu erstellen und Trainingsfallen (einseitiges Training und Unterforderung aber auch Überforderung durch zu hohe Ziele bei hoher Leistungsorientierung) zu verhindern.

Trainingssteuerung über die Borg-Skala

Das Thema Trainingsprinzipien zeigt, dass es sehr relevant ist, wie wir den Umfang oder die Intensität gestalten, um eine bestimmte Trainingswirkung zu erzielen. Mal ist ein »moderates« Training gefordert, mal ein »anstrengendes«. Aber was bedeutet das? Jeder und jede wird die Empfehlungen zum Training unterschiedlich interpretieren und die Belastung unterschiedlich wahrnehmen. Wir sprechen von einem subjektiven Anstrengungsempfinden.

Diese Wahrnehmung kann über die sogenannte RPE-Skala (rating of perceived exertion) ausgedrückt werden. (Tab. Seite 172) Da sie von dem Psychologen Gunnar Borg entwickelt wurde, dient sein Name häufig als Abkürzung für den Zahlenwert.

Die Borg-Skala (Seite 172) beginnt seltsamerweise bei »6« für »sehr, sehr leicht«. Das liegt daran, dass die Zahlen mit 10 multipliziert Herzfrequenzwerte darstellen. Sechzig bis 80 Schläge pro Minute entsprechen einer Belastung wie beim Liegen, Sitzen oder Stehen. Da bei vielen Trainingsformen, wie Kraft oder Beweglichkeit, die Herzfrequenz kein geeignetes Kriterium für eine optimale Steuerung darstellt, wird der Zusammenhang zur Herzfrequenz ignoriert. Mithilfe der Borg-Skala lassen sich konkrete Belastungsempfehlungen geben und das eigene Training wird sehr differenziert gestaltbar.

Die Einschätzung der Anstrengung mit der Borg-Skala ist in der Behandlung von Menschen mit anhaltenden Rückenschmerzen sehr hilfreich. Nicht nur Rückenschmerzpatientinnen und -patienten, sondern oft auch ihre Behandler nehmen die Schmerzintensität als Kriterium für die Steuerung des Trainings. Psychologisch macht es einen großen Unterschied, ob die Schmerzintensität die Trainingssteuerung bestimmt oder das Anstrengungsempfinden. Im ersteren Fall bleibt der Schmerz von zentraler Bedeutung, die Fokussierung auf ihn bleibt bestehen.

Wird hingegen Anstrengung als Kriterium für die Trainingssteuerung bestimmt, dann wird eine Verlagerung der Aufmerksamkeit auf andere Körpersignale (Atmung, Herzschlag, Schwitzen, Müdigkeit in den Muskeln etc.) gefördert und diese werden handlungsrelevant. Dadurch wird der Schmerz in seiner Bedeutung für die Trainingssteuerung minimiert, er wird weniger wichtig und eine Aufmerksamkeitsverlagerung auf andere Trainingsaspekte wird möglich. Diese Verlagerung wirkt einer zunehmenden Schmerzsensibilisierung (Seite 64) entgegen.

Subjektive Anstrengungsskala (»Borg-Skala«)

Borg-Zahl	Bezeichnung	Beschreibung	Empfehlung für...
6			
7	sehr sehr leicht	Liegen, Sitzen, Stehen	
8			
9	sehr leicht		• aktive Regeneration
10		Entspricht bei gesunden Menschen dem normalen Gehen.	• Beweglichkeit (Mobilisation, Entlastung)
11	leicht		• Koordination
12			• moderate Ausdauer
13	etwas anstrengend	Die Belastung kann länger anhaltend toleriert werden.	• Kraft für Beginner
14			
15	schwer	15: Die Belastung ist anstrengend, kann aber noch etwas fortgeführt werden.	• intensive Ausdauer
16			• Kraft für Fortgeschrittene
17	sehr anstrengend	17: Die Belastung muss aufgrund von Erschöpfung bald abgebrochen werden.	
18			• hochintensive Ausdauer
19			• Schnelligkeit
20	maximal anstrengend		• Kraft für Experten

FAQs aus dem Behandlungsalltag

Zusätzlich zu den speziellen Trainingstipps in den Features der Trainingsbereiche beantworten wir hier häufige weiterführende Fragen.

Ist der aktive Heimweg, z. B. mit dem Fahrrad, ausreichend zum Aufwärmen für das Rumpfkrafttraining? Das Aufwärmen bereitet den Körper und auch den Kopf auf eine sportliche Belastung vor. Walken oder jede Form von Ergometer sind geeignet, um den Stoffwechsel, die Körpertemperatur, den Kreislauf und die Gelenke auf Bewegung einzustimmen. Je nachdem, was Sie dann hauptsächlich trainieren möchten, sind weitere Maßnahmen sinnvoll. Je anspruchsvoller und komplexer das Training, umso spezifischer die Vorbereitungen. Das Aufwärmen geht dabei fließend in das weitere Training über.

Krafttraining ist meistens auf einen Körperbereich und konkrete Bewegungen fokussiert. Eine spezifische Vorbereitung ist das anstrengungsarme Bewegen dieses Bereiches. Für das Krafttraining des Rumpfes sind das die Übungen der dynamischen Mobilisation. Wenn Sie also mit dem Fahrrad nach Hause kommen und den aktivierten Zustand für das Krafttraining nutzen möchten, beginnen Sie zunächst mit ein paar Mobilisationsübungen für den Rumpf. Das Fahrradfahren bewirkt gute energetische und kognitive Voraussetzungen, aber keine Bewegungsanbahnung im Rumpf.

Ist federndes Dehnen schädlich und statisches Dehnen wirkungslos? Es gibt mehrere Methoden zum Training der Beweglichkeit; jede wirkt auf andere Faktoren der Beweglichkeit und ist somit für konkrete Zielsetzungen geeignet. Dies ist vielleicht auch der Grund, weshalb immer wieder die eine oder andere Methode missverstanden wird.

Dem sogenannten federnden Dehnen wird eine muskelschädigende Wirkung nachgesagt. Das konnte aber nicht belegt werden. Ist man gut aufgewärmt, sorgt das federnde Dehnen für eine optimale Vorbereitung von schnellen Bewegungsabläufen wie im Spielsport. Es erhöht kurzfristig die Elastizität des Bindegewebes und die Aktivierbarkeit der Muskulatur. Das Federn ist also nicht zur Entlastung geeignet, es braucht Erfahrung und eine gute Vorbereitung.

Auch das statische Dehnen ist mal aus der Mode gekommen, weil man damit keine Zunahme der Beweglichkeit belegen konnte. Die zugrunde liegenden Studien hatten jedoch einen zu kurzen Beobachtungszeitraum. Statisches Dehnen wirkt, braucht aber seine Zeit. Die praktischen Erfahrungen, insbesondere in der Akrobatik und im Tanzsport, belegen das Potenzial eines langfristigen und regelmäßigen Beweglichkeitstrainings.

Mit der dynamischen Mobilisation (Seite 102) und der statischen Dehnung (Seite 112) empfehlen wir eine Mischung, die viele Faktoren der Beweglichkeit abdeckt und unterschiedlich Ziele bedient, ohne kompliziert zu werden.

Welchen Einfluss hat die Wiederholungszahl auf die Kraftentwicklung? Die Empfehlungen für die optimale Wiederholungszahl liegen oft sehr weit auseinander. Das liegt daran, dass es viele verschiedene Methoden zur Kraftsteigerung gibt.

Die drei grundsätzlichen Methoden zur Kraftentwicklung sind: Kraftausdauer, Hypertrophie (Muskelwachstum) und Maximalkraft. Jede Methode wird mit unterschiedlicher Intensität und mit verschiedenen Wiederholungszahlen durchgeführt. Krafttraining bewirkt im Wesentlichen die Verbesserung von drei Dingen: der Frequenz des Nervenimpulses, der Größe der Energiespeicher und der Erhöhung der Muskelmasse (Seite 152).

Jede Methode bewirkt alle Adaptationen, aber es gibt jeweils einen Schwerpunkt: Maximalkraft verbessert die Impulsrate des Nervs, Hypertrophie steigert die Muskelmasse und die Kraftausdauer vergrößert die Energiespeicher.

Für die Rückengesundheit konnte keine überlegene Form nachgewiesen werden. Entscheidend für das gesundheitsorientierte Krafttraining sind zwei Punkte:

- Unabhängig von der Methode braucht Krafttraining eine Anstrengung mit einer Borg-Zahl von 15–17 bei einer maximalen Übungsdauer von 2 Minuten pro Übung.
- Die Übungen sind in guter technischer Qualität auszuführen. Dies bedeutet meistens eine Borg-Zahl unter 18. Letztlich bleibt dies jedoch individuell: Der Anfänger darf moderat trainieren, der Fortgeschrittene möchte und braucht eine hohe Anstrengung.

Ist es besser, einen oder mehrere Durchgänge je Kraftübung zu absolvieren? Diese Frage lässt sich über den Leistungsstand beantworten.

Bei einem Anfänger bewirken sowohl das Ein-Satz- als auch das Mehr-Satz-Training annähernd gleiche Kraftsteigerungen, d. h. bereits ein Satz von jeder Übung ist beim Anfänger ein effektives Krafttraining. Begründbar ist das über die minimale Reizschwelle. Diese ist beim Anfänger schnell erreicht und braucht keine großen Intensitäten oder Umfänge.

Bei Fortgeschrittenen ist dagegen das Mehr-Satz-Training klar von Vorteil. Die Reizschwelle liegt höher und somit sind höhere Belastungen notwendig. Dies darf aber nicht auf Kosten der Bewegungsqualität gehen. Deshalb gestaltet man nicht einen maximal anstrengenden Satz, sondern mehrere submaximale. Die dosierte Ermüdung der einzelnen Sätze summieren sich schließlich zu einem wirksamen Trainingsreiz auf.

Das Ein-Satz-Training hat seine vorübergehende Berechtigung beim Anfänger oder bei Zeitknappheit des Fortgeschrittenen.

Ob Anfänger oder Fortgeschrittener, das Mehr-Satz-Training hilft auch auf der koordinativen Ebene. Im ersten Satz ist die Bewegung oft noch nicht harmonisch, wird jedoch in den folgenden Sätzen »runder«.

Ist das Training an Kraftgeräten wie im Fitnessstudio effektiver als Gymnastik mit dem eigenen Körpergewicht? Das Rumpfkrafttraining mit eigenem Körpergewicht ist gleichwertig mit dem Training an Geräten. Es ist klar belegt, dass beides die Rückenschmerzen in gleichem Maß reduzieren kann. In diesem Buch zeigen wir die gymnastische Variante, weil sie wenig Material benötigt, ortsunabhängig ist und somit für die meisten Menschen sehr praktikabel ist.

Bei einem besonderen therapeutischen Behandlungsbedarf, wie zum Beispiel bei einer hohen Bewegungs- oder Belastungsangst, können Trainingsgeräte zunächst eine hilfreiche Bewegungsführung geben. Dadurch kommt die Patientin, der Patient kontrolliert in Bewegung und kann sich die Grundlage für die Gymnastik erarbeiten.

Der Vorteil der anfänglichen Bewegungsführung kann langfristig ein Nachteil sein. Wir brauchen im Alltag und Sport eine Bewegungskontrolle im freien Raum. Diese bekommen wir eher mit der Gymnastik. Wer also gerne und erfolgreich an Geräten trainiert, sollte einzelne Übungen austauschen und vorübergehend mal auf der Matte durchführen.

Langfristig kann es sinnvoll sein, das Heimtraining auch mit Kleingeräten (Bälle, Bänder, Hanteln etc.) zu bereichern und zu variieren.

Kann man ohne fachliche Kontrolle überhaupt richtig trainieren? Mit einer Therapeutin, einem Therapeuten können sicherlich viele Fehler beim Training gefunden und korrigiert werden, die Sie allein nicht bemerken würden. Das ist insbesondere dann absolut notwendig, wenn die Schmerzen therapiebedürftig sind. Aber jedes Therapieprogramm endet mit einem eigenverantwortlich durchzuführenden Trainingsprogramm, dessen Gelingen in Ihrer Hand liegt. An dieser Stelle kann dieses Buch helfen. So verhindert das Übungszertifikat »Bewegungsrichtung« einseitige Überlastungen. Jede einzelne Bewegungsrichtung be- und entlastet andere Strukturen. So werden Technikfehler kompensiert, die ein Therapeut vielleicht auch nicht gesehen hätte.

Welche Vorteile hat es, das Übungsprogramm selbst zusammenzustellen? Übungen vor dem Hintergrund der eigenen Sportlichkeit (u. a. Kraft, Beweglichkeit, Koordination), der psychischen Ressourcen (u. a. Konzentration, Gedächtnis, Selbstvertrauen) und der eigenen Lebenssituation (Belastungsfaktoren, Arbeitsplatzsituation, Freizeitverhalten) auszuwählen, geht mit einer inneren Klärung einher. Sie lernen, Übungen in ihrer Wirkweise zu beurteilen, und bemerken eigene Defizite, die Sie verbessern können.

Patientinnen und Patienten mit Rückenschmerzen wollen gezielte Übungen für ihr Problem. Diese Übungen werden dann, bei ausbleibendem Erfolg, infrage gestellt. Die Motivation schwindet und die Übungen werden nicht mehr gemacht. Die Suche nach weiteren Übungen, die »gezielt« helfen, geht weiter. Dabei haben einfach Verständnis für die Wirkweise und Geduld gefehlt.

Sich ein eigenes Übungsprogramm zu erstellen, ist eine kognitive Vorbereitung, bei der sich unrealistische Erwartungen korrigieren und Ziele realistisch werden. Das fördert die Motivation, das Programm weiter fortzuführen. Ein weiterer Vorteil besteht auch darin, dass nichts so individuell sein kann wie das selbst erarbeitete Training.

Eine Verhaltensänderung beginnt mit einer veränderten inneren Einstellung. Eine vorherige Auseinandersetzung mit Informationen zum Rücken und unseren Möglichkeiten, seine Beweglichkeit und Belastbarkeit durch Übungen und Training zu erhalten, fördert die Motivation für mehr Sport und Bewegung im Alltag. Ein regelmäßiges Trainingsprogramm wird Selbstwirksamkeitserleben und Selbstvertrauen, nicht nur im Umgang mit Schmerz, erhöhen.

Nutze ich denselben Wochentrainingsplan das ganze Jahr? Grundsätzlich kann der erarbeitete Trainingsplan (Seite 160) als ein langfristig begleitendes Grundlagenprogramm verstanden werden. Nebenwirkungen wie bei einem spezialisierten Leistungstraining sind nicht zu erwarten. Dennoch können die Übungen irgendwann langweilig werden oder mit zunehmender Routine sinkt die Aufmerksamkeit. Das macht anfällig für Technikfehler. Weiterhin versorgen die Übungen die meisten Aspekte des Rumpfes, aber die Arme und Beine nur ansatzweise und erst recht nicht die unendlichen Bewegungspotenziale der Sportwelt.

So wie der Leistungssportler das Jahr in verschiedene Phasen einteilt und mit unterschiedlichen Inhalten und Schwerpunkten gestaltet, darf auch das Gesundheitstraining mittelfristig von Abwechslung geprägt sein. Eine gute Gelegenheit bieten die Urlaubszeiten. Längere Fahrrad-, Paddel- oder Wandertouren sind möglich. Das Krafttraining darf in dieser Zeit auch mal weggelassen werden.

Was bringen Gymnastikball, Gummiband und Co? Es gibt sehr viele Kleingeräte für das sportliche Training: Bälle, Gummibänder, wackelige Flächen, Hanteln, u.v.m. Die meisten eignen sich hervorragend für zu Hause und bringen im Wesentlichen Abwechslung in das Training. Der Vorteil eines Gerätes liegt nicht in dem Gerät selbst, sondern in den Variationsmöglichkeiten, die es mitbringt. An erster Stelle entscheiden also Sie, welches Gerät Ihnen persönlich sympathisch ist. Übungsideen erhält man meistens mit dem Produkt oder Sie nutzen die vielfältigen Quellen im Internet.

Fazit

Eine hilfreiche innere Einstellung umfasst nicht nur das Wissen um die positiven Auswirkungen von Sport. Kenntnisse über Trainingsaspekte (Mobilisation, Kraft, Ausdauer, Koordination und Entlastung) und die Wirkweise bestimmter Übungen sind die Voraussetzungen für die Gestaltung eines individuellen Trainingsplans. Kompetenz und Selbstvertrauen erhöhen die Motivation, ein Übungsprogramm für den Rücken regelmäßig im Alltag durchzuführen. Körperliche Aktivität und Training trotz Schmerzen durchzuführen, erfordert Akzeptanz von Schmerz, aber auch Flexibilität und Kriterien für eine sinnvolle Trainingsgestaltung mit Augenmaß und Selbstfürsorge.

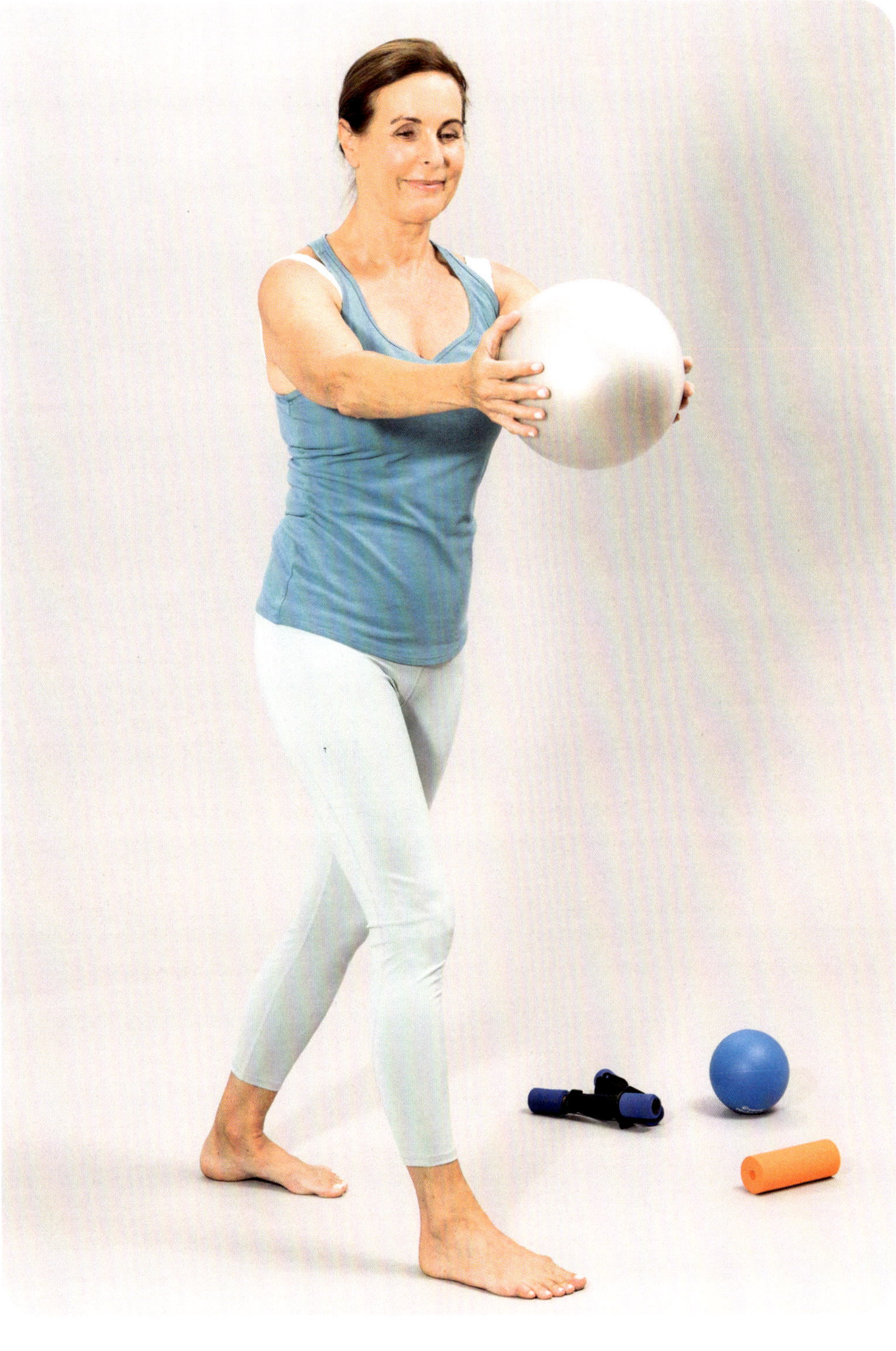

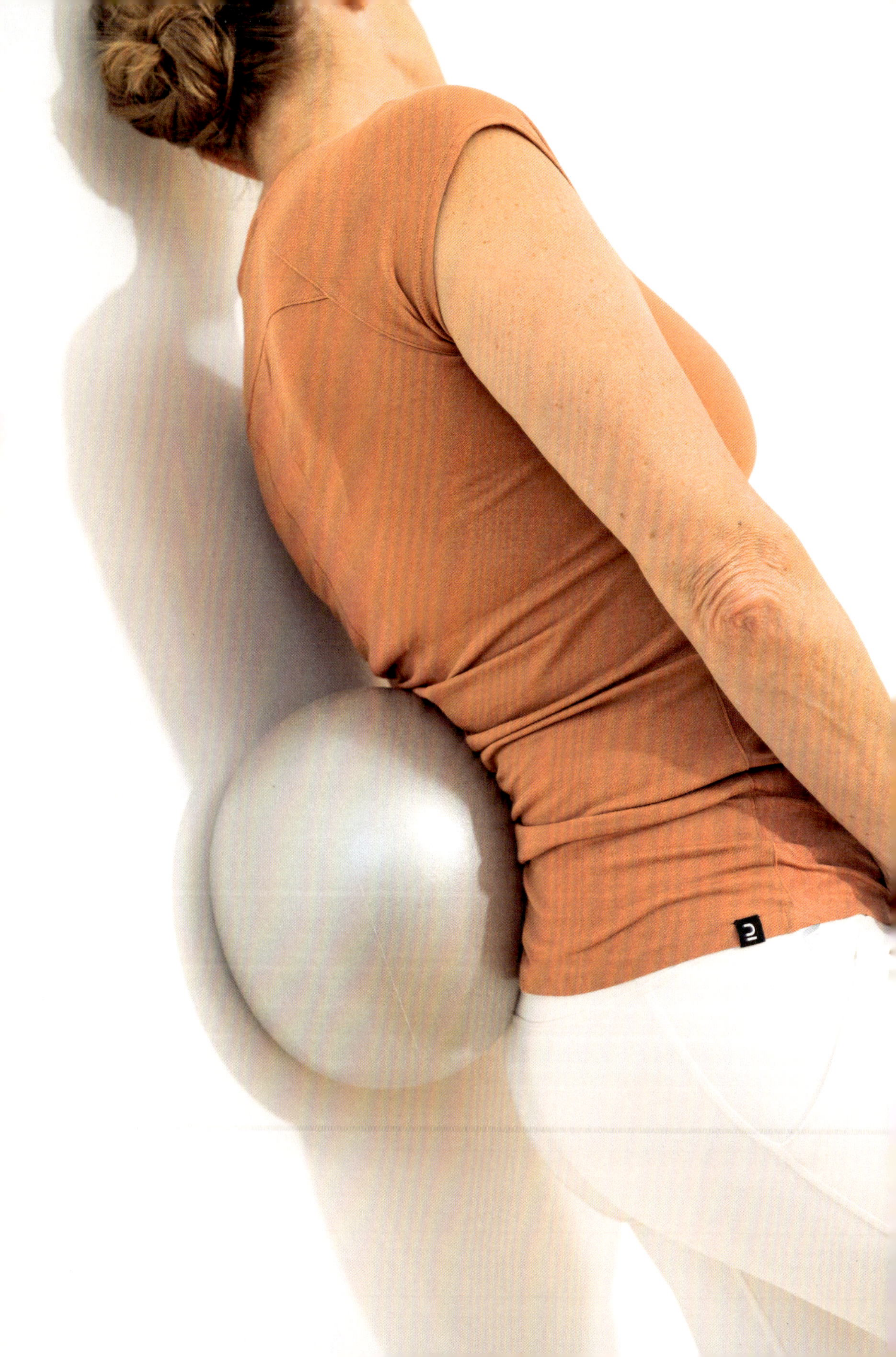

Und dann schlägt die Realität zu – Anwendung

Was können Sie selbst tun bei Schmerzen? Kurzfristig und konkret, aber auch auf lange Sicht? Finden Sie es heraus.

Was tun bei Schmerz?

Eine schlechte Körperhaltung kann Schmerzen begünstigen, aber auch die innere Haltung gegenüber dem Schmerz spielt eine große Rolle.

Wie psychische Prozesse am Schmerzerleben beteiligt sind, haben wir bereits behandelt. Das Wissen um diese Zusammenhänge bietet die Chance, auf diesen Prozess gezielt Einfluss zu nehmen und genau dies ist das Ziel dieses Kapitels. Die Schmerzwahrnehmung ist geprägt von unserer Bewertung und unseren Gefühlen. Dieser Prozess läuft je nach Situation sehr unterschiedlich ab. Je emotionaler die Schmerzwahrnehmung ist, desto mehr konzentriert sich die Aufmerksamkeit auf das Schmerzgeschehen. Bei länger andauernden Schmerzen kommt es zu einer Sensibilisierung und Speicherung der Schmerzerfahrungen.

Akuter Schmerz wird nach 3–6 Monaten zum chronischen Schmerz. Für die Anwendung der folgenden Strategien ist es unerheblich, ob der Schmerz akut oder chronisch ist. Alle Strategien können die Wahrscheinlichkeit reduzieren, dass aus einem akuten Schmerz ein chronischer Schmerz entsteht, und die Wahrscheinlichkeit erhöhen, dass sich ein bereits chronischer Schmerz in eine positive Richtung ändert. Sie können den Erfolg oder Misserfolg einer Behandlung entscheidend beeinflussen.

Top-down-Prozesse für die Schmerzhemmung nutzen

Es gehört zur Alltagserfahrung, dass ein spannender Film oder ein guter Witz von Sorgen oder Schmerzen ablenken können. Oder wir lassen uns von unangenehmen Aufgaben durch auf dem Handy eintreffende Nachrichten ablenken. Manchmal passiert die Ablenkung ganz von selbst, manchmal machen wir es aber auch bewusst, und nicht selten versuchen wir es, ohne dass es uns gelingt.

In der Regel passiert Ablenkung unbewusst, das heißt ohne eigene Entscheidung. Entscheiden Sie sich bewusst dafür, dem Schmerz für ein bestimmtes Zeitfenster weniger Bedeutung zu geben. Rücken Sie dafür andere Dinge in den Fokus! Die Erfahrung, dass das möglich ist, erhöht Kontrollerleben und Selbstvertrauen im Umgang mit dem Schmerz.

Aufmerksamkeitslenkung ist ein psychologischer Prozess. Wer sich in einen Roman vertieft, ist in der Regel auf das Buch konzentriert und wenig aufmerksam für Umgebungsreize. Umgekehrt kann ein Gespräch unsere Konzentration beim Lesen eines Romans erschweren und unmöglich machen. Aufmerksamkeit und Konzentration sind keine Gegenspieler, sondern sie ergänzen sich und versetzen uns in die Lage, Reize auszublenden/uns abzuschirmen, aber auch nichts zu verpassen. Konzentration und Aufmerksamkeit werden bestimmt von psychologischen Faktoren wie z. B. der Wahrnehmung über unsere Sinnesorgane, Gefühle oder Motivation. Diese Faktoren ermöglichen, erleichtern oder verstärken das Ausmaß an Ablenkung.

Man unterscheidet zwischen nach außen gerichteter Aufmerksamkeit und nach innen gerichteter Aufmerksamkeit. Interne Reize wie Atmung etc. bekommen wir nur mit, wenn es eine Störung gibt oder wir unsere Aufmerksamkeit bewusst darauf richten, z. B. bei Entspannungstechniken. Tatsächlich nehmen wir nur einen Bruchteil aller uns umgebenden Reize bewusst wahr, in der Regel intensive Reize aus den verschiedenen Sinnesmodalitäten. Wir registrieren plötzliche Veränderungen, insbesondere wenn sie mit Gefahr assoziiert sind. Im Wesentlichen ist unsere Aufmerksamkeit aber auf das gerichtet, was uns interessiert. Deshalb sind Hobbys und Interessensgebiete, die jederzeit und ohne viel Aufwand realisierbar sind, Gold wert bei der Schmerzbewältigung.

Reicht die Motivation für größere Unternehmungen oder sportliche Aktivitäten nicht aus, bieten sich folgende Aktivitäten an.

Musik, Badewanne & Co. – umschalten

Patientinnen und Patienten mit akuten Schmerzen konnten in einer Notaufnahme aus fünf entspannenden Musikstücken eines auswählen und während der Wartezeit über ihr Smartphone hören. Anschließend schätzten sie ihre Schmerzintensität und ihr Angsterleben geringer ein. Die Veränderung war umso ausgeprägter, je schmerzgeplagter und ängstlicher die Betroffenen waren[19]. Dieser Effekt ist vielfach belegt in Experimenten zu induzierten Schmerzreizen, und es ist nachvollziehbar, dass der Effekt nur dann auftritt, wenn die Musik als angenehm empfunden wird[20]. Musik zu hören, beeinflusst unsere Stimmung unmittelbar und ist zudem oft mit Erinnerungen verknüpft. Je stärker die Musik unsere Stimmung verändert, desto mehr wird sie vom Schmerz ablenken. Auch das bewusste Hören von Umgebungsgeräuschen kann ablenken.

Viele Rückenschmerzpatientinnen und -patienten nutzen eine Wärmflasche, gehen in die Badewanne oder in die Sauna. Auf die Frage, warum sie das tun, antworten sie meist, dass sie das entspanne. Die Temperatur wird oft so heiß gewählt, dass es zu Hautrötungen kommt. Die Wärmflasche auf der Haut konkurriert als Sinneseindruck mit dem Schmerzerleben und kann es überlagern. Ähnliches passiert bei angenehm duftendem Badewasser und knisterndem Badeschaum. Und auch der Aufguss in der Sauna riecht angenehm und der Wechsel von heiß zu kalt konzentriert unsere Wahrnehmung auf die Haut als unser größtes Sinnesorgan. Wer Wärme unangenehm findet, kann das Gleiche mit Kälte machen. Ein Beutel Eiswürfel auf der schmerzenden Stelle hilft nicht nur Fußballspielern, sondern auch Menschen mit Rückenschmerzen. Berührungen, Massagematten oder die Massage durch einen Menschen unseres Vertrauens nutzen das Sinnesorgan Haut und binden unsere Aufmerksamkeit. Aufmerksamkeit, die anderweitig gebunden ist, kann sich nicht auf den Schmerz richten.

Kochen und Backen sind Möglichkeiten, unsere Aufmerksamkeit bewusst auf den Geruchs- und Geschmacksinn zu lenken. Und natürlich ist auch Essen Ablenkung, wenn es bewusst genossen wird. Genussvolles Essen hat wenig zu tun mit Heißhunger, Frustessen oder »Weiteressen, bis nichts mehr übrig bleibt«. Es lohnt sich deshalb, die folgenden Regeln zu beherzigen, die im Übrigen für alle Sinnesmodalitäten gelten:

Genuss braucht Zeit und Aufmerksamkeit. Neben dem Krimi oder der Lieblingsserie Chips oder andere Knabbereien zu essen führt zu einem achtlosen Essen. Plötzlich ist die Tüte leer und irgendwie haben wir nichts davon gehabt. Weniger ist mehr – Genuss geht nur in Maßen. Das weiß jeder, der Parfum verwendet. Aber auch das erste Rippchen Schokolade schmeckt am besten. Das letzte kann zu Übelkeit und schlechtem Gewissen führen. Als SOS-Strategie »Ablenkung bei Schmerz« können ein selbst liebevoll aufgebrühter Kaffee oder Tee, die Lieblingspizza oder das genussvoll verspeiste Lieblingseis sehr effektiv sein. Es geht dabei nicht um ein Sich-Trösten oder Belohnen, sondern um die Verlagerung des Aufmerksamkeitsfokus weg vom Schmerz und hin zu einem anderen Reizeindruck. Das können auch eine Chilischote oder Ingwerknolle sein.

Manche Zahnärzte nutzen übrigens das Prinzip der gezielten Aufmerksamkeitslenkung, indem sie einen Fernseher an die Decke anbringen. Während der Behandlung kann die Patientin, der Patient einen Film oder eine Reportage sehen. Manchmal findet sich auch ein Bild des Künstlers Wolfram Escher an der Decke, der mit unserer räumlichen Vorstellung spielt, diese verwirrt und damit unsere Aufmerksamkeit bindet.

Sudoku, Kreuzworträtsel und Co. – Konzentrieren

Eine kognitiv anspruchsvolle Aufgabe erfordert Konzentration. Eine solche Aufgabe konkurriert mit dem Schmerzsignal um kognitive Ressourcen und kann bei entsprechendem Ehrgeiz zu einer Reduktion der Schmerzwahrnehmung führen. In Untersuchungen, in denen experimentell Schmerzen erzeugt wurden, konnten die Schmerzschwelle (d. h. der Punkt, ab dem beispielsweise der Hitzereiz als schmerzhaft empfunden wird) und die Schmerztoleranz (wie lange bzw. bis zu welcher Reizintensität Schmerz aushaltbar ist) erhöht und die wahrgenommene Schmerzintensität durch zu lösende Aufgaben gesenkt werden.[21] Ob Sudoku oder Kreuzworträtsel – finden Sie selbst heraus, was Ihnen am meisten Freude bereitet und Sie motiviert.

Empathie und Spannung – Anteil nehmen

Neben Aufmerksamkeit und Konzentration helfen auch Stimmung und Gefühle dabei, den Fokus weg vom Schmerz zu verlagern. Wem die Konzentration oder das Interesse für eine Doku oder ein Sachbuch fehlen, den führt womöglich eine Serie, ein Krimi oder eine zu Herzen gehende Liebesgeschichte von seiner aktuellen Schmerzsituation weg. Dabei gilt, dass die Ablenkung vom Schmerz umso größer sein wird, je mehr wir mit den Helden leiden und mitfiebern. Dafür brauchen wir Empathie und Fantasie.

Auch Gespräche (allerdings nicht über Schmerz!) und Begegnungen mit anderen Menschen ermöglichen Ablenkung und verbessern die Stimmung. Auch ein Streit kann sehr ablenkend sein, führt aber meist zu vermehrter Anspannung und einer Stimmungsverschlechterung. Beides kann – nach dem Streit – zu einer Schmerzverstärkung führen.

Die Schmerzsendepause

Schmerz als Warnsignal hat die Eigenschaft, Aufmerksamkeit auf die potenzielle Gefahr zu ziehen. Damit bleiben weniger Ressourcen für die Wahrnehmung anderer Reize übrig. Dieser Prozess lässt sich umkehren. Wie gut das gelingt, hängt von der emotionalen Bedeutung des Schmerzes ab. Sorge, Angst, Ärger und Frust erschweren die Konzentrationsverlagerung auf andere schmerz- und angstirrelevante Reize. Gelingt es aber, sich für eine Aufgabe zu motivieren, kann das Schmerzerleben für diese Zeitspanne reduziert werden und in den Hintergrund treten. Im Idealfall sind wir dann für diese Zeitspanne schmerzfrei.

Wenn man es schafft, die Aufmerksamkeit auf die Sinne oder ein Gespräch zu lenken oder sich auf ein Buch o. Ä. zu konzentrieren, besteht ein wesentliches Problem darin, dass dabei auftretender Schmerz als Störung wahrgenommen wird. Ärger darüber, dass nicht mal Lesen schmerzfrei geht, nervt zusätzlich. Je gestörter wir uns fühlen, umso mehr sind wir sensibilisiert für den störenden Reiz. Dieser Störreiz erhält immer mehr Bedeutung. Menschen, die an einer lauten Straße wohnen, kennen dieses Phänomen. Wird der Alltag gut bewältigt, gewöhnen wir uns an den Straßenlärm und wir können ihn ausblenden. Können wir aber wegen des Lärms nicht schlafen, dann werden wir ihn umso deutlicher wahrnehmen. Anders ausgedrückt, wir geben diesem Reiz eine enorme Bedeutung. Was bedeutet das übertragen auf Schmerz? Schmerz stört weniger, wenn es uns gelingt, ihm zumindest zeitweise weniger Bedeutung zu geben, wenn wir uns von ihm nicht stören lassen. Das tun wir dann, wenn wir akzeptiert haben, dass er vorerst nun mal da ist. Mit Schmerz zu hadern ist keine Lösung. Dies wird lediglich unsere Schmerzsensibilität erhöhen.

»Ob ich mich ablenke oder nicht, an meiner Bandscheibe/meinem Rückenschmerz ändert das auch nichts.« Stimmt, an der Bandscheibe ändert sich dadurch nichts. Wenn es aber – vielleicht auch nur für einen kurzen Moment – gelingt, die Aufmerksamkeit auf etwas anderes zu richten, bedeutet das eine Schmerzsendepause für unser Gehirn. Ein gewonnener Moment! Eine damit einhergehende Stimmungsverbesserung kann die Schmerzweiterleitung weiter hemmen.

Was haben Fußball und Entspannung gemeinsam?

Sämtliche Aktivitäten, denen wir uns mit voller Aufmerksamkeit widmen, machen uns zufrieden und sind meist – bei aller Anstrengung – auch entspannend. Bei der Progressiven Muskelentspannung (PME) wird unsere Konzentration auf die Anspannungs- und Entspannungsreaktion der Muskeln gerichtet. Es geht also darum, andere Körperregionen neben der schmerzenden Stelle wahrzunehmen. Insofern ist PME auch Ablenkung.

Wenn wir uns einen Zeitstrahl vorstellen und darauf unsere Gedanken einordnen, stellen die meisten von uns fest, dass sie gedanklich fortwährend in der Zukunft sind. Viele sind mit den Gedanken schon bei der nächsten Tätigkeit. Das kann die nahe Zukunft sein, z. B. was heute noch erledigt werden muss, oder es kann weit in der Zukunft liegen, etwa eine Prüfung, der Schulabschluss des Kindes oder der Beginn der Rente. Viele denken auch zurück, auch das unterschiedlich weit. Möglicherweise habe ich eine schlechte Nacht gehabt, mich vor vielen Jahren für den falschen Partner entschieden oder den falschen Beruf gewählt. Wir können auch von der Vergangenheit in die Zukunft springen und wieder zurück.

Im Schmerzkontext kann die folgende Gedankenkette entstehen: »Es tut gerade sehr weh und ich frage mich, woran das liegt. Was hatte ich an ungewöhnlichen Belastungen in den letzten Tagen? Ich habe den Keller aufgeräumt und dabei den Stapel Blumentöpfe verschoben. Ich ärgere mich, dass ich das gemacht habe. Jetzt tut es wieder weh und ich habe die nächsten Tage damit zu tun. Das habe ich mir selbst eingebrockt. Künftig sollte ich sehr vorsichtig sein. Wie soll das aber als Krankenschwester/Erzieherin/Verkäuferin gehen? Wie soll ich meine Arbeit bis zur Rente schaffen? Hätte ich damals doch die Ausbildung zur Bürokauffrau gemacht. Das hat meine Mutter damals schon gemeint, dass der Beruf zu anstrengend ist. Wenn ich nicht mehr in meinen Beruf arbeiten kann, dann sollte ich einen Plan B haben. Aber wer nimmt mich jetzt noch und was kann ich überhaupt?« Diese Gedankenketten können zur Endlosschleife werden, die Nacht schlaflos werden lassen und die Abwärtsspirale befeuern.

Zu erkennen, wann man gedanklich in die Vergangenheit und oder die Zukunft springt, hilft dabei, sich bewusst der Gegenwart zuzuwenden. Die besprochenen Möglichkeiten der gezielten Aufmerksamkeitslenkung sind gegenwartsorientiert. Im Moment zu sein, entspannt. Insofern bedeutet eine gezielte Aufmerksamkeitslenkung nicht nur eine Fokusverlagerung weg vom Schmerz, sondern auch Entspannung. An Kindern sehen wir, wie es geht, sich ganz auf die jeweilige Tätigkeit einzulassen, so dass für diesen Moment alles andere unwichtig ist.

Die eigene Haltung zum Schmerz erkennen

Sich selbst zu reflektieren und zentrale Befürchtungen zu erkennen, ist gar nicht so leicht. Die meisten von uns sind es nicht gewohnt, die Art und Weise, wie wir auf Sachverhalte reagieren, zu hinterfragen. Das gilt besonders für das eigene Erleben und Verhalten. Deshalb sind wir so überrascht, wenn andere die gleiche Situation völlig anders erleben. Aus dem Stegreif eine Rede zu halten, wird die meisten von uns unter Stress setzen. Andere werden auf eine solche

Bitte gelassen reagieren. Wieder andere werden diesen Vorschlag rundweg ablehnen. Da Schmerz etwas sehr Existenzielles ist, gehen wir davon aus, dass wir uns hier ziemlich ähnlich verhalten. Tatsächlich lassen sich sehr verschiedene Schmerz-Verhaltensmuster beschreiben. Diese Muster haben mehr mit den jeweiligen Schmerzerfahrungen, dem bisherigen Schmerzverlauf und dem eigenen Problemlösestil zu tun als mit der Diagnose selbst. Man kann mehrere charakteristische Schmerz-Verhaltensmuster oder Bewältigungsstile unterscheiden.

Bewältigungsstile – eine kleine Typologie

Der/die vorsichtig auf Sicherheit Bedachte oder Vermeidende folgt einer vermeintlich rationalen Logik und möchte kein Risiko eingehen[22 23]. Die Person nimmt an, dass körperliche Belastung, eine einseitige Haltung oder falsche Bewegung zu einem Gewebeschaden geführt haben. Dieses Verhalten muss fortan vermieden werden. Vermeidende glauben, dass bei Schmerz Schonung geboten ist. Körperliche Aktivität, die Schmerzen verstärkt, schadet dem Rücken und sollte vermieden werden. Hobbys, die mit gefährlich erscheinenden Bewegungen einhergehen, werden nicht mehr ausgeführt. Wenn der Schmerz weg ist, ist es möglich, sich wieder mehr zu belasten. Der/die auf Sicherheit Bedachte wünscht sich klare Regeln: Was darf ich? Was darf ich nicht? Ziel ist es, sich so zu verhalten, dass »es« nicht wieder passiert. Gewünscht sind Kontrolle und Sicherheit. Oft wird die Arbeitssituation als mitverantwortlich eingeschätzt. Nicht selten nehmen Gedanken an Umschulung und Zukunftssorgen immer mehr Raum ein. Die Suche nach der richtigen Behandlung, die dann zu völliger Schmerzfreiheit führen soll, und die Überzeugung, dass erst bei Schmerzfreiheit eine Rückkehr in die Alltagsbelastung möglich ist, führen zu Hilflosigkeit und Abhängigkeit von Behandlerinnen und Behandlern.

Treten Schmerzen verstärkt auf, stellt der/die vorsichtig auf Sicherheit Bedachte nicht selten die bisherige Diagnose infrage. Die Person wünscht sich ein hohes Maß an ärztlicher Rückversicherung. Die Behandlung bleibt oft passiv, da auch Behandelnde sich häufig anpassen und nicht das Risiko einer Schmerzverstärkung eingehen wollen. Übungen, die Schmerzen verstärken, werden vermieden. Das führt zu Muskelabbau und Dekonditionierung. Das Schmerzproblem bleibt bestehen. So erreicht die betroffene Person das Gegenteil von dem, was sie möchte. Denn sie verhindert eine Reorganisation ihres Bewegungssystems, das auf Input und Anregungen angewiesen ist. Das Vermeidungs- und Sicherungsverhalten führt zu einer Verstärkung von Unsicherheit und Angst, da das Vertrauen in die eigene Bewältigungskompetenz und die eigene Belastbarkeit immer geringer wird. Aus sporttherapeutischer Sicht geht es hier vor allem um die Ermutigung dazu, sich angstbesetzten Bewegungen auszusetzen und die Schmerzangst-Vermeidungsüberzeugungen zu korrigieren.

Den/die Durchhaltende erkennt man daran, dass trotz Schmerzen weitergemacht wird. Dieser Typus tritt in zwei Varianten auf, es gibt fröhliche und verbissen Durchhaltende. Durchhaltende sind bagatellisierend unterwegs: Niemand soll etwas merken und es soll auch niemand belastet werden[24]. Damit das gelingt, gibt der fröhliche Typ sich betont heiter. Selbst in der Behandlung können sie Scherze machen. Nicht selten wird von professioneller Seite aus das Schmerzerleben unterschätzt, wenn scheinbar gut gelaunt von starken Schmerzen berichtet wird. Fröhlich Durchhaltende werden auch in ihren Möglichkeiten, mit dem Schmerz zurechtzukommen, überschätzt. Im Unterschied zu fröhlichen Durchhaltenden sind verbissen Durchhaltende gereizt und ungeduldig.

Sowohl fröhliche als auch verbissen Durchhaltende möchten sich auf keinen Fall von den Schmerzen unterkriegen lassen. Es gehört zu ihrem Selbstverständnis, gut zu funktionieren. Die Durchhaltenden fordern sich eine Menge ab. Im Vordergrund steht die Pflichterfüllung und das Funktionieren-Müssen. Da das Überspielen und Weitermachen viel Kraft kosten, sind diese Menschen nach Feierabend und am Wochenende oft so erschöpft, dass Hobbys und ein aktives Freizeitverhalten nicht mehr stattfinden. Durch die permanente Überforderung kommt es ebenfalls zu einer Dekonditionierung (=Abbau von Muskeln etc.). Für diese Menschen ist es schwierig, Belastungsgrenzen zu erkennen und einzugestehen. »Andere schaffen das doch auch …«. Meist suchen sie erst spät Hilfe, nämlich »wenn es gar nicht mehr geht«. Für Behandler ist die Überlastung so offensichtlich, dass vor allem Ruhe empfohlen wird. Oft fühlen sich diese Menschen dann missverstanden. Sie wollen nicht abwarten, sondern eine schnelle effektive Behandlung. Ein übertriebenes Pflichtbewusstsein verhindert Auszeit und Entspannung. Ruhe wird zunehmend aversiv, und sich etwas Gutes tun ist nicht erlaubt. Aus sporttherapeutischer Sicht geht es insbesondere um eine verbesserte Körperwahrnehmung, vor allem in Richtung Belastungsgrenzen. Es geht außerdem um Abwechslung in den Trainingsformen und um Sensibilisierung für Bewegungskoordination.

Schmerzkatastrophisierende sehen den Schmerz als Zäsur und Bedrohung, der sie allein nicht gewachsen sind. Kennzeichnend sind Hilflosigkeitserleben, eine hohe Aktivierung des zentralen Nervensystems im Sinne einer Alarmreaktion und beständiges Grübeln über den Schmerz[25 26]. Mit den Auf-Sicherheit-Bedachten teilen sie Sorge und Angst. Im Vordergrund steht aber weniger das Vermeidungsverhalten, sondern die Fokussierung auf den Schmerz. Dazu kommen die Angst, dass der Schmerz auf etwas Schlimmes hinweist, und die Verzweiflung hierüber. Schmerzkatastrophisierende scannen beständig den eigenen Körper und den Schmerz, nichts soll übersehen werden. Das eigene Vermögen, mit Schmerzen zurechtzukommen, diese aushalten zu können und das Vertrauen in die Selbstheilung des Körpers ist gering. Die dauerhafte zentralnervöse Aktivierung geht mit einer Schmerzverstärkung einher. Durch die hohe innere Anspannung fällt es dem Schmerzkatastrophisierenden schwer, zu entspannen. Oft ist der Nachtschlaf unruhig. Die fehlende Regeneration verschärft das negative Körperempfinden. Diese Menschen sehen sich schon im Rollstuhl, denken an Erwerbsunfähigkeit oder fürchten, zu einer Belastung für ihre Angehörigen zu werden. Menschen mit früheren Traumata oder früheren Stresserfahrungen haben ein höheres Risiko, dieses Reaktionsmuster zu entwickeln.

Die erhöhte Wachsamkeit hinsichtlich körperlicher Veränderung und die Fokussierung auf Schmerz können mit erheblicher Beeinträchtigung im Alltagsleben verbunden sein. Diesen Menschen fällt es besonders schwer, sich auf ablenkende Aktivitäten einzulassen, da Konzentration und Aufmerksamkeit beständig mit dem Schmerz beschäftigt sind.

Die eigene Schmerzregulation ist dadurch limitiert[27]. Wie auf Sicherheit Bedachte brauchen auch Schmerzkatastrophisierende viel Rückversicherung durch Ärztinnen, Ärzte, Physiotherapeutinnen und -therapeuten, können sich oft aber nicht auf das im Gespräch Gesagte konzentrieren und zu Hause nicht mehr darauf zurückgreifen. In der Sporttherapie sind sie oft wenig fokussiert und haben Schwierigkeiten zu erfassen, um was es bei den Übungen geht.

Die unterschiedlichen Reaktionsmuster schließen sich im Übrigen gegenseitig nicht aus, sie lassen sich auch ungünstig kombinieren. So gibt es z. B. Menschen, die im Alltag die Zähne zusammenbeißen und durchhalten, bestimmte belastende Bewegungen oder Positionen aber vermeiden.

Je ausgeprägter diese Einstellungs- und Verhaltensmuster sind, desto schwieriger ist es, die Aufmerksamkeit weg vom Schmerz auf anderes zu richten oder Übungen durchzuführen. So werden Menschen, die Belastung als wesentliche Ursache der Schmerzen sehen, nur Übungen machen, die ihnen als nicht gefährlich erscheinen. Durchhalter-Typen werden sich irgendwie durch die Übungen quälen: »… viel bringt viel …«. Angstvolles Grübeln und Sorgenverhalten verhindern, dass positive Bewegungserfahrungen zu mehr Selbstvertrauen führen. Im ungünstigsten Fall werden alle drei hinterher sagen, dass sie doch alles getan haben und nichts etwas gebracht hat.

Auf die richtige Haltung kommt es an

Wie wir über Schmerz denken und welche Haltung wir ihm gegenüber einnehmen, können wir beeinflussen und verändern.

Wie sieht eine adäquate Haltung gegenüber dem eigenen Schmerz aus? Hilfreich ist, in Bewegung zu bleiben, aber Tempo und Dauer zu reduzieren. Hilfreich ist, sich eine Pause zu gönnen und mit Dingen zu beschäftigen, die einem (jedenfalls meistens) Freude bereiten. Verbissenheit und Funktionieren-Müssen verursachen Druck, erhöhen Anspannung und Schmerzempfindlichkeit. Frust und Sich-Sorgen bewirken eine Einengung der Wahrnehmung auf das Schmerzerleben. Eine gelassene Haltung mindert den Schmerzstress.

Der psychotherapeutische Fachbegriff für die Veränderung ungünstiger Denkmuster lautet kognitive Umstrukturierung. Dabei geht es darum, die eigene Bewertung der Schmerzsituation so zu verändern, dass ein gelassenerer Umgang mit dem Schmerz möglich ist. Für Menschen mit langer Schmerzdauer ist das meist auch die Voraussetzung dafür, dass Techniken zur Aufmerksamkeitslenkung erst möglich werden.

Schmerzbeschreibung – immer schön sachlich bleiben

Schmerz hat einen sensorisch-diskriminativen Anteil (z. B. Intensität, Ort, Qualität) und einen kognitiv-affektiven Anteil, das ist unsere Einschätzung seiner Bedrohung/Gefährlichkeit. Genau hier setzt diese Strategie an. Sich in Rage reden oder schön sachlich bleiben – erleben Sie den Unterschied!

Eine kognitiv-affektive Schmerzbeschreibung (also eine gefühlsmäßig wertende) drückt das eigene Leiden am Schmerz aus. Der Schmerz wird nicht direkt beschrieben, sondern im Hinblick auf das eigene Leben bewertet. Er wird als nicht aushaltbar, störend, lästig, scheußlich, plagend, peinigend, grausam, quälend, marternd beschrieben. Er wird als vernichtend, zermürbend erlebt. Oft wird das damit einhergehende Gefühl auch direkt benannt, wenn wir Schmerzen als beunruhigend, beängstigend, furchterregend oder erschreckend erleben oder von rasenden, mörderischen oder wütenden Schmerzen sprechen. Das Leiden am Schmerz wird beschrieben.

Im Unterschied zur kognitiv-affektiven Beschreibung nennt eine sensorisch-diskriminative Beschreibung (also eine neutral-sachliche) des Schmerzes dessen spezifischen Charakteristika. Schmerz kann dumpf, drückend, spitz, hell, stechend, schneidend, bohrend, reißend, wühlend, ziehend, zerrend, kneifend, siedend, eisig sein. Hinsichtlich seiner Rhythmik kann er pulsierend, pochend, hämmernd, krampfartig, durchzuckend, einschießend, blitzartig, elektrisierend, wellenartig sein. Hinsichtlich seiner Ausdehnung kann er punktförmig, klar umgrenzt, diffus ausstrahlend sein.

Es geht darum, die Haltung eines externen Beobachters oder einer externen Beobachterin einzunehmen, der oder die einen Sachverhalt beschreibt. Die emotionale Beteiligung wird bewusst ausgeblendet. Die Schmerzbeschreibung lässt sich erweitern, indem dem Schmerz eine Farbe zugeordnet wird oder ein Bild. So kann Schmerz beispielsweise als Lavastrom beschrieben werden, der durch den Rücken ins Bein mäandert. Oder er wird als Blitz beschrieben, der immer wieder unerwartet durch den Körper zieht.

Es ist einleuchtend, dass eine kognitiv-affektive Schmerzbeschreibung zu mehr negativen Gefühlen führt als eine neutrale, sachliche Beschreibung. Die Strategie der wertfreien Beobachtung ist für Menschen, die Schmerz als etwas sehr Bedrohliches erleben (Schmerzkatastrophisierende), besonders effektiv[28]. Schmerzkatastrophisierende schreiben dem Schmerz Handlungskompetenz zu, sie hadern mit ihm. Der Schmerz wird zum Feind, den es zu bekämpfen gilt oder dem man hilflos ausgeliefert ist. Seine Bedeutung wird gesteigert.

Bei der wertfreien Beobachtung oder Beschreibung hingegen wird der Schmerz vom Feind zu einer Empfindung. Hier geht es um die Entwicklung einer sachlichen und nicht mehr emotional durchgefärbten Sicht auf den Schmerz. Diese Haltung geht einher mit einer Akzeptanz des Schmerzes, so wie er – jetzt im Moment – ist. Seine Existenz wird akzeptiert, weil sie ohnehin alternativlos ist. Sie muss nicht mehr bekämpft werden, damit aber auch nicht mehr so sehr beachtet werden. Seine Bedeutung wird minimiert.

Beispiel einer veränderten Schmerzbeschreibung

kognitiv-affektive Schmerzbeschreibung	sensorisch-diskriminative Schmerzbeschreibung
Der Schmerz ist absolut vernichtend. Er wütet in meinem Rücken und in den Eingeweiden. Es ist, als ob ein Messer in meinen Rücken gerammt wird, das dann nochmals extra rumgedreht wird. Das sind furchterregende, mich überwältigende Schmerzen, die nicht aushaltbar sind ...	Der Schmerz ist sehr stark, so dass mir fast die Luft wegbleibt. Er ist schneidend und brennend zugleich. Er kommt plötzlich, ist dann wellenförmig und ebbt wieder ab. Er ist wie ein kleiner roter Feuerball, der allmählich dunkelrot wird ...

Festgefahrene Überzeugungen versus neue Erfahrungen

Wer denkt, dass bei Rückenschmerz Bewegung schadet und Belastung zu gravierenden Schäden an der Wirbelsäule, den Nerven etc. führt, wird das Risiko einer Schmerzverstärkung nicht eingehen. Das Risiko einer kurzfristigen Schmerzverstärkung wird höher eingeschätzt als die mittel- und langfristigen Folgen von Vermeidungsverhalten, Muskelabbau und Dekonditionierung (Abbau von Fähigkeiten und Belastbarkeit). Wie kommt man aus diesem Teufelskreis von Angst, Schonung und Dekonditionierung heraus? Hier hilft das Wissen, dass der Rücken ein Halte- und Bewegungsapparat ist und für Alltagsbelastungen gemacht ist.

Viele Menschen mit Rückenschmerzen beschreiben Schmerz als Kontrollverlust. Der Körper macht plötzlich nicht mehr, was er soll. Kontrollverlust erzeugt Angst. Die Überzeugung, dass das Heben von Lasten von mehr als 5 kg grundsätzlich bei Rückenschmerz schädlich sei und künftig vermieden werden müsse, ist anatomisch gesehen wenig sinnvoll. Vermeidungsverhalten löst nicht das Schmerzproblem, es trägt lediglich kurzfristig zur Angstminimierung bei und gibt uns ein Gefühl von Kontrolle zurück. Diese Überzeugung aufzugeben oder sie durch Ausprobieren auf den Prüfstand zu stellen, macht wiederum Angst.

»Und wer garantiert mir, dass dabei (z. B. aus gebückter Haltung eine Kiste mit Flaschen heben) nichts passiert?«. Es gibt keine Garantie. Wo Garantien fehlen, braucht es Mut, ein Risiko einzugehen. Mutig sind wir, wenn wir vertrauen, dass wir es schaffen können. Mut und Vertrauen bekommen wir nicht, wenn wir glauben, uns ständig (ärztlich) rückversichern zu müssen. Die ärztliche Rückversicherung hilft nur sehr kurzzeitig. Im Übrigen gibt es immer auch Zweifel (»Wie will die Ärztin, der Arzt das denn wissen? Sie bzw. er sieht ja auch nicht, wie es innen bei mir aussieht«). Viel Rückversicherung macht unsicherer statt sicherer.

Bewertungs-Update durch Erfahrung

Das Ausprobieren von überschaubaren Risiken und die Erfahrung, dass der Schmerz nicht schlimmer wird oder bei Verstärkung zeitnah wieder nachlässt, ist hingegen ein überzeugender Lösungsansatz. Denn je häufiger diese Erfahrung gemacht wird, desto geringer ist die Angst vor einer möglichen Schmerzverstärkung. Die Einschätzung, dass Schmerzen bedrohlich sind und den Schaden vergrößern, wird erfolgreich im Sinne einer Entwarnung korrigiert. Das Vertrauen in die Belastbarkeit des Körpers wächst schrittweise, es kommt zu einem Bewertungs-Update.

Was heißt das für die Praxis? Schmerzassoziierte Bewegungen und Belastungen sollten schrittweise ausprobiert werden. Kurzzeitiges Sitzen ist für den Rücken nicht gefährlich, kann aber sofort schmerzhaft sein. Deshalb ist es sinnvoll, die Sitzdauer im Minutenbereich schrittweise zu erhöhen. Doch dieses Vorgehen wird nur funktionieren, wenn Schmerz als unser Begleiter akzeptiert wird. Dieser Aspekt ist für bereits lang anhaltenden Schmerz sehr entscheidend.

Wird Schmerz hingegen zum bestimmenden Kriterium über Dauer und Intensität der Belastung im Sinne von »jetzt tut es wieder weh, also höre ich damit sofort auf und hoffe, dass es morgen etwas länger geht«, bleibt der Teufelskreis aus Angst, Schonung und Dekonditionierung bestehen.

Eine einmalige positive Erfahrung reicht nicht aus, um uns von der Ungefährlichkeit einer schmerzassoziierten Bewegung oder Belastung zu überzeugen. Es braucht dafür viele Wiederholungen. Erfahrungsgemäß ist dieser Schritt bei ausgeprägter Bewegungsangst und ausgeprägtem Vermeidungsverhalten allein nicht zu bewältigen. Dafür brauchen die meisten Betroffenen professionelle Hilfe (Seite 73). Das ermöglicht es, Verantwortung an die Therapeutin, den Therapeuten abzugeben (»wenn dieser mich das machen lässt, dann kann es nicht so gefährlich für meinen Rücken sein«) sowie sofortige Hilfe für den Fall, dass die Schmerzkatastrophe tatsächlich eintritt.

Bei der bewussten Durchführung von schmerz- und oder angstauslösenden Bewegungen hilft die Einnahme der Haltung einer Wissenschaftlerin, eines Wissenschaftlers, die bzw. der objektiv beschreibt und nicht wertet. Das Ziel ist, Angstsymptome (wie Herzrasen, Schwindel, Anspannung, Atemnot, Beklemmungen, Zittern in den Beinen etc.) und Schmerz wahrzunehmen und die Veränderung dieser Symptome vor, während und nach der Übung zu beobachten. Es geht immer um das momentane Erleben, interessant ist ausschließlich die Gegenwart. Wie die Schmerz-Zukunft aussieht, ist ohnehin ungewiss (zu viele Unbekannte ...). Zweifel gehören dazu und können über weitere Verhaltensversuche verändert und aufgelöst werden.

Dieser Prozess ist mühsam und zwischenzeitliche Schmerzverstärkungen sind normal. Damit diese nicht zu Krisen werden und Sie trotzdem Ihr Übungsprogramm beibehalten und sich schrittweise mehr trauen, sollten Sie die folgenden Fallstricke vermeiden.

Denkfallen vermeiden – Bewertungen auf dem Prüfstand

Das Ziel ist, dem Schmerz weniger Bedeutung zu geben, ohne ihm den Ernst zu nehmen. Vermeiden Sie Denkfallen! Besonders berüchtigte Denkfallen sind die Fatalismus-Falle, die Kontrollfalle und die »Alles oder-nichts«-Falle.

Eine sehr häufige Denkfalle bei Schmerz ist es, fatalistisch in die Zukunft zu blicken. Ein typisches Beispiel ist: »Die Bandscheibe ist abgenutzt, es wird nie besser werden.« Teil 1 der Aussage stimmt vermutlich, Teil 2 nur, wenn mit »es« tatsächlich die Bandscheibe gemeint ist. Greifen Sie zurück auf das, was Sie in Kapitel 1 gelesen haben. Abnutzungserscheinungen sind normal, sie können, müssen aber nicht mit Schmerzen einhergehen. Auf das körperliche Befinden und unsere Lebensqualität haben wir – auch bei einer abgenutzten Bandscheibe – eine Menge Einfluss. Ein anderes typisches Beispiel ist: »Es geht wieder von vorne los« (wenn der Schmerz wieder stärker wird oder beim Gedanken an die Alltagsbelastung). Wenn Sie eine Glaskugel zu Hause haben und sicher sind, die Zeichen richtig zu interpretieren, mögen Sie recht haben. Für alle anderen gilt: Entspricht es Ihrer Alltagserfahrung, dass die Schmerzerfahrung immer gleich ist oder gibt es nicht doch Unterschiede? Wenn Schmerzen wiederkommen, verhalten Sie sich genauso wie beim ersten Mal oder werden Sie einiges anders machen? Wenn Sie nur eine Kleinigkeit anders machen, ist es unwahrscheinlich, dass »es wieder von vorne losgeht«. Wir selbst haben es in der Hand, unsere Muskulatur belastbarer zu machen, unsere Funktionalität zu erhalten und die Möglichkeiten zur Schmerzhemmung zu nutzen.

Aber jetzt bitte nicht in die Kontrollfalle purzeln. »Was habe ich wieder falsch gemacht?« oder »Hätte ich bloß nicht die Wasserkiste getragen ...« sind typische Beispielsätze. Wer in der Kontrollfalle steckt, geht davon aus, man hätte keine Schmerzen, wenn man nur alles »richtig« macht. Solche Annahmen sind hochproblematisch. Denn es ist unklar, was genau eigentlich »richtig« ist. Schmerzen entstehen nicht, weil wir etwas »falsch« machen, sondern weil unser System eine Problemstelle nicht mehr kompensieren kann. Erinnern wir uns: Unser Körper verfügt über Selbstheilungskräfte und macht dies im Bereich der Gewebeheilung völlig autonom. Wir können und müssen nicht alles kontrollieren. Psychologisch und bewegungstherapeutisch betrachtet, ist es sogar gut, wenn Sie eine unbedachte Bewegung machen. Das bedeutet, dass Sie das ganze Problem zwischendurch auch vergessen und genau das ist gesund. Der Schmerz meldet eine alte Stelle. Mit einer unbedachten Bewegung fügen Sie sich mit Sicherheit keinen Schaden zu, das halten Wirbelsäule und Rücken aus.

Eine Variante der Kontrollfalle ist übrigens folgender Satz: »Ich mache doch schon alles: Übungen, Entspannung, Job gewechselt .... – was denn noch?« Selbst wenn Sie dieses Buch aufmerksam gelesen und die für Sie wichtigen Punkte verändert haben und selbst wenn Sie sich dafür physiotherapeutische, sporttherapeutische, ärztliche oder psychotherapeutische Hilfe gesucht haben, kann es sein, dass eine Schmerzepisode andauert oder es zu einer neuen Schmerzepisode kommt. Es ist nicht nur für Schmerzbetroffene, sondern auch für Behandler eine Herausforderung zu akzeptieren, dass wir nicht »Herrscher über Schmerz« sind. Wir können aber durch unser Verhalten Wahrscheinlichkeiten für eine Schmerzlinderung erhöhen und für ein erneutes Wiederauftreten reduzieren. Nicht die Schmerzintensität sollte das Erfolgskriterium sein, sondern Beweglichkeit, Fitness, Energie oder Stimmung.

Die »Alles-oder-nichts«-Falle ist auch jenseits von Schmerz weit verbreitet. Im Kontext von Schmerz ist der Gedanke »entweder ich bin gesund oder krank« ein typisches Beispiel. Der Alltag hat unterschiedliche Anforderungen an uns, das umfasst nicht nur die Arbeitstätigkeit, sondern auch Familie und Freizeitaktivitäten. Wann ist man gesund und wann krank? Wann bleibe ich zu Hause (z. B. mit einer Erkältung) und wann gehe ich noch zur Arbeit? Was bestimmt meine Entscheidung? Das schlechte Gewissen und Pflichtbewusstsein, die Schmerzintensität und mein Wohlbefinden insgesamt, die Frage, ob die Tätigkeit schmerzverstärkend oder vielleicht sogar im Sinne von Ablenkung schmerzlindernd ist, all das werden wir berücksichtigen. Die Entscheidung ist ziemlich komplex. Deshalb ist die Unterteilung in »gesund« oder »krank« bei Rückenschmerzen wenig hilfreich. Den Begriff der Krankschreibung gibt es nur in der Umgangssprache, inhaltlich treffender geht es um die Einschätzung der Arbeitsfähigkeit.

Auch die Forderung, gegen den Schmerz ankämpfen zu müssen, »weil alles andere ein Aufgeben wäre«, ist ein Beispiel für die Alles-oder-nichts-Denkfalle. Diese Haltung führt zu einer psychophysischen Verkrampfung, die das Gegenteil dessen bewirkt, was man erreichen möchte. Es ist ein Fehler, Akzeptanz mit Resignation gleichzusetzen. Sie dürfen gegen den Schmerz angehen, indem Sie Übungen machen und sich Hilfe bei professionellen Behandlern suchen. Aber kämpfen Sie nicht pausenlos gegen den Schmerz an. Ein Waffenstillstand hilft, Kräfte zu sammeln und Abstand zu bekommen.

Ähnlich problematisch wie die »Alles-oder-nichts-Falle« ist die »Erst-dann«-Falle. »Jetzt kümmere ich mich erst um meine Gesundheit, alles andere ist unwichtig.« Diese Haltung führt zu einer Aufmerksamkeitsfokussierung auf den Schmerz, auf die Ursachenabklärung und auf das Finden der Behandlungsmethode. Erst wenn ein Problem erledigt ist, wird das nächste angegangen. Diese lineare Sichtweise verstellt den Blick auf die Gesamtsituation. Gelingt es, den Satz in Richtung »ich kümmere mich um meine Gesundheit und betrachte alles, was dazu beiträgt, damit ich wieder optimistisch in die Zukunft schauen kann« zu verändern, dann werden eigene Ressourcen frei und es ergeben sich wertvolle Veränderungsspielräume. Auch folgende Variante ist vielversprechend: »Ich kümmere mich um mich und betrachte dabei alles, was ich an Veränderungsoptionen habe, damit es mir besser geht.«

Die »Alles-oder-nichts«-Falle ist eng verbunden mit absolutistischen Annahmen über die Wirklichkeit. Das Grundproblem dieser Annahmen ist, dass die komplexe Realität vereinfacht wird. Beispiele hierfür sind: »Keiner kann mir helfen«, »ich muss 100 % fit sein«, »ein starker Rücken kennt keinen Schmerz«, aber auch Sätze wie »mit Medikamenten betäuben ist keine Lösung«. In diesem Zusammenhang können folgende Fragen hilfreich sein: Hilft mir dieser Gedanke weiter? Stimmt dieser Satz wirklich immer? Die Tabelle stellt typische absolutistische Annahmen und mögliche Korrekturvorschläge einander gegenüber.

Ideen zur Veränderung absolutistischer Annahmen

Annahme	Relativierung
Keiner kann mir helfen.	Bislang habe ich noch niemanden getroffen, durch dessen Behandlung ich dauerhaft schmerzfrei geworden bin. Wenn ich aber überlege, was hilfreich war, was fällt mir dann ein? Kann es sein, dass eine Behandlung nicht sofort wirkt, sondern ihre Wirkung erst mit der Zeit zeigt (das gilt für die meisten aktiven Strategien)?
Ich muss 100 % fit sein.	Was sind 100 %? Ist es realistisch, jeden Tag 100 % fit zu sein? Was passiert, wenn ich es nicht bin? Wer bekommt das mit? Wie ist die Reaktion derer, die das mitbekommen?
Ein starker Rücken kennt keinen Schmerz.	Ein toller Werbespruch! Aber eben das: ein Werbespruch. Profitieren können Sie vom Optimismus des Spruchs: Rückentraining lohnt immer. Aber: Auch ein starker Rücken kann ab und an schmerzen.
Mit Medikamenten betäuben ist keine Lösung.	Schmerzmittel können eine Hilfe sein, um wieder in die Bewegung zu kommen. Das Ertragen von starken Schmerzen im Alltag führt zu Schmerzerfahrungen, die im Gedächtnis gespeichert werden. Schmerzmittel können dies verhindern. Die alleinige Gabe von Schmerzmitteln ist bei dauerhaften Schmerzen nicht zielführend.

Aufmerksamkeit für Veränderung schulen
Gelingt es, sich bei den oben genannten Denkfallen zu ertappen, ist das ein wichtiger Schritt. Wenn die Motivation für Übungen vorhanden ist, Ihr Plan steht und Sie mit einer Übung angefangen haben, dann ist das eine Veränderung. Jetzt geht es darum, dranzubleiben und mit Geduld und Fürsorge den Veränderungsprozess weiter voranzubringen. Mit den Übungen schaffen Sie die Bedingungen, damit sich die Muskulatur und der Körper stabilisieren und körpereigene Botenstoffe die Schmerzhemmung unterstützen. Genuss und schöne Aktivitäten sind der Booster für unser Wohlbefinden. Haben Sie Geduld im Umgang mit Rückschlägen! Ähnlich verhält es sich mit dem Weg raus aus dem Schmerzerleben. Es geht um den Schritt von: »Der Schmerz ist immer noch da – er hat sich noch nicht verändert« zu: »Es hat sich etwas verändert – das Problem ist aber noch nicht vom Tisch.«

Fazit

Die gezielte Aufmerksamkeitslenkung weg vom Schmerz auf die Sinnesorgane, auf interessante Aufgaben oder auf die Zuwendung zu anderen Menschen verschafft dem Gehirn eine Schmerzsendepause. Außerdem kommt es zu einer besseren Stimmungslage, was zu einer Schmerzhemmung für dieses Zeitfenster führt. Sich auf etwas einzulassen, bedeutet auch im Moment/in der Gegenwart zu sein, und das bringt Energie, denn es ermöglicht Regeneration und Entspannung.
Damit Ablenkung/Entspannung gelingen, braucht es eine bestimmte Grundhaltung. Diese Grundhaltung beinhaltet eine sachliche Beobachtung und Akzeptanz des Schmerzgeschehens für die aktuelle Gegenwart. Akzeptanz bedeutet, nicht mit dem Schmerz zu hadern. Wissen kann helfen, die subjektive Gefährdungslage neu einzuschätzen. Beides ist notwendig, um dem Schmerz weniger Bedeutung zu geben, damit die Verlagerung der Aufmerksamkeit gelingt. Viele Untersuchungen zur Aktivität des Gehirns zeigen, dass die angesprochenen Strategien eine Veränderung bewirken und dies die Schmerzwahrnehmung und -verarbeitung positiv beeinflusst[29].
Wir können nicht hilfreiche Annahmen über Schmerzen und unser Schmerzerleben hinterfragen und »unser Oberstübchen neu einrichten«. Es gibt viele Denkfallen, die unmittelbar zu Angst führen oder Druck auslösen. Sie zu erkennen und zu verändern, bringt direkt oder mit Zeitverzögerung Entlastung. Vermeidungsverhalten zu minimieren und sich gezielt schwierigen Bewegungen und Körperhaltungen auszusetzen, dabei Gewicht oder Zeitdauer der Belastung schrittweise zu steigern – beides steigert nicht nur die körperliche Fitness und Beweglichkeit, sondern korrigiert auch falsche Annahmen über schädliche Haltungen, Bewegungen oder Belastungen.

Den Alltag mit oder trotz Schmerz gestalten

Wenn Rückenschmerzen immer wieder auftreten, lohnt ein Blick auf die Gesamtlage. Wo können Sie ansetzen?

Rückenschmerzen können extrem schmerzhaft sein und das Bewegungsverhalten zeitweise komplett blockieren. Der Alltag wird schnell sehr anstrengend. Häufig sind Rückenschmerzen ähnlich wie Kopfschmerzen Folge einer Überlastungssituation.

Viele Rückenschmerzpatientinnen und -patienten sehen einen Zusammenhang mit der Körperhaltung bei der Arbeit. Bei Büromenschen ist das viele Sitzen verantwortlich für die Rückenschmerzen, bei Handwerkern die Zwangshaltungen und bei Pflegekräften das Umbetten von Patienten. Es gibt eine Menge Hilfsmittel, um einseitigen Haltungen entgegenzuwirken, z. B. höhenverstellbare Schreibtische oder Hebehilfen, oder auch Kollegen, die man um Hilfe bitten kann. Wer diese Hilfestellungen nutzt, wird die Entlastung deutlich spüren. Doch oft stehen wir uns selbst im Wege.

Anhaltende Schmerzen sind ein Zeichen dafür, dass ein »weiter so« problematisch ist. Das kann bis zur erzwungenen Pause gehen. Das vom Schmerz erzwungene Loslassen von gewohnten Routinen kann neue Spielräume schaffen. Was passiert, wenn ich nicht mehr so einsatzfähig bin? Wie reagieren die anderen? Was passiert mit dringenden Aufgaben? Die Erkenntnisse aus diesen Überlegungen können sehr heilsam sein.

Vom Umgang mit Ressourcen

Schaffen wir die besten Voraussetzungen für unser individuelles Gesundheitssystem! Es soll in der Lage sein, mit Störungen angemessen umzugehen. Das bedeutet, sich zu fordern, aber auch, den Energiehaushalt aufzufüllen. Es geht um die Balance zwischen Be- und Entlastung. Im Urlaub gestalten wir diese intuitiv. Wer den ganzen Tag am Strand verbringt, wird abends feiern gehen oder einen Spaziergang machen. Wir brauchen Ruhe, aber bei zu viel Ruhe entsteht Langeweile und wir werden wieder aktiv. Bei einem Museumsbesuch kommt irgendwann der Zeitpunkt, an dem man »genug« hat, hungrig ist und eine Pause braucht – desgleichen bei einer Wanderung. Wenn wir ohne Druck und selbstbestimmt unterwegs sind, reagieren wir intuitiv auf unsere Bedürfnisse. Über diese Signale gehen wir im Alltag hinweg.

Woran erkenne ich, dass eine Schieflage besteht?

Es gibt viele Signale, die uns auf eine mögliche Schieflage hinweisen. Das können Veränderungen in unserer Stimmung, in unserem körperlichen Befinden, aber auch in unserem Verhalten sein.

Auf der Gefühlsebene typisch sind Gereiztheit, Bedrücktheit, Ängstlichkeit, Aggressivität. Auf der Ebene der Körperempfindungen können das Unruhe, Nervosität, Verspannungen, Verdauungsprobleme, Schlafprobleme sein. Bei fortdauernder Schieflage werden aus den Verspannungen Schmerzen, Schlafstörungen führen zu Müdigkeit und Erschöpfung. Die Belastbarkeit sinkt. Wir haben wenig Energie und schätzen unsere Fähigkeit, unsere Aufgaben zu bewältigen, immer geringer ein. Selbstvertrauen und Selbstwerterleben nehmen ab. Die Motivation für Ausgleichsaktivitäten, Hobbys und Sport fehlt. Die Folge: Die Schieflage wird noch schiefer.

Je früher die Schieflage wahrgenommen wird und wir darauf reagieren, umso schneller und einfacher fühlen wir uns wieder belastbar und motiviert.

Was tun bei einer Schieflage?

Die Antwort ist einfach: für Ausgleich sorgen. Wer den ganzen Tag sitzt, braucht Bewegung. Wer viel Trubel bei der Arbeit hat, ständig neuen Reizen ausgesetzt ist, wird sich nach Ruhe sehnen und diese auch brauchen. Im Grunde geht es darum, das zu tun, was unsere Stimmung hebt und uns Energie gibt: ein Spaziergang, die Lieblingsmusik hören, sich einen Tee aufbrühen, Lesen, sich auf einen Kaffee verabreden, mit anderen eine Radtour unternehmen, ein Museum besuchen, die Lieblingsserie anschauen ...

Wir sind nicht allein auf der Welt

Vielleicht denken Sie jetzt: »Ja, aber wann soll ich das denn tun?« Ein wesentlicher Punkt bei der Motivation für Sport ist es, das Sportverhalten von konkurrierenden Handlungsimpulsen abzuschirmen. Genau darum geht es auch bei der Etablierung von Ausgleichsverhalten im Alltag. Wofür wollen wir Zeit und Energie aufwenden? Was sind unsere Prioritäten, wenn wir unsere Arbeits- und Lebensumstände betrachten?

Wir sind soziale Wesen von Geburt an. Durch Erziehung und Erfahrung entwickeln wir Regeln und Überzeugungen, die uns helfen, wertgeschätzt zu werden. Typische Beispiele für solche Überzeugungen sind: alles möglichst perfekt zu machen; keine Fehler zu machen; die Erwartungen anderer zu erfüllen; niemanden vor den Kopf zu stoßen; keine Belastung für andere zu sein; Konflikte vermeiden; immer zuverlässig zu sein. Diese Liste ließe sich endlos fortführen. Solche Überzeugungen hindern uns daran, ausreichend Selbstfürsorgestrategien zu entwickeln.

Es fällt schwer, pünktlich von der Arbeit nach Hause zu gehen und Arbeit liegen zu lassen. Es fällt schwer, Grenzen zu setzen durch ein Nein. Schon die Vorstellung einer (vielleicht!) negativen Reaktion des Gegenübers löst Stress aus. Es dennoch zu tun, fühlt sich kurzfristig ungewohnt, geradezu falsch an. Mittel- und langfristig haben wir jedoch die Chance, dass das Ungewohnte gewohnt wird und sich genau richtig anfühlt. Den anderen enttäuschen zu dürfen, ohne Angst zu haben, dass die Beziehung auseinanderbricht, gibt Freiheit. Durch die Destabilisierung alter Abläufe wird eine Neuorganisation möglich.

Unsere Überzeugungen und Regeln sind veränderbar. Wir können unsere Überzeugungen an die jeweilige Situation anpassen, ohne sie aufgeben zu müssen. Perfektionismus kann hilfreich sein bei Hobbys wie Tanzen oder beim Spielen eines Instrumentes. Im normalen Alltag behindert uns Perfektionismus mehr, als dass er nützt, und wird schnell zu einem Energie- und Zeitfresser. Das Erkennen von hinderlichen Lebensregeln ist ein langwieriger, oft schmerzvoller Prozess und braucht nicht selten psychotherapeutische Unterstützung. Lang andauernder Schmerz erfordert eine Neuausrichtung, weil er Energieressourcen bindet und bisherige Ausgleichsstrategien wegfallen.

Überkompensation in Richtung Ruhe

Viele Menschen mit lang andauernden oder immer wiederkehrenden Schmerzen nehmen sich zurück. Sie haben gelernt, Stress von sich fernzuhalten, machen Pausen und bitten andere um Hilfe. Für die Umgebung ist klar, dass X beim Umzug wegen »Rücken« nicht helfen kann und er oder sie werden gar nicht erst gefragt. Die Menschen, mit denen X zu tun hat, haben ihre Erwartungen an ihn angepasst. Wir unterschätzen oft, wie schnell sich andere an unsere Veränderungen anpassen und wir überschätzen meist die Heftigkeit ihrer Reaktion, wenn wir ihre Erwartungen nicht erfüllen.

Problematisch wird es, wenn sich X immer weiter zurückzieht, vielleicht sogar durch eine lange Krankschreibung oder den gänzlichen Rückzug aus dem Berufsleben. Kurzfristig ist es entlastend, sich nicht mehr den Herausforderungen des Alltags stellen zu müssen und nicht mit den eigenen Grenzen konfrontiert zu werden. Das Leben wird enger und ärmer an Reizen und Herausforderungen. Selbstwirksamkeitserleben, Selbstvertrauen und Selbstwert werden geringer.

Effektive Zielorientierung und Neugier auf Veränderung?

Vergleichbar mit dem Setzen von realistischen Zielen beim Sport lassen sich auch Ziele in Richtung einer Veränderung der Lebensgestaltung setzen. Das machen wir dann, wenn wir unzufrieden sind. Unzufrieden sind wir, wenn wir Ziele nicht erreichen oder wenn die wahrgenommene Lebensqualität und unsere Erwartungen an sie auseinanderdriften. Im Falle des Nichterreichens von Zielen können wir unsere Unzufriedenheit reduzieren, indem wir unseren Einsatz erhöhen. Wir können aber auch unsere Erwartung reduzieren, die eigene Begrenztheit akzeptieren und uns realistischere Ziele setzen. Vor allem bei jungen Menschen mit Rückenschmerzen driften wahrgenommene Lebensqualität und Erwartungen an das Leben auseinander. Im Vergleich zu Gleichaltrigen zeigt der Körper eine Grenze auf, was als ungerecht und frustrierend erlebt wird. Frust und Enttäuschung korrigieren die Erwartung von nahezu unbegrenzter Belastbarkeit. Aber der Körper hat die Fähigkeit zur Regeneration. Diese unterstützen wir, indem wir weniger mit dem Schmerz hadern. Den Schmerz zu akzeptieren und nicht ihn zu bekämpfen kann der erste Schritt sein. Trotz Schmerzen möglichst bald wieder Aktivitäten des Alltags aufzunehmen, sollte das Ziel sein.

Haderer versus Realist

Ein innerer Dialog zur Entwicklung von Akzeptanz

Haderer: Wie willst du mit diesen Schmerzen arbeiten gehen?

Realist: Ich will nicht mit diesen Schmerzen arbeiten gehen. Aber ich habe keine Wahl. Im Moment sind sie da. Ausruhen hat das Problem verbessert, aber mir fällt die Decke auf den Kopf, mir ist langweilig.

Haderer: Die anderen erwarten, dass du 100 % einsatzfähig bist.

Realist: Die anderen wünschen sich, dass ich 100 % einsatzfähig bin. Ob sie es erwarten, bezweifle ich. Ich würde von jemandem, der krank war und von dem bekannt ist, dass er Rückenschmerzen hat, nicht erwarten, dass er 100 % einsatzfähig ist. Abgesehen davon, was sind 100 %? Arbeitet jeder meiner Kollegen 100 %?

Haderer: Du weißt doch, da wirst du nicht geschont. Das schaffst du nicht.

Realist: Stimmt, ich werde nicht geschont. Die anderen vergessen schnell, dass ich krank war, wenn ich mich genauso verhalte wie vorher. Deshalb muss ich es langsamer angehen lassen.

Haderer: Wie soll das gehen? Du weißt doch, was da los ist.

Realist: Ja, ich weiß, was los ist. Und ich weiß, dass alles weitergelaufen ist ohne mich. Es ist für die Kollegen besser, wenn ich da bin, auch wenn ich etwas weniger mache als bisher.

Haderer: Das findet dein Chef bestimmt super. Es gibt genügend andere, die deinen Arbeitsplatz wollen.

Realist: Ich werde langsamer arbeiten und schauen, ob dem Chef das überhaupt auffällt. Wenn es ihm auffällt, wird er mich vielleicht ansprechen. Dann kann ich etwas dazu sagen. Mich deswegen zu entlassen, wird er sich gut überlegen. Das ist ziemlich viel Aufwand für ihn.

Haderer: Du wirst sehen, das schaffst du nicht. Das ist eine Zumutung für die Kollegen. Du bist nicht mehr zuverlässig.

Realist: Wir wissen beide nicht, ob ich es schaffe. Ich schaffe es vermutlich nicht, wenn ich mich genauso verhalte wie bisher. Aber wenn ich etwas anders mache, ist es wieder offen.

Haderer: Und was willst du anders machen?

Realist: Ich möchte an drei Tagen in der Woche rechtzeitig nach Hause gehen. An zwei Tagen mache ich danach Sport. An einem Tag werde ich in die Sauna gehen oder mich zum Essen verabreden.

Haderer: Das schaffst du niemals!

Realist: Wenn ich es nicht versuche, hast du Recht …

Fluch und Segen – die Welt des Sports

Sport ist Bewegung, Wettkampf, Spiel, Spaß und Lifestyle. Sport kann euphorisch machen, ablenken, den Alltag ausgleichen und Gesundheit erhalten.

Es gibt unglaublich viele Sportarten. Leichtathletik, Turnen, Schwimmen, Volleyball, Basketball oder Fußball kennen wir aus der Schule. Darüber hinaus gibt es Tennis, Badminton, Judo, Tanzen, Bogenschießen, Turmspringen oder Eishockey. In der Natur kann man Surfen, Tauchen, Skifahren, Bergsteigen, Klettern, Joggen oder Radfahren. Fechten, Boxen, Capoeira, Taekwondo, Hapkido, Karate oder Kung Fu sind nur wenige Beispiele für Kampfkunst bzw. -sport. Wer Adrenalin sucht, geht zum Bungee-Jumping oder Fallschirmspringen. Die Stadt bietet Bedingungen für Parkour oder Skateboard. In der Fitnesswelt finden wir Bodybuilding, Funktionstraining, Vibrationstraining, Aerobic, Zumba, Pilates und viele Variationen der Gymnastik. Schließlich erfreuen sich Yoga und Tai Chi größter Beliebtheit.

Die vielen verschiedene Formen, Sport zu treiben, sind ein Beleg für das vielfältige Bewegungspotenzial und den großen Bewegungsdrang des Menschen. Da müsste doch für jeden etwas dabei sein.

Bezogen auf das Rückenproblem stellt sich die Frage, ob mein Sport die Beweglichkeit und Kraft der Wirbelsäule trainiert und ob mein Alltag und mein Beruf durch meinen Sport einen körperlichen Ausgleich erfahren. Wenn nicht, benötige ich entweder ausgleichende Aktivitäten oder ein ergänzendes Grundlagentraining. Kombinationen von Gymnastik (Funktionsgymnastik, Yoga, Pilates o. Ä.) mit Ausdauertraining (Walken, Schwimmen u.v.a.m.) sind zum Beispiel sehr praktikable Lösungen.

Bei der Gestaltung Ihres Sportprogramms haben Sie einen großen individuellen Spielraum. Man kann beim Fußball viel rumstehen oder ständig in Bewegung sein, beim Surfen viel geradeaus fahren oder Tricks üben, beim Fitnesstraining Gewicht drauflegen oder eher viele Wiederholungen machen. Der eigene Leistungsanspruch bestimmt den Umfang, die Häufigkeit und die Intensität des Trainings. So kann ein und derselbe Sport unterschiedlich Wirkungen und Nebenwirkungen haben. Dabei muss ein hoher Leistungsanspruch nicht immer nachteilig sein. Es geht immer um die Balance zwischen den Anforderungen und unseren Fähigkeiten.

Sport ist vielfältig, speziell und individuell gestaltbar. Damit er gute Chancen hat, die Gesundheit zu fördern, sind folgende Punkte zu beachten:

- Unser Sport ist ein Ausgleich zu unserer beruflichen Belastung.
- Unser Sport, Alltag und Beruf ergänzen sich so, dass alle Komponenten der Leistungsfähigkeit (Seite 53) gefördert werden.
- Ein ergänzendes Grundlagentraining gewährleistet, dass Beweglichkeit und Kraft der Wirbelsäule erhalten werden. In Teil 2 zeigen wir ein derartiges Programm für den Rumpf.
- Die Trainingsprinzipien (Seite 169) geben eine Orientierung für die dosierte und vernünftige Trainingsgestaltung.
- Bemühen Sie sich um eine gute sportliche Technik, das reduziert die Belastungsspitzen auf passive Strukturen.
- Das gesundheitlich wirksame Mindestmaß für Sport liegt bei 2–4 Stunden pro Woche. Damit ist die Summe aller ausgeübten Sportarten und Trainingsformen gemeint. Über 4 Stunden haben keine negative Wirkung, aber dauerhaft weniger als eine Stunde Sport pro Woche kann langfristig einem Bewegungsmangel gleichkommen. Letztendlich sind 2–4 Stunden pro Woche ein realistisches Maß, um mit Sport Gesundheit zu fördern.

Die einzelnen Sportarten sind nicht gut oder schlecht an sich. Jeder darf seinen Lieblingssport finden und ausüben, ohne gesundheitliche Nachteile zu befürchten. Allerdings braucht man ein paar Kenntnisse über seinen Sport, um die oben genannten Punkte umsetzen zu können. Werden diese umgesetzt, dann ist auch bei Rückenschmerzen keine Sportart schädlich. Die Tabelle (Seite 200-201) zeigt exemplarisch, welche Wirkungen ausgewählte Sportarten haben und welche ergänzenden Maßnahmen diese benötigen.

Wirkungen und Ergänzungsbedarf einzelner Sportarten

Sportart	Zertifikat	Trainingsausgleich, damit die Freude am Sport bleibt
Wandern, Walken und Nordic Walking sind bestens dosierbar, kontrollierbar und gut für den Einstieg geeignet. Sie sind natürliche Bewegungen und fördern somit viele positive Aspekte.	Ausdauer	Parallel sind Beweglichkeit und Kraft zu trainieren. Spielsportarten u.a. können eine sinnvolle Abwechslung sein.
Radfahren lässt sich gut mit dem Alltag verbinden. Die Bauart des Fahrrades, die Dauer und das Gelände bestimmen die Anforderungen.	Ausdauer	Sicherlich sind Rennrad oder MTB unterschiedlich zu betrachten. Allgemein betrachtet, sind Kraft und Beweglichkeit für den Rumpf die optimale Ergänzung.
Laufen ist anspruchsvoller als es aussieht. Die wichtigsten Regeln sind: aktive aufrechte Haltung, lockerer Schwung, Fußaufsatz unter dem Körper.	Ausdauer	Für eine gute Technik werden Beweglichkeit und Kraft für Beine und Rumpf benötigt. Fortgeschrittene können insbesondere auf die Kraft im hinteren Oberschenkel achten.
Schwimmen ist mit der optimalen Technik sehr schonend für die passiven Strukturen. Wer diese nicht hat, gönnt sich Pausen von der potenziell überstreckten Haltung.	Ausdauer, Koordination	Beweglichkeit und Kraft für den Rumpf sind parallel zu trainieren.
Rudern trainiert den ganzen Körper dosiert, wenn man die Frequenz niedrig hält. Eine Herausforderung kann die Haltungskontrolle für die Halswirbelsäule sein. Die Lendenwirbelsäule reagiert oft überraschend positiv.	Ausdauer	Beweglichkeit und Kraft für den Rumpf und Dehnungen für die Hüfte sind als Ergänzung sinnvoll.
Tanzen beinhaltet sehr viele Bewegungsmuster. Einige können eventuell Schmerzen provozieren. Ablenkung und Abwechslung werden die meisten Abläufe ermöglichen.	Koordination, Ausdauer	Die Mobilisation für den Rumpf kann zum Aufwärmen eingebaut werden. Die Kraft des Rumpfes sollte zusätzlich trainiert werden.
Yoga und Pilates trainieren sehr viele Fähigkeiten im ganzen Körper. Die Belastung hängt vom Schwierigkeitsgrad der Übung ab.	Beweglichkeit, Koordination, Kraft (je nach Stil)	Ein Ausdauertraining, vielleicht auch in spielerischer oder tänzerischer Weise, machen das Training komplett.
Fitness- und Gerätetraining trainiert alle Fähigkeiten auf eine sehr kontrollierbare Weise. Übungen, Belastungen, Dauer usw. lassen sich frei wählen.	Beweglichkeit, Kraft, Ausdauer	Sportarten mit einem hohen koordinativen Anteil bringen eine sinnvolle Abwechslung.
Fußball, Basketball und Handball sind sehr dynamisch. Der Einfluss des Gegners und eventuell auch der Kontakt erhöhen das Belastungspotenzial. Hier ist eine gute Grundlagenfitness gefragt.	Ausdauer, Schnelligkeit, Koordination	Die Voraussetzung ist ein begleitendes Training von Kraft und Beweglichkeit für den ganzen Körper.

Sportart	Zertifikat	Trainingsausgleich, damit die Freude am Sport bleibt
Tennis, Badminton, Squash und Volleyball erfordern eine schnelle Bewegung und Reaktion. Eine gute Technik und Taktik reduzieren Belastungsspitzen.	Koordination, Schnelligkeit	Beweglichkeit und Kraft für den ganzen Körper, insbesondere zum Ausgleich der einseitig betonten Schlagbewegung.
Golf verbessert das Körpergefühl und die Konzentration durch präzise Bewegungen. Dadurch ist die Ablenkung sehr ausgeprägt und der Erholungswert hoch.	Koordination	Der sehr spezifische Charakter des Sports erfordert ein paralleles Training von Beweglichkeit, Kraft und Ausdauer für den ganzen Körper.
Reiten fordert koordinative Abläufe im Rumpf und in den Beinen. Es schult sehr gut die Haltung. Die Zusammenarbeit mit dem Tier beinhaltet auch reflexartige Handlungen.	Koordination, Kraft	Als Grundlage sind Beweglichkeit, Kraft und Ausdauer hilfreich.
Skilanglauf ist eine sehr harmonische saisonale Abwechslung. Mit etwas Technikbeherrschung wird der gesamte Körper trainiert. Der Erholungswert ist enorm.	Ausdauer, Gleichgewicht, Kraft Arme	Beweglichkeit und Kraft für den Rumpf sind parallel gut zur Ergänzung geeignet.
Ski Alpin und Snowboard fördern die Abstimmung des ganzen Körpers, insbesondere von Rumpf und Beinen. Mit fortschreitender Technik wird die Belastung für die Wirbelsäule reduziert. Die Geschwindigkeit ist dem Können anzupassen.	Kraft und Schnelligkeit Beine, Koordination und Beweglichkeit Rumpf, (Gleichgewicht, Reaktion u. a.)	Die saisonale Komprimierung erfordert eine mittelfristige Vorbereitung mit Beweglichkeit, Kraft, Koordination (Gleichgewicht) und Ausdauer.
Windsurfen und Kitesurfen sind sehr von der Technik und vom Wind abhängig. Das Abstimmen mit dem Wind erfordert viel Koordination und bringt eine hohe Ablenkung. Auf Dauer können diese Sportarten sehr ermüden.	Koordination, Kraft	Als Vorbereitung ist ein ganzheitliches Training sinnvoll. Zum Ausgleich hilft Beweglichkeit für den Rumpf.
Eislaufen und Inlineskaten erfordern ein gutes Gleichgewicht und sind deshalb anspruchsvolle Ausdauerformen. Für den Rumpf ist eine gute Haltearbeit gefragt.	Koordination, Kraft (Beine), Ausdauer	Als Voraussetzung ist Rumpfkraft nötig. Zum Ausgleich ist Beweglichkeit sinnvoll.
Klettern oder Bouldern bewegt den ganzen Körper bis in die Finger und Zehen. Die Belastung kann sehr hoch sein, ist aber immer kontrolliert. Stürze ins Seil oder auf die Matte kann man nur über langfristiges Training aufbauen.	Beweglichkeit, Koordination, Kraft	Ein paralleles Ausdauertraining ist eine grundsätzliche Vervollständigung. Kraft und Beweglichkeit für den Rumpf oder Yoga sind sehr sinnvolle Ergänzungen.
Kegeln oder ähnliche Aktivitäten machen Spaß, fordern Feinkoordination und Konzentration. Die sehr punktuelle Belastung wird nur dann ein Problem, wenn keine begleitenden Trainingsmaßnahmen durchgeführt werden.	Koordination	Ein umfassendes Gesundheitstraining ist notwendig.

Verhalten und Bewegung im Alltag

Es gibt kein Patentrezept gegen Rückenbeschwerden, keine magische Formel – aber es gibt einige Grundprinzipien, die Sie beachten sollten.

Unsere Haltungen, Bewegungen und Tätigkeiten im Alltag können vielfältig sein: Wir liegen, sitzen, stehen, gehen, heben, tragen, arbeiten über Kopf oder in Oberkörpervorhalt, schieben, ziehen u.v.m. Oft werden wir aber auch zu einseitigen, andauernden oder sich häufig wiederholenden Tätigkeiten gezwungen. Wie im ersten Teil des Buches beschrieben, ist der Rücken grundsätzlich ausreichend belastbar. Dennoch können alltägliche Haltungen oder Bewegungen Schmerzen auslösen. Deshalb stellt sich oft die Frage, wie man sich im Alltag verhalten oder bewegen soll.

Ein paar Antworten darauf finden wir in der sogenannten »klassischen Rückenschule«. Deren Prinzipien wirken fast wie Verbote: »Du darfst dich nicht mit rundem Rücken bücken.« »Du darfst dich nicht drehen.« »Halte deinen Rücken immer gerade.« Dabei sind diese Verhaltensregeln nicht komplett falsch. In der akuten Schmerz- oder Verletzungsphase ergeben sie Sinn. Allerdings dauert diese Phase nicht lange. Die klassischen Regeln gelten also nur für wenige Tage. Darüber hinaus wären derartige Einschränkungen unrealistisch und unnatürlich. Unrealistisch, weil im Alltag immer wieder Zwangssituationen entstehen, bei denen wir den Rücken nicht »gerade« halten können. Unnatürlich, weil die Wirbelsäule nicht für die Statik, sondern auch für die Bewegung gemacht ist.

Ist die akute Phase von wenigen Tagen vorbei, gilt es, den Rücken so zu bewegen und zu belasten, dass die natürlichen Funktionen wiederhergestellt und erhalten werden. Natürlich versucht man das in kleinen Schritten.

Die grundsätzlichen Prinzipien zum Bewegen im Alltag sind:

- Die Bewegungstechniken im Alltag werden individuell gestaltet. Unsere körperliche Leistungsfähigkeit entscheidet, WIE wir eine Tätigkeit ausführen können. Zum Beispiel können wir einen leichten

Gegenstand mit verschiedenen Techniken vom Boden aufheben. Die wesentlichen Unterschiede liegen darin, ob man mehr den Rumpf vorneigt oder eher die Beine beugt. Das Bewegungspotenzial in der Wirbelsäule steigert zusätzlich die Variationsmöglichkeiten, denn jede Beintechnik kann ja jeweils mit rundem oder geradem Rücken durchgeführt werden. Die freie Wahl haben wir nur bei ausreichender Fitness, denn in die Hocke kommen wir nur mit ausreichend Kraft in den Beinen und rundes Bücken braucht einen flexiblen Rumpf.

- Egal wie wir uns am liebsten bewegen, die Techniken sind zu variieren und an die jeweiligen Situationen anzupassen. Eine dogmatische Bewertung in richtig und falsch wird nicht vorgenommen.
- Das gesundheitssportliche Training fördert die entsprechenden körperlichen Voraussetzungen und ermöglicht auch die Variation der Techniken. Je harmonischer Kraft, Beweglichkeit, Koordination und Ausdauer bei uns ausgeprägt sind, umso mehr Auswahl haben wir bei den Bewegungsabläufen. Dies verteilt die Belastung und ermüdet weniger.
- Der Alltag steckt voller Unbequemlichkeiten und Zwangssituationen. Wir werden immer wieder mit Haltungen oder Bewegungen außerhalb unserer Komfortzone konfrontiert. Kurzzeitig kann das aus Trainingssicht förderlich für die körperliche Fitness sein. Aber mit hohem Umfang und hoher Häufigkeit führen derartige Anforderungen zur Überforderung. In diesen Fällen sind verschiedene Kompensationen der Arbeitsbelastung zu prüfen, z. B.: Pausen, Abwechslung, Hilfsmittel, Teamarbeit, Lastenverteilung oder Zeitmanagement.

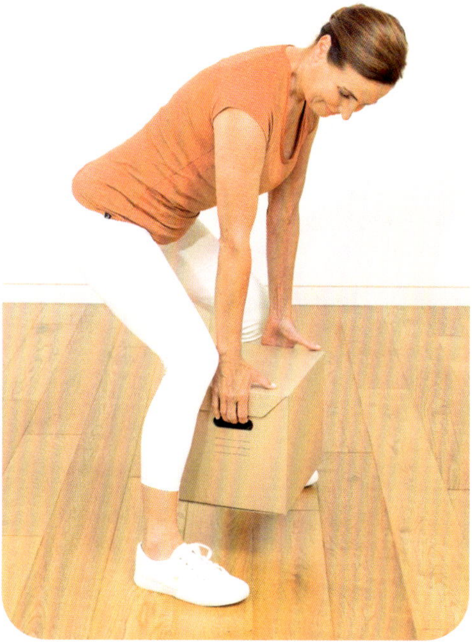

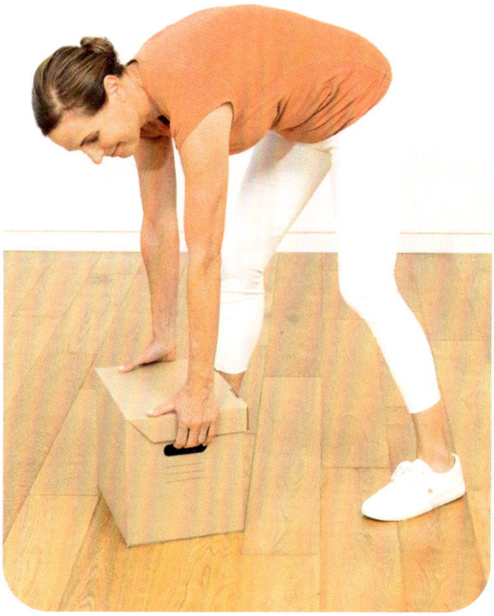

Störungen und Rückschläge

Aus unseren Erfahrungen gibt es für die verschiedenen Themenbereiche typische Probleme. Hier folgt ein Überblick mit entsprechenden Tipps für hilfreiche Strategien und Gedanken.

Jeden von uns packt mal der innere Schweinehund, die Motivation bleibt auf der Strecke. Vielleicht finden Sie Ihre typischen Gedanken und Probleme in den folgenden Auflistungen wieder.

Typische Probleme bei der Übungsdurchführung

störende Wahrnehmung	**beruhigende Gedanken**
Es tut weh!	Ich führe die Übung langsam aus. Oft wird es während des Trainings besser. Ich kann ja jederzeit aufhören.
Bestimmte Übungen gehen nicht (mehr).	Einmal ist keinmal. Vielleicht klappt es beim nächsten Mal (wieder) besser. Oder ich mache eine andere Übung mit demselben Zertifikat.
Ich nehme keinen Fortschritt wahr.	Die Leistungsfähigkeit ist bei der Gymnastik schwer zu messen. Häufig bleibt die Übung anstrengend, die Bewegungskontrolle wird aber besser. Keinen Fortschritt wahrzunehmen ist deshalb ein gutes Zeichen. Wenn die Übung schnell zu leicht wird, ist das meist ein Zeichen dafür, dass sie schlampig ausgeführt wird.
Es knackt beim Bewegen.	Das kann vorkommen, wenn die Muskeln eines Gelenkes einen unterschiedlichen Tonus haben. Durch das Training wird das Gleichgewicht wieder hergestellt. Es ist wichtig, dass ich Übungen mache, die die verschiedenen Bewegungsrichtungen abdecken (s. Zertifikat »Bewegungsrichtung«).
Plötzlich treten andere Schmerzen auf.	Training reizt die körperlichen Strukturen. Das löst kurzfristige Schmerzen aus. Dieser Prozess ist für Anpassungen und Verbesserungen unumgänglich.

Typische Widerstände – Motivationsprobleme

innerer Schweinehund	innerer Tigerbär
Ich bin müde und hungrig, außerdem ist es zu kalt für körperliche Bewegung.	Die Voraussetzungen sind nicht optimal, aber ich besteige nicht den Everest, sondern mache nur drei Übungen.
Eine Übung ist keine Übung – entweder du machst dein gesamtes Programm oder es bringt nichts.	Eine Übung ist schon mal super, vielleicht hänge ich noch eine zweite ran, wenn es passt.
Die Übungen bringen mich nicht weiter, an meinem Schmerz hat sich nichts geändert.	Die Übungen bringen etwas für meine Fitness, das ist schon mal etwas. Keine Übungen zu machen, bringt nichts.
Die Fitness-Studios sind geschlossen.	Toll, dass man für viele Übungen nur ein wenig freie Fläche braucht.
Es ist so langweilig, immer das Gleiche.	Wenn es langweilig ist, bin ich vielleicht unterfordert. Ich brauche andere Übungen.
Die Nachbarin sagt für die gemeinsame Walking-Runde ab. Allein macht es keinen Spaß!	Mal sehen, wie lange ich für die Strecke brauche, wenn ich allein gehe. Nehme ich Musik mit?
Zu Hause kann ich keinen Sport machen, pausenlos nervt jemand und stört.	Ich bitte alle, mich in Ruhe zu lassen oder mitzumachen. Störungen ignoriere ich oder ich schließe einfach die Tür ab.
blöde Sprüche	Bei entsprechender Laune schlagfertig kontern, ansonsten ignorieren.
Turnhose passt nicht mehr oder die Schuhe sind kaputt.	Neue schicke Hose oder Turnschuhe kaufen, das gibt dem Projekt Bedeutung. Die hier vorgestellten Übungen gehen natürlich auch in der Schlafanzughose und barfuß.
Sport ist gefährlich.	Die meisten Unfälle passieren im Haus oder in unmittelbarer Umgebung von Haus und Garten. Dabei handelt es sich zu einem Drittel um Stürze[30]. Im Sportbereich gehen die meisten Unfälle auf Ballspiele und Skifahren zurück.
Ich lass es besser, da kann man jede Menge falsch machen.	Nichts zu machen ist auf jeden Fall falsch. Im schlimmsten Fall mache ich es nicht optimal. Sport zu machen, ist immer richtig.
Ich war schon immer ein Sportmuffel, daran lässt sich nichts ändern.	Ich will nicht bei der Olympiade antreten. Auch Sportmuffel können sich entwickeln. Manchmal kommt der Appetit beim Essen...

Hindernisse auf dem Weg zu Regeneration und Erholung

problematische Situationen	Lösungsstrategien
Zeitdruck	Freiräume schaffen (Prioritäten setzen)
Lust und Energie fehlen	Genussmomente im Alltag schaffen, innehalten – wie geht es mir gerade? Durchatmen Entspannungstechnik erlernen Bewegung auf angenehmem Niveau ohne besondere Anstrengung
übermäßiger Leistungsdruck im Beruf	Eigene Grenzen realistisch erkennen und dementsprechend Kraft und Energie einteilen. Grenzen setzen (Pausen einhalten, nur begrenzt Überstunden machen)
Nicht abschalten können. Die Arbeit schleicht sich in die Freizeit.	Entspannungstechniken, Gegenwartsfokussierung, Sinneswahrnehmung, Hobbys und Interessen entwickeln und pflegen Entspannungsrituale
Familiäre Belastungen, Pflege der Eltern, kleine Kinder	Gemeinsame positive Zeit schaffen Hilfen in Anspruch nehmen (i. d. Pflege, Lieferdienst o. ä.) Im Haushalt lässt sich bei Anpassung der Standards an die verfügbaren Ressourcen meist auch Zeit sparen
Alle wollen etwas von mir.	Nein sagen, den anderen enttäuschen dürfen. Sich weniger verantwortlich fühlen für das Wohlergehen erwachsener Mitmenschen.
Freizeitdruck, Erwartung, dass die Freizeit/der Urlaub immer toll sein müssen	Langeweile zulassen und sich vertrauen, diesen Zustand ohne vorherige Planung ändern zu können Sich auch mal bei einer Wanderung überfordern, etwas ausprobieren, die eigene Komfortzone verlassen, statt Perfektionismus mit Gelinggarantie
Erst wenn alles erledigt ist, die Wohnung sauber ist etc., kann ich entspannen.	Regeneration braucht keine optimalen Bedingungen.
Erst wenn ich gesund/schmerzfrei bin, setze ich mich mit der Steuer/mit meiner Arbeitsplatzsituation auseinander. Vorher kann ich mich ohnehin nicht konzentrieren.	Raus aus der »Alles-oder-nichts«-Falle. Aufgabe in mehrere Unteraufgaben unterteilen und mit einer Aufgabe anfangen.

Abschließende Gedanken

George Clooney hat sie, Charlize Theron, Siegfried Lenz und viele andere – Dachdecker ebenso wie Büroarbeiter, Lehrer, Ärzte oder Sportler. Rückenschmerzen können jeden treffen, aus heiterem Himmel oder sie schleichen sich langsam ins Leben ein. Rückenschmerzen nerven, verunsichern oder können deprimieren. Sie erzwingen eine Reaktion vom Betroffenen.

Nicht jede Schmerzbewältigungsstrategie ist zu jedem Zeitpunkt gleichermaßen hilfreich. Schonung ist kurzfristig bei akuten Schmerzen sinnvoll, aber kontraproduktiv bei anhaltenden Schmerzen. Ob eine Bewältigungsstrategie sinnvoll ist, hängt auch vom individuellen Schmerzverhalten ab. Wer sich aus allem rausnimmt, sollte sich überwinden, trotz Schmerzen etwas zu unternehmen. Wer immer die Zähne zusammenbeißt, braucht Pausen und Entspannung.

Rückenschmerzen verweisen auf über- und unterforderte Muskeln und Lebensbereiche. Sie sind psychisch und sporttherapeutisch betrachtet eine Chance etwas zu tun, was man nicht gut kann oder was man sich nicht erlaubt. Bei vielen hilfreichen Strategien stehen wir uns selbst im Wege. Entweder wissen wir zu wenig, uns fehlen Kompetenzen oder das nötige Selbstvertrauen und der dafür nötige Freiraum.

Aufgrund unserer Erfahrung sind wir der tiefen Überzeugung, dass der Schlüssel für eine hilfreiche Behandlung im Verständnis von sich selbst als einem sich selbst organisierendem System besteht. Diesem System den entsprechenden Input zu geben, so dass eine Reorganisation möglich ist, das ist die gemeinsame Aufgabe von Schmerzbetroffenen und ihren Behandlern. Professionelle Behandler helfen aus ihrem jeweiligen Blick bei der Problemanalyse, sie geben Hinweise, ermöglichen konkrete Erfahrungen, begleiten und helfen, Ressourcen zur Selbsthilfe zu entwickeln. Die Hauptarbeit können und müssen Schmerzpatientinnen und -patienten selbst machen. Die dabei gewonnenen Einsichten können schmerzlich und überraschend sein. Die dabei gewonnenen Erfahrungen können das Selbstvertrauen stärken und Prioritäten verändern. Unsere tägliche Erfahrung ist, dass dieser Weg nicht nur spannend und bereichernd, sondern auch erfolgreich ist.

Der Notfallkoffer – Hilfe bei Krisen

Bei akuten Schmerzen sind Ruhe und Schonung sinnvoll. Darüber hinaus gibt es viele Methoden, Schmerzen erträglicher zu machen und die Genesung zu unterstützen.

Schmerzlinderung kann gut über passive Maßnahmen wie Medikamente, Wärme, Kälte usw. erfolgen. Letztendlich geht es aber darum, aus der Schonung heraus einen Übergang zurück zur Aktivität hinzubekommen. Deshalb konzentrieren wir uns hier auf aktive Maßnahmen aus dem motorischen und kognitiven Bereich. Diese Strategien brauchen etwas Erfahrung, können aber bei allen Schmerzen angewendet werden, egal ob akut oder lang andauernd.

Aus dem Bereich Training

Mit gymnastischen Übungen können wir insbesondere muskuläre Beschwerden gut beeinflussen. Die geeigneten Trainingsformen sind Mobilisation und Dehnung. Beschwerden nach langen statischen Haltungen wie Sitzen sind gut über Mobilisation kompensierbar. Nach körperlich schweren Anstrengungen sind eher Entlastungspositionen und Dehnungen sinnvoll. Probieren Sie am besten beide Methoden aus und sammeln Sie Ihre persönlichen Erfahrungen. Achten Sie beim dynamischen Mobilisieren auf eine langsame Ausführung mit kleinem Bewegungsumfang. Beim Dehnen wählen Sie den Dehnungsreiz so klein, dass Sie dabei nicht verkrampfen. Schließlich lohnt es, mehrere verschiedene Übungen auszuprobieren. Ideen dazu finden Sie im Übungsteil dieses Buches.

Aus dem Bereich Sport

Auch sportliche Aktivitäten können hilfreich sein. Die Voraussetzung ist, dass die Bewegung kontrollierbar und dosierbar ist. Am besten gelingt das bei Ausdauertätigkeiten wie Gehen oder Schwimmen. Die schwingende Bewegung hat dabei eine lockernde Wirkung. Sie können die Tätigkeit auch unterbrechen und zwischendurch Mobilisationen oder Dehnungen einbauen.

Aus dem Bereich Ablenkung

Das Ablenkungs-ABC ist eine leicht abgewandelte »Stadt-Land-Fluss«-Aufgabe. Finden Sie für jeden Buchstaben eine Stadt mit dem entsprechenden Anfangsbuchstaben. Sie können das auch mit Sportarten, Filmen oder Songs machen. Oder Sie machen ein »Dinge-die-mir-guttun«-ABC, z. B. Ablenkung, Baden,

Café-Besuch ..., bis hin zum Zeichnen. Wer gerne rechnet, macht eine Rechenaufgabe, z. B. in 7er-Schritten rückwärtszählen ab 2022. Ebenfalls gut sind: Sudoku, Kreuzworträtsel, Knobelaufgaben o. Ä.

Aufmerksamkeitslenkung auf die Sinne

Bei der 5–4–3–2–1-Übung aus der Achtsamkeitstherapie geht es darum, die Aufmerksamkeit vom Schmerz weg auf die Sinneskanäle zu richten. Nacheinander sollen Sie 5 Dinge wahrnehmen, die Sie mit den Augen sehen, dann 5 Dinge, die Sie hören und 5 Dinge, die Sie spüren. Dann beginnen Sie von Neuem mit 4 Dingen, die Sie sehen, dann 4 Dinge, die Sie hören, und 4, die Sie spüren. Dann machen Sie weiter mit 3 Dingen, dann mit 2, dann mit 1. Dabei sind Sie idealerweise ganz in der Gegenwart. Störgeräusche können benannt werden und Sie dürfen auch die gleichen Dinge beim nächsten Durchgang erneut benennen. Ob Sie das still oder laut machen, bleibt Ihnen überlassen.

Aus dem Bereich Entspannung

4711 – eine einfache Atemübung: Langsam einatmen (3–4 sec), Atem kurz anhalten und langsam ausatmen (6–7 sec). Dieses Ein- und Ausatmen machen Sie 11-mal.

Tagträumen an einen Wohlfühlort: Vergegenwärtigen Sie einen Ort, an dem Sie sich wohlfühlen und an dem Sie entspannen können. Das kann ein realer Ort sein, es kann aber auch ein Fantasieort sein.

Einen Durchgang mit Progressiver Muskelentspannung absolvieren.

Aus dem Bereich »innere Haltung – Bewertung«

Machen Sie sich klar, dass ein »Auf und Ab« von Schmerzen normal ist. Ihre bisherige Erfahrung mit Schmerzen ist, dass jede Schmerzepisode immer auch wieder nachgelassen hat. Schmerzen sind ein Warnsignal, aber Schmerz an sich ist nichts Gefährliches.

Schonung ist am Anfang gut. Aber alles, was an Bewegung geht, ist auch gut. Schrittweise wird wieder mehr an Bewegung und Belastung möglich sein, auch wenn das wehtut. Sie haben nichts falsch gemacht. Überlegen Sie, ob es in den letzten Tagen oder Wochen einseitige Belastungen für Ihr Gesamtsystem gab. Haben Sie sich genügend bewegt, gab es genügend Ausgleich? Das sind dann Punkte, an denen Sie etwas ändern sollten.

Vermeiden Sie Gedanken wie »es war alles umsonst«, »die Übungen haben es auch nicht gebracht« und »es ist egal, was ich mache«. Übungen helfen und haben mit Sicherheit schon dazu beigetragen, Ihr Gesamtsystem resistenter und stabiler zu machen.

Wir können den Schmerz nicht besiegen. Aber wir können Wahrscheinlichkeiten für Erkrankungen reduzieren, um wieder mehr Lebensqualität zu genießen. Daran zu arbeiten lohnt sich. Es gehört zu unserer Lebensrealität, dass wir nicht alles kontrollieren können. Dennoch haben wir es – trotz Schmerzen – selbst in der Hand, unsere Lebensqualität entscheidend zu verbessern.

Trainingsplan

Hier können Sie Ihre Trainingswoche planen; es ist auch Platz für verschiedene Varianten. Kreuzen Sie auch in der Checkliste an, welche Trainingsthemen eingeplant sind, so erkennen Sie Lücken. Zur Erinnerung: der zeitliche Umfang liegt durchschnittlich bei mindestens 2 Stunden pro Woche.

Der eigene Trainingsplan

Mo	Di	Mi	Do	Fr	Sa	So	Checkliste				
							Beweglichkeit	Koordination	Kraft	Ausdauer	zeitlicher Umfang

Quellenangaben

1 https://www.rki.de/DE/Content/GesundAZ/R/Rueckenschmerzen/Rueckenschmerzen_node.html
2 Jensen M, Brant-Zawadzki M, Obuchowski N, Modic M, Malkasin D, Ross J. Magnetic resonance imaging of the lumbar spine in people without back pain. N Engl J Med 1994 Jul 14;331(2):69–73
3 Cheung KMC, Karppinen J, Chan D, Ho DWH, Song Y-Q, Sham P, u. a. Prevalence and Pattern of Lumbar Magnetic Resonance Imaging Changes in a Population Study of One Thousand Forty-Three Individuals: Spine, April 2009;34(9):934–940
4 Mogil JS. Qualitative sex differences in pain processing: emerging evidence of a biased literature. Nat Rev Neurosci, Juli 2020;21(7):353–365
5 Tesarz J, Gerhardt A, Treede R-D, Eich W. Schmerzwahrnehmung bei Sportlern: Besonderheiten in der Schmerzverarbeitung bei Sportlern im Vergleich zu Nichtsportlern. Schmerz, April 2014;28(2):184–187
6 Pettersen SD, Aslaksen PM, Pettersen SA. Pain Processing in Elite and High-Level Athletes Compared to Non-athletes. Front Psychol, 28. Juli 2020;11:1908
7 Castro WHM, Meyer SJ, Becke MER, Nentwig CG, Hein MF, Ercan BI, u. a. No stress – no whiplash? Int J Legal Med, 1. Juli 2001;114(6):316–322
8 Bingel U, Schedlowski M, Kessler H. Placebo 2.0: die Macht positiver Erwartung: Medizin, Sport, Werbung, Bildung, Kunst. 1. Auflage. Zürich: rüffer & rub Sachbuchverlag GmbH; 2019; 304
9 Bingel U, Lorenz J, Schoell E, Weiller C, Büchel C. Mechanisms of placebo analgesia: rACC recruitment of a subcortical antinociceptive network. Pain, Januar 2006;120(1–2):8–15
10 Butler DS, Moseley GL, Sunyata. Schmerzen verstehen. 3. Auflage. Berlin Heidelberg: Springer; 2016; 134
11 Hayden JA, Wilson MN, Riley RD, Iles R, Pincus T, Ogilvie R. Individual recovery expectations and prognosis of outcomes in non-specific low back pain: prognostic factor review. Cochrane Back and Neck Group, Herausgeber. Cochrane Database Syst Rev [Internet]. 25. November 2019 [zitiert 17. April 2021]; Verfügbar unter: http://doi.wiley.com/10.1002/14651858.CD011284.pub2
12 Egger JW. Das Phänomen der Emergenz im Verständnis von Gesundheit und Krankheit. In: Integrative Verhaltenstherapie und psychotherapeutische Medizin [Internet]. Wiesbaden: Springer Fachmedien; 2015 [zitiert 22. Mai 2021]; 85–95. Verfügbar unter: http://link.springer.com/10.1007/978-3-658-06803-5_4
13 Traeger AC, Hübscher M, Henschke N, Moseley GL, Lee H, McAuley JH. Effect of Primary Care–Based Education on Reassurance in Patients With Acute Low Back Pain: Systematic Review and Meta-analysis. JAMA Intern Med, 1. Mai 2015;175(5):733
14 https://www.leitlinien.de/nvl/kreuzschmerz
15 Hamel M, Herausgeber. Rückenschmerzen therapieren: von der multimodalen Idee zur interdisziplinären Lösung. Berlin; Boston: De Gruyter; 2018; 280
16 Rütten A, Pfeifer K, Bundeszentrale für Gesundheitliche Aufklärung, Herausgeber. Nationale Empfehlungen für Bewegung und Bewegungsförderung. Auflage 1.2.06.17. Köln: Bundeszentrale für gesundheitliche Aufklärung (BZgA); 2017. 88 S. (Forschung und Praxis der Gesundheitsförderung)
17 Naugle KM, Riley JL. Self-reported Physical Activity Predicts Pain Inhibitory and Facilitatory Function. Med Sci Sports Exerc, März 2014;46(3):622–629
18 Cranenburgh B van. Schmerz – warum? Ein Leitfaden für Menschen mit Schmerz. Bad Honnef: Hippocampus; 2014; 171
19 Chai PR, Schwartz E, Hasdianda MA, Azizoddin DR, Kikut A, Jambaulikar GD, u. a. A Brief Music App to Address Pain in the Emergency Department: Prospective Study. J Med Internet Res, 20. Mai 2020;22(5):e18537
20 Roy M, Peretz I, Rainville P. Emotional valence contributes to music-induced analgesia. Pain, Januar 2008;134(1):140–147
21 Chayadi E, McConnell BL. Gaining insights on the influence of attention, anxiety, and anticipation on pain perception. J Pain Res, März 2019; Volume 12:851–864
22 Waddell G, Newton M, Henderson I, Somerville D, Main CJ. A Fear-Avoidance Beliefs Questionnaire (FABQ) and the role of fear-avoidance beliefs in chronic low back pain and disability. Pain, Februar 1993;52(2):157–168
23 Pfingsten M. Angstvermeidungs-Überzeugungen bei Rückenschmerzen. Schmerz, 1. Februar 2004;18(1):17–27
24 Hasenbring M. Durchhaltestrategien – ein in Schmerzforschung und Therapie vernachlässigtes Phänomen? Schmerz, Dezember 1993;7(4):304–313
25 Sullivan MJL, Bishop SR, Pivik J. The Pain Catastrophizing Scale: Development and validation. Psychol Assess, 1995;7(4):524–532
26 Meyer K, Sprott H, Mannion AF. Cross-cultural adaptation, reliability, and validity of the German version of

the Pain Catastrophizing Scale. J Psychosom Res, Mai 2008;64(5):469–478
27 Ellingson LD, Stegner AJ, Schwabacher IJ, Lindheimer JB, Cook DB. Catastrophizing Interferes with Cognitive Modulation of Pain in Women with Fibromyalgia. Pain Med Malden Mass, 1. Dezember 2018;19(12):2408–2422
28 Chayadi E, McConnell BL. Gaining insights on the influence of attention, anxiety, and anticipation on pain perception. J Pain Res, März 2019;Volume 12:851–864
29 Konietzny K, Suchan B, Kreddig N, Hasenbring MI, Chehadi O. Emotionsregulation und Schmerzen: Behaviorale und neuronale Korrelate – ein transdiagnostischer Ansatz. Schmerz, Oktober 2016;30(5):412–420
30 Beiträge zur Gesundheitsberichterstattung des Bundes, Das Unfallgeschehen bei Erwachsenen in Deutschland, 2010, RKI 2015

Stichwortverzeichnis

Bibliografische Information der Deutschen Nationalbibliothek
Die Deutsche Nationalbibliothek verzeichnet diese Publikation in der Deutschen Nationalbibliografie; detaillierte bibliografische Daten sind im Internet über http://dnb.d-nb.de abrufbar.

Programmplanung: Celestina Filbrandt
Projektmanagement: Sabine Ilg
Redaktion: Julia Jochim, Hamburg
Bildredaktion: Christoph Frick
Covergestaltung: © Thieme
Layout: CYCLUS · Visuelle Kommunikation, Stuttgart

Bildnachweis:
Cover und Bild S. 3: Rücken: © hamara/stock.adobe.com
AutorInnenfotos: Gunnar M. Bernskötter (Heinrich), Olga Hamel (Hamel), Binh Truong, Berlin (Marnitz)
Inhalt: © H. Münch/Thieme
Zeichnungen: Christine Lackner, Ittlingen
Die abgebildeten Personen haben in keiner Weise etwas mit dem Thema zu tun.

TRIAS Verlag in Georg Thieme Verlag KG
Rüdigerstraße 14, 70469 Stuttgart, Germany
www.trias-verlag.de

Printed in Germany

Satz: Reemers Publishing Services GmbH, Krefeld
Druck: Grafisches Centrum Cuno GmbH & Co. KG, Calbe (Saale)

Gedruckt auf chlorfrei gebleichtem Papier

ISBN 978-3-432-11504-7

Auch erhältlich als E-Book:
eISBN (ePub) 978-3-432-11505-4

1 2 3 4 5 6

TRIAS, einer der führenden Ratgeberverlage im Bereich Gesundheit, gehört zur Thieme Gruppe, marktführender Anbieter medizinischer Fachinformationen und Services. Anspruch der Thieme Gruppe ist es, den im Gesundheitswesen tätigen Berufsgruppen sowie allen an Gesundheit Interessierten genau die Informationen und Angebote bereitzustellen, die sie in einer bestimmten Arbeitssituation oder Lebensphase benötigen. Durch die hohe Qualität und zielgruppenspezifische Relevanz der angebotenen Leistungen bereitet Thieme den Weg für eine bessere Medizin und mehr Gesundheit im Leben.

Thieme

Neue Power
durch Yoga

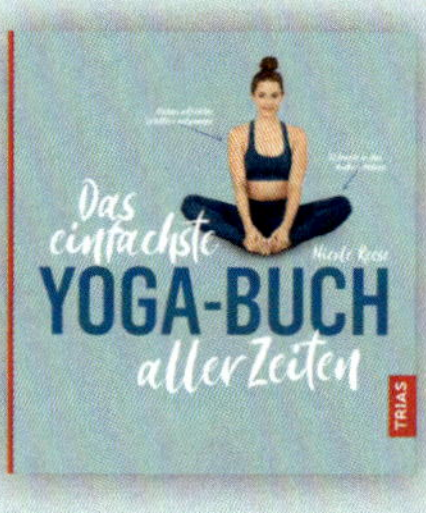

Nicole Reese
Das einfachste Yoga-Buch aller Zeiten

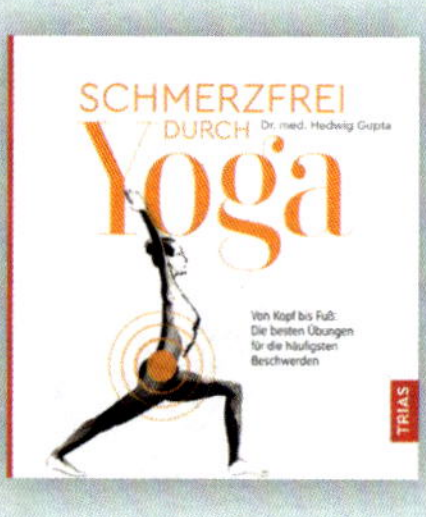

Hedwig Gupta
Schmerzfrei durch Yoga

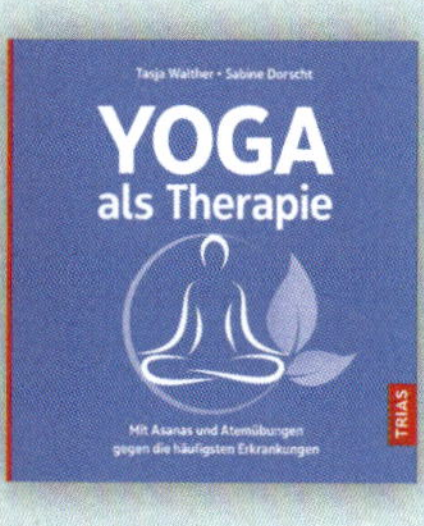

Tasja Walther
Yoga als Therapie

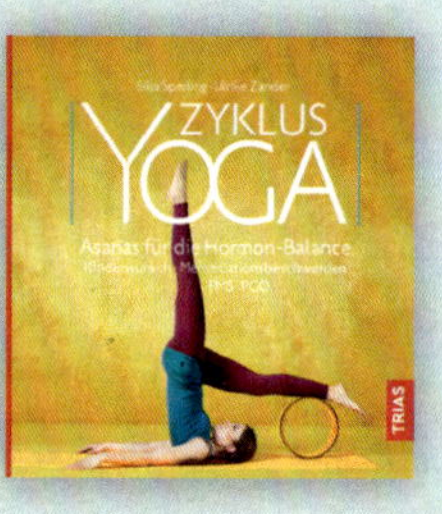

Silja Sperling
Zyklus-Yoga

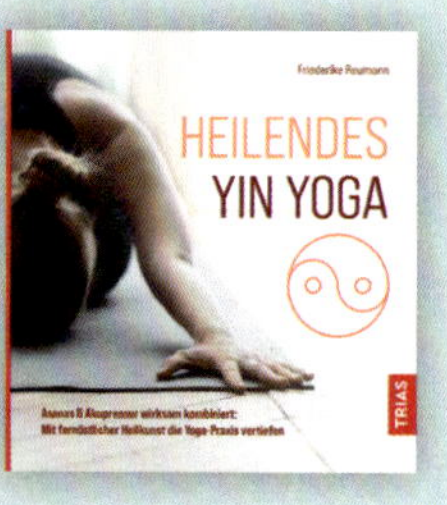

Friederike Reumann
Heilendes Yin Yoga

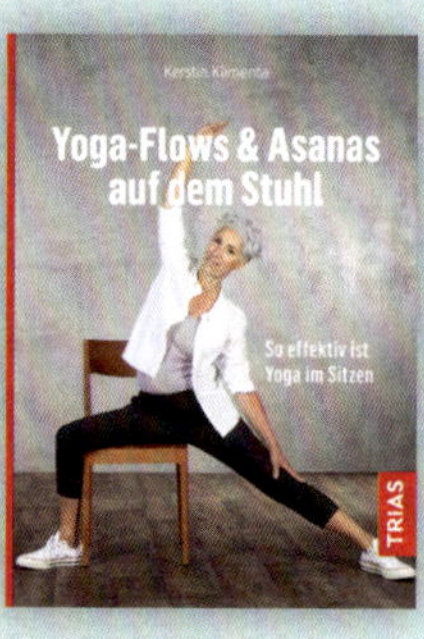

Kerstin Klimenta
Yoga - Flows & Asanas auf dem Stuhl

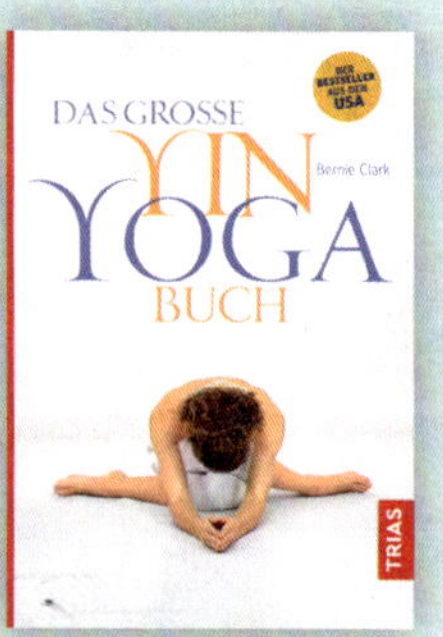

Bernie Clark
Das große Yin-Yoga-Buch

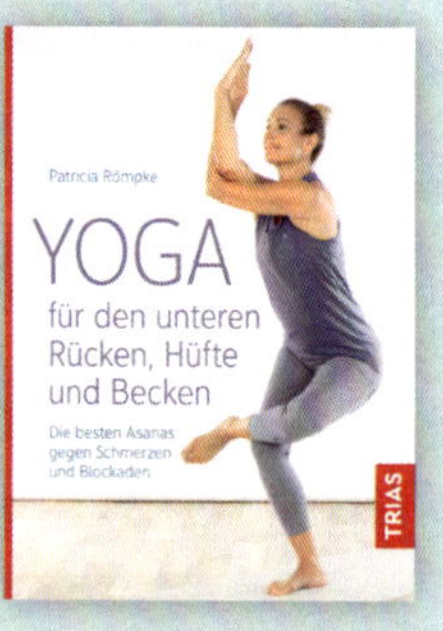

Patricia Römpke
Yoga für den unteren Rücken, Hüfte und Becken

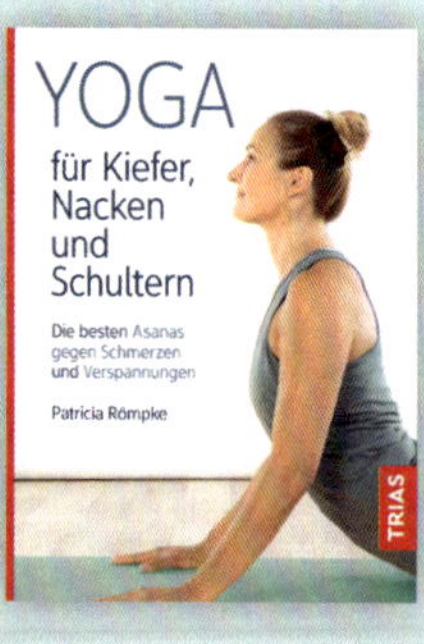

Patricia Römpke
Yoga für Kiefer, Nacken und Schultern

TRIAS

Auch erhältlich als E-Book!

Mehr Bücher finden Sie hier:
www.trias-verlag.de